全国中等卫生职业教育教材任务引领型教材

供中等卫生职业教育中医、中药、药剂专业用

中医基础学

主　编　张元澧（甘肃省中医学校）

副主编　杨　频（甘肃省中医学校）

编　者　寇　宁（甘肃省中医学校）

　　　　　王允娜（甘肃省中医学校）

　　　　　赵雪影（张掖市甘州区长安中心医院）

军事医学科学出版社

·北　京·

图书在版编目(CIP)数据

中医基础学/张元澧主编.
－北京:军事医学科学出版社,2011.1
全国中等卫生职业教育任务引领型规划教材
ISBN 978－7－80245－622－8

Ⅰ.①中… Ⅱ.①张… Ⅲ.①中医医学基础－
专业学校－教材 Ⅳ.①R22

中国版本图书馆 CIP 数据核字(2010)第 244189 号

出 版:军事医学科学出版社
地 址:北京市海淀区太平路 27 号
邮 编:100850
联系电话: 发行部:(010)66931051,66931049,63827166
　　　　　　编辑部:(010)66931039,66931127,66931038
　　　　　　　　　　86702759,86703183
传 真:(010)63801284
网 址:http://www.mmsp.cn
印 装:北京市顺义兴华印刷厂
发 行:新华书店

开 本:787mm×1092mm　1/16
印 张:18.5
字 数:452 千字
版 次:2011 年 1 月第 1 版
印 次:2011 年 1 月第 1 次
定 价:39.00 元

序 FOREWORD

职业教育是面向人人、面向整个社会的教育,其根本目的是让受教育者学会一定的技能和本领,为就业打下基础,成为有用之才。近年来,在党中央国务院的高度重视、正确领导和大力推动下,中等职业教育围绕国家经济社会发展需求,在服务中深化改革、在贡献中加快发展,取得了历史性的成就,为各行各业培养了大批高素质的劳动者和技能型人才。

随着我国医疗卫生服务体系改革的深入推进,城乡医疗卫生基础条件得到了较大改善,同时对医疗卫生从业人员的业务素质也提出了更高的要求。中等卫生职业教育必须紧跟当前各级各类医疗卫生机构对专业技术人员的需求,深入贯彻从传统的"学科系统型"向"任务引领型"的教学改革,积极调整专业和课程设置,不断满足新时期卫生岗位对各类专业技术人员的实际需要。

为了展示中职卫生学校教学改革理论成果,丰富教材品种,为中职中专教学提供更多选择,军事医学科学出版社特组织全国多家中等卫生职业教育学校教师及中职中专教育专家编写了本套教材。教材打破了长期以来理论教学内容与实践内容二元分离的格局,坚持"贴近实际、关注需求、注重实践、突出特色"的基本原则,以学生认知规律为导向,以培养目标为依据,以现行的教学计划和教学大纲为纲领,结合国家职业资格考试的"考点",根据新时期卫生岗位的实际需求,体现"实用为本,够用为度"的特点,注重思想性、科学性、先进性、启发性和适用性相结合,形成"学—做—练"一体化的中等卫生职业教育的教材体系。

本套教材具有以下特点:

1. 贴近实际。中职中专学生的实际情况是:年龄较小(多在 15～19 岁),文化底子较薄。本套教材降低了教学难度,对于术语和概念尽量举例说明,对于涉及到的其他学科的基础知识也以知识链接的方式加以介绍,版面设计形式活泼,符合本年龄段学生的审美要求。

2. 关注需求。中职中专学生毕业后要直接走上工作岗位。本套教材在编写过程中广泛征求了社会用工单位的需求,根据他们的需要增删了教学内容。

3. 注重实践。本套教材引入场景式教学，把实际操作的用具作为真实的教学素材，让学生扮演各种现实角色，按照实际工作流程进行实践，通过学做一体的方式，来增强学生的学习兴趣，锻炼他们的实际技能。

4. 突出特色。本套教材突出了任务引领型教学的特色，从体例设置入手引入典型目标任务案例，构造与中职学生理解能力相适应的任务学习场景，增设目标任务、拟订计划、实施计划、结果评定等环节，其中"拟订计划"、"实施计划"等环节侧重以学生自主完成为主，教师指导为辅，为学生留下了足够的发挥空间。

本套教材的编写贯穿了"一条主线"，突出了"两个特点"，建构了"三个模块"。一条主线：即任务引领，以医药行业的实际工作任务引领知识、技能、态度，让学生在完成实际工作任务的过程中学习相关知识，提升学生综合职业能力。两个特点：与医药卫生岗位对接、与国家职业资格考试对接。三个模块：目标与任务、理论与实践、达标与评价。

本套教材的编写凝聚着参编人员的辛勤和努力，希望本套教材的出版能够为提高我国中等卫生职业教育水平作出贡献！

王筱亭

2011 年 1 月

前 言 PREFACE

中医基础学是中等中医药教育医学类专业的一门基础课程,是研究有关中医学的基本理论、基本知识和基本思维方法以及诊察病情、判断病种、辨别证候的一门科学。本课程以中国传统文化和中医药体系为深厚底蕴,主要介绍中医基础理论及中医诊断学的基础知识,包括中医学的思维方法、中医学对人体生理的认识、中医学对疾病及其防治的认识、中医病情的诊察、判断病种、辨别证候等基本知识和基本技能。

本教材在编写过程中由传统的"以学科体系为引领"向"以岗位实际工作为引领"转变,由"以学科知识为主线"向"以解决岗位实际问题为主线"转变,坚持"贴近学生、贴近岗位、贴近社会"的基本原则,以学生认知规律为导向,以培养目标为依据,以教学计划和教学大纲为纲领,根据新时期中医药岗位的实际需求,体现"实用为本,够用为度"的特点,通过"三基"(基础理论、基本知识、基本技能),理论联系实际,注重对学生能力的培养,本着"重点突出,深入浅出,新颖实用"的编写原则,文字叙述力求通俗易懂,注重思想性、科学性、先进性、启发性和适用性相结合,形成中等中医药教育任务引领型规划教材体系,从而使本教材不仅仅是课堂重要的教学资源和众多教学案例的集合,更是学生未来发展的基石。

本教材在编写过程中参考了部分教材和有关著作,从中借鉴了许多有益的内容,在此向有关的作者和出版社一并致谢。

为了体现中等卫生职业教育教材的特色,我们在编写形式上做了改进和尝试,其中难免会有疏漏之处,敬请各位专家、同行及使用者予以批评指正。

张元澧
2011 年 1 月

目 录 CONTENTS

第一章 绪论 ··· (1)

一、中医学理论体系的形成及发展 ································ (1)

二、中医学的基本特点 ··· (5)

三、中医学理论体系中的唯物辩证观及常用思维方法 ········ (8)

第二章 阴阳五行学说 ··· (12)

第一节 阴阳学说 ··· (13)

一、阴阳的基本概念和属性 ·· (13)

二、阴阳学说的主要内容 ··· (14)

三、阴阳学说在中医学中的应用 ·································· (16)

第二节 五行学说 ··· (19)

一、五行的基本概念、特性 ·· (20)

二、五行学说的基本内容 ··· (21)

三、五行学说在中医学中的应用 ·································· (23)

实践 2-1 阴阳学说在中医学中的应用 ·························· (27)

实践 2-2 五行学说在中医学中的应用 ·························· (28)

第三章 藏象学说 ·· (31)

第一节 五脏 ··· (32)

一、心 ··· (32)

二、肺 ··· (34)

三、脾 ··· (36)

四、肝 ··· (38)

五、肾 ··· (40)

第二节 六腑 ··· (43)

一、胆 ··· (43)

二、胃 ··· (44)

三、小肠 ·· (45)

四、大肠 ·· (46)

五、膀胱 ……………………………………………………（46）

六、三焦 ……………………………………………………（47）

第三节　奇恒之腑 …………………………………………（48）

一、脑 ………………………………………………………（48）

二、髓 ………………………………………………………（49）

三、骨 ………………………………………………………（49）

四、脉 ………………………………………………………（50）

五、女子胞 …………………………………………………（51）

第四节　脏腑之间的关系 …………………………………（52）

一、脏与脏的关系 …………………………………………（52）

二、腑与腑的关系 …………………………………………（56）

三、脏与腑的关系 …………………………………………（56）

实践 3-1　五脏之间的联系 ………………………………（58）

实践 3-2　六腑之间的联系 ………………………………（58）

实践 3-3　脏腑之间的联系 ………………………………（59）

第四章　精气血津液学说 ………………………………（65）

第一节　精 …………………………………………………（65）

一、精的基本概念 …………………………………………（65）

二、精的生成 ………………………………………………（66）

三、精的功能 ………………………………………………（67）

第二节　气 …………………………………………………（67）

一、气的概念 ………………………………………………（67）

二、气的来源及生成 ………………………………………（68）

三、气的功能 ………………………………………………（69）

四、气的运动 ………………………………………………（70）

五、气的分类 ………………………………………………（70）

第三节　血 …………………………………………………（73）

一、血的基本概念 …………………………………………（73）

二、血的生成 ………………………………………………（73）

三、血的循行 ………………………………………………（74）

四、血的生理功能 …………………………………………（75）

第四节　津液 ………………………………………………（75）

一、津液的概念 ……………………………………………（75）

二、津液的代谢 ……………………………………………（76）

三、津液的功能 ……………………………………………（77）

第五节　精、气、血、津液之间的相互关系 ………………（78）

一、气与血的关系 ……………………………………………………（ 78 ）

二、气与精的关系 ……………………………………………………（ 79 ）

三、气与津液的关系 …………………………………………………（ 79 ）

四、血与精的关系 ……………………………………………………（ 80 ）

五、血与津液的关系 …………………………………………………（ 80 ）

六、精与津液的关系 …………………………………………………（ 81 ）

实践 4-1　人体生理病理状态下的气血关系 …………………………（ 81 ）

第五章　经络 ————————————————————————（ 85 ）

第一节　经络的概念和经络系统的组成 ………………………………（ 85 ）

一、经络的概念 ………………………………………………………（ 85 ）

二、经络系统的组成 …………………………………………………（ 86 ）

第二节　十二经脉 ………………………………………………………（ 87 ）

一、十二经脉的命名 …………………………………………………（ 87 ）

二、十二经脉的走向与交接规律 ……………………………………（ 87 ）

三、十二经脉的分布规律 ……………………………………………（ 88 ）

四、十二经脉表里关系及流注次序 …………………………………（ 88 ）

五、十二经脉循行路线 ………………………………………………（ 89 ）

第三节　奇经八脉 ………………………………………………………（ 97 ）

一、奇经八脉的循行部位及功能 ……………………………………（ 97 ）

二、奇经八脉的作用 …………………………………………………（ 98 ）

第四节　经络的生理功能及在中医学中的应用 ………………………（ 99 ）

一、经络的生理功能 …………………………………………………（ 99 ）

二、经络学说的应用 …………………………………………………（ 99 ）

实践 5-1　手太阴肺经的循行路线 ……………………………………（100）

实践 5-2　手阳明大肠经的循行路线 …………………………………（100）

实践 5-3　足阳明胃经的循行路线 ……………………………………（101）

实践 5-4　足太阴脾经的循行路线 ……………………………………（101）

实践 5-5　手少阴心经的循行路线 ……………………………………（102）

实践 5-6　手太阳小肠经的循行路线 …………………………………（102）

实践 5-7　足太阳膀胱经的循行路线 …………………………………（102）

实践 5-8　足少阴肾经的循行路线 ……………………………………（103）

实践 5-9　手厥阴心包经的循行路线 …………………………………（103）

实践 5-10　手少阳三焦经的循行路线 ………………………………（104）

实践 5-11　足少阳胆经的循行路线 …………………………………（104）

实践 5-12　足厥阴肝经的循行路线 …………………………………（105）

实践 5-13　任脉的循行路线 …………………………………………（105）

实践 5-14　督脉的循行路线 ·· (105)

第六章　病因 ━━━━━━━━━━━━━━━━━━ (109)

第一节　外感病因 ··· (110)
　　一、六淫 ··· (110)
　　二、疠气 ··· (113)
第二节　内伤病因 ··· (114)
　　一、七情内伤 ··· (114)
　　二、饮食失宜 ··· (115)
　　三、劳逸过度 ··· (116)
第三节　病理产物性病因 ··· (117)
　　一、痰饮 ··· (117)
　　二、瘀血 ··· (119)
　　三、结石 ··· (120)
第四节　其他病因 ··· (120)
　　一、外伤 ··· (120)
　　二、寄生虫 ··· (121)
　　三、胎传 ··· (122)
实践 6-1　六淫病因 ··· (122)

第七章　病机 ━━━━━━━━━━━━━━━━━━ (126)

第一节　发病机理 ··· (126)
　　一、正气在疾病发生中的作用 ····································· (127)
　　二、邪气在疾病发生中的作用 ····································· (127)
　　三、邪正斗争与发病缓急 ··· (128)
第二节　基本病机 ··· (130)
　　一、邪正盛衰 ··· (130)
　　二、阴阳失调 ··· (132)
　　三、气血失常 ··· (134)
第三节　疾病传变 ··· (136)
　　一、病位传变 ··· (136)
　　二、病性转化 ··· (137)
　　三、疾病转归 ··· (138)
实践 7-1　气血失常的病机 ··· (140)

第八章　诊法 ━━━━━━━━━━━━━━━━━━ (143)

第一节　望诊 ··· (144)

一、全身望诊 …………………………………………………………………（144）

二、望局部情况 ……………………………………………………………（149）

三、望排出物 ………………………………………………………………（156）

四、望舌 ……………………………………………………………………（158）

五、望小儿指纹 ……………………………………………………………（164）

第二节　闻诊 …………………………………………………………………（165）

一、听声音 …………………………………………………………………（165）

二、嗅气味 …………………………………………………………………（168）

第三节　问诊 …………………………………………………………………（169）

一、问诊的方法 ……………………………………………………………（169）

二、问诊的内容 ……………………………………………………………（170）

三、问现在症状 ……………………………………………………………（171）

第四节　切诊 …………………………………………………………………（181）

一、脉诊 ……………………………………………………………………（181）

二、按诊 ……………………………………………………………………（191）

实践 8-1　全身望诊 …………………………………………………………（194）

实践 8-2　望舌 ………………………………………………………………（195）

实践 8-3　闻诊 ………………………………………………………………（196）

实践 8-4　问诊 ………………………………………………………………（197）

实践 8-5　脉诊 ………………………………………………………………（198）

第九章　辨证 ——————————————————————————（206）

第一节　八纲辨证 ……………………………………………………………（207）

一、表里 ……………………………………………………………………（207）

二、寒热 ……………………………………………………………………（209）

三、虚实 ……………………………………………………………………（212）

四、阴阳 ……………………………………………………………………（216）

第二节　脏腑辨证 ……………………………………………………………（219）

一、心与小肠病辨证 ………………………………………………………（219）

二、肺与大肠病辨证 ………………………………………………………（223）

三、脾与胃病辨证 …………………………………………………………（226）

四、肝与胆病辨证 …………………………………………………………（230）

五、肾与膀胱病辨证 ………………………………………………………（235）

六、脏腑兼病辨证 …………………………………………………………（238）

第三节　气血津液辨证 ………………………………………………………（243）

一、气病辨证 ………………………………………………………………（243）

二、血病辨证 ………………………………………………………………（244）

三、气血同病辨证 ·· (246)

四、津液病辨证 ··· (247)

第四节 六经辨证 ··· (249)

一、六经辨证的特点 ·· (249)

二、六经病的传变 ·· (250)

三、六经病证 ··· (250)

第五节 卫气营血辨证 ··· (253)

一、卫气营血辨证的特点 ·· (253)

二、卫气营血证候的传变规律 ·· (254)

三、卫气营血病证 ·· (254)

第六节 三焦辨证 ··· (256)

一、三焦辨证的特点 ·· (256)

二、三焦病的传变 ·· (256)

三、三焦病证 ··· (256)

实践 9-1 八纲辨证病案分析 ··· (258)

实践 9-2 脏腑辨证病案分析 ··· (258)

实践 9-3 气血津液辨证病案分析 ··· (259)

实践 9-4 其他辨证病案分析 ··· (260)

第十章 养生与防治 ·· (269)

第一节 养生 ··· (269)

一、养生原则 ··· (270)

二、养生方法 ··· (271)

第二节 预防 ··· (272)

一、未病先防 ··· (272)

二、既病防变 ··· (273)

第三节 治则 ··· (274)

一、治则的概念 ··· (274)

二、基本治则 ··· (274)

实践 10-1 根据病例确定相对应的治则及治法 ···································· (277)

达标与评价参考答案 ·· (279)

>> 第一章 绪 论

 目标与任务

◎ **目标**

1. 掌握中医学理论体系的主要特点。
2. 熟悉中医学理论体系的形成与发展。
3. 了解中医学、中医基础学理论的基本概念和中医学的学科属性。

◎ **任务**

1. 通过学习中医学理论体系的形成与发展,建立中医学的思维方式及唯物辩证观。
2. 通过学习中医学理论体系的特点,指导中医学临床诊疗方法。

 **理论与实践**

中医药学距今已有 3500 年以上的发展历史,是中华民族优秀的文化瑰宝,是我国劳动人民在长期与自然灾害和疾病作斗争中反复实践总结而逐步形成的一整套理论体系和方法。中医药作为中国传统医药学的统称,是在充分汲取我国民族传统医药学理论及对疾病防治经验系统总结的基础上发展起来的东方医药学体系,也是迄今为止世界传统医学中理论最系统、内涵最丰富、应用最广泛、保留最完整的医学体系,是我国人民长期同疾病抗争的丰富的经验总结。中医药具有悠久的历史,在预防、治疗、保健和康复等各方面都发挥着重要作用 ,不愧是我国和世界科学史上一颗罕见的明珠。

一、中医学理论体系的形成及发展

中医学是研究人体生理、病理,以及疾病的诊断和防治等的一门科学,它有独特的理论体系和丰富的临床经验。中医学理论体系,是包括理、法、方、药在内的整体,是关于中医学的基本概念、基本原理和基本方法的科学知识体系。它是以整体观念为主导思想,以阴阳、五行学说为哲学基础和思维方法,以脏腑经络及精气血津液为生理病理学基础,以辨证论治为诊治特点的独特的医学理论体系。它的形成与发展大体上可以分为 5 个时期:

(一)先秦、秦、汉时期

中医学的理论体系早在春秋战国至秦汉时期便已初步形成。春秋战国时期,社会急剧变化，政治、经济、文化、科学技术都有显著的发展，学术思想也比较活跃，特别是古代唯物辩证法哲学思想之一的阴阳五行学说，更是盛行一时。这种有利的客观形势及条件，为中医学理论体系的形成奠定了基础，并为其丰富的医疗经验从感性认识上升为理性认识，形成较系统、较完整的医学理论体系提供了理论方法和思想基础。在这一时期出现了具有代表性的四部著作：

1.《黄帝内经》 《黄帝内经》成书于战国至秦汉时期，非一人一时之作，它是一部以医学为主涉及多学科的中国古代百科全书，是我国现存最早的一部医学文献。它的问世标志着中医学理论体系的初步形成。《黄帝内经》总结了春秋至战国时期的医疗经验和学术理论，并吸收了秦汉以前有关天文学、历算学、生物学、地理学、人类学、心理学及哲学等多种学科的重要成就，成为中国医药学进一步发展的理论基础和源泉。《黄帝内经》的某些理论或观点至今仍在卓有成效地指导着中医的临床实践。

> **知识链接：**
>
> 《黄帝内经》：据说此书是黄帝与岐伯讨论医学，并以问答的形式而成，又称岐黄论道。后世将中医学称为"岐黄"、"岐黄之术"，即源于此。

《黄帝内经》分为上下两卷，包括上卷《素问》81篇、下卷《灵枢》81篇，共162篇。其内容是以阴阳五行学说为理论方法，以整体观念为主导思想，用以阐释人体内在活动的规律性、人体与自然界的统一性。对人体的解剖形态、脏腑经络、生理病理及关于疾病的诊断和防治等各方面，都作了比较全面而系统的阐述。并对当时哲学领域中一系列重大问题，诸如气的概念、天人关系、形神关系等进行了深入的探讨。《黄帝内经》中关于人体骨骼、血脉的长度及内脏器官的大小、容量等的记载中，许多内容已大大超过了当时的世界水平。例如，生理学方面提出"心主血脉"，认识到血液在脉管内是循环运行的，对动静脉也有一定的认识，这些关于血循环的认识比英国哈维氏于公元1628年（明·崇祯元年）所发现的血液循环要早1000多年。在发病学上，强调人体的抗病能力，即"正气存内，邪不可干"，并提出了"治未病"的观点。

可以看出，《黄帝内经》以医学内容为中心，把自然科学与哲学理论有意识地结合起来，进行多学科的统一考查和研究，因而其中许多理论观点已经具有较高的水平，对当时的世界医学作出了重要的贡献。直至今天，其仍有重要的研究价值。

2.《难经》 成书于汉以前的《难经》，又名《八十一难经》，作者不详，相传为秦越人所著。本书用假设问答、解释疑难的方式，讲述了包括生理、病理、诊断及治疗等各个方面的内容，内容十分丰富。它补充了《黄帝内经》的不足，在三焦、命门学说，奇经八脉理论等各方面均有所创见，成为后世指导临床实践的理论基础。

> **知识链接：**
>
> 治未病：《素问·四气调神大论》中提出"圣人不治已病治未病，不治已乱治未乱……譬犹渴而穿井，斗而铸锥，不亦晚乎！"这是关于治未病最早的记载。

3.《伤寒杂病论》 东汉末年著名医家张仲景（150~219），在《内经》、《难经》的基础上，进一步总结前人的医学成就，并结合自己的临证经验，写成了我国第一部临床医学专著《伤寒杂病论》。它确立了六经辨证纲领，对外感疾患和内伤杂病进行辨证论治，从而确立了中医临床医学的辨证论治体系，为中医临床医学的发展奠定了坚实的基础。该书后经晋代医家王叔和编纂整理成《伤寒论》与《金匮要略》两书。《伤寒论》载方113首，《金匮要略》载方262首，除去重复，两书实载方剂269首，使用药物214味，这些方剂一直被后世医家沿用，故《伤寒杂病论》对方剂学的发展也作出了重要的贡献,被誉为"方书之祖"。

4.《神农本草经》　《神农本草经》成书于汉代,托名神农所著,是我国现存最早的一部药物学专著,是我国早期临床用药经验的第一次系统总结,被誉为中药学经典著作。全书分三卷,载药365种(植物药252种,动物药67种,矿物药46种),分上、中、下三品,文字简洁古朴,成为中药理论精髓。

本书对每一味药的产地、性质、采集时间、入药部位和主治病证都有详细记载。对各种药物怎样相互配合应用,以及简单的制剂,都做了概述。更可贵的是早在两千年前,我们的祖先通过大量的医疗实践,已经发现了许多特效药物,如麻黄可以治疗哮喘、大黄可以泻火、常山可以治疗疟疾等等,这些都已用现代科学分析的方法得到证实。

(二)晋、隋、唐时期

晋、隋、唐时期,中医学理论和医疗实践均有着显著发展。尤其是对中医学的经络理论和病机学说有了更进一步的研究。晋代著名医家皇甫谧的《针灸甲乙经》是我国现存最早的一部针灸学专著。它结合了秦汉三国以来的针灸学成就,对经络学说进行了深入的探讨,系统地论述了十二经脉、奇经八脉的循行、骨度分寸及主病,从而为后世针灸学的发展奠定了良好基础。晋代王叔和著《脉经》,该书集汉以前脉学之大成,全面系统地论述了诊脉的理论方法,确立了寸口诊脉法,首创"三部九候"及脏腑分配原则,是我国第一部脉学专著。隋代著名医家巢元方所著《诸病源候论》,是中医学第一部病因、病机及证候学专著。该书详尽论述了各科疾病的病因与症状,继承和发展了病因病机学理论,对后世的病证分类学发展有很大影响,具有重要的研究价值,并且首次提出"漆疮"的发生与体质有关。公元659年由唐政府组织编写的《新修本草》是世界上最早的一部由国家权力机关颁布的、具有法律效力的药学专著,被认为是世界上最早出现的药典。唐代孙思邈所著的《千金要方》和《千金翼方》,是两本以记载处方和其他各种治疗手段为主的方书,它开创了中国医学伦理学的先河。

> **知识链接:**
>
> 漆疮:首见于《诸病源候论》,是因接触漆树、漆液、漆器或仅嗅及漆气而引起的皮肤病。多发生在头面、手臂等暴露部位,皮肤肿胀明显,潮红瘙痒,刺痛,或有水疱、糜烂,有自愈倾向。严重者,伴有怕冷,发热,头痛等全身症状。相当于西医的接触性皮炎。治疗原则以清热解毒利湿为主。

(三)宋、金、元时期

随着医学的进一步发展,宋、金、元时期的医家在前人的基础上深入研究,提出了许多独特的见解,出现了中医药学百家争鸣的景象。宋代医家钱乙的《小儿药证直诀》,是最早的一部儿科专著,它开创脏腑证治的先河,对小儿的生理、病理特点进行论述,在后世有较大影响。陈无择在其所著《三因极一病证方论》中,提出了著名的"三因学说",对发病原因进行了较为具体的分类概括,对中医病因学的发展影响深远。宋代宋慈著的《洗冤集录》,在法医学方面有很高的成就,比欧洲最早的法医学著作还早350年,是世界上最早的法医学专著。

金元时期还是中医理论发展的一个重要时期,称为"新学肇兴"。不少医家深入研究古代的医学经典,结合各自的临床经验,自成一说,以此来解释前人的理论,逐渐形成了不同的流派,最具代表性的医家是刘完素、张从正、李杲、

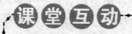

课堂互动

对"金元四大家"的观点进行讨论,明确临床诊疗的多样性。

朱震亨,被后人尊称为"金元四大家"。刘完素,字河间,是宋金医学界最早敢于创新并且影响较大的一位医家,他认为疾病多因火热而起,倡"六气皆从火化"说,治疗多用寒凉药,世称"寒凉派"。他提出了"降心火,益肾水"为主的一套治疗火热病的方法,给后世温病学派以很大启示。张从正,字子和,他善用攻法,认为"治病应着重驱邪,邪去则正安,不可畏攻而养病",发展和丰富了对"汗、吐、下"三法的应用,世称"攻邪派"。他还对当时的"强补"之风多有批评,更提出了"古方不能尽治今病"的革新观点。李杲,字东垣,他认为"人以胃气为本","内伤脾胃,百病由生",首创内伤学说理论。他采取了一套以"调理脾胃"为主的治疗方法,世称"补土派"。他所创的不少著名方剂,如升阳益胃汤、补中益气汤、调中益气汤等为后世广泛应用。朱震亨,字丹溪,他充分研究了《内经》以来各家学说关于"相火"的见解,创造性地阐明了"相火"有常有变的规律,提出了著名的"阳常有余,阴常不足"的观点,临证治疗上提倡滋阴降火之法,世称"滋阴派"。他的学说丰富了中医学,在国内有很大的影响,被誉为"集医之大成者",在国外,日本于15世纪曾成立"丹溪学社",专门研究他的学说。

金元四大家的学说标志着中医发展的一个新阶段,并且对后来的中医发展产生了深刻的影响。

(四)明、清时期

明清时期,中医药学进一步完善。明代医药学家李时珍,历时27年,写成了《本草纲目》,其中收载药物1892种,附方10 000多个,对中国和世界药物学的发展作出了杰出的贡献。

这一时期突出的成就还在于对温热病学的深入研究和温病学派的形成。温热病学,是研究四时温热疾病发生、发展规律及其诊治方法的学科。其代表医家首推明代医家吴又可,在其所著《温疫论》一书中,首次提出了"戾气"学说,认为"温疫"的病因是"非风非寒非暑非湿,乃天地间别有一种异气所成",其传染途径是从口鼻而入,而不是从肌表侵袭。这是温病(特别是温疫)病因学的重大突破与发展,为后世温病学说的形成和发展奠定了基础。发展至清代,著名温病学家叶天士的《外感温热论》在总结前人成就及临床实践的基础上,创立了"卫气营血辨证";吴鞠通的《温病条辨》,以三焦为纲,病名为目,创立了"三焦辨证";薛生白的《湿热病篇》,王孟英的《温热经纬》,系统地总结了明、清时期有关外感传染性热病的发病规律,突破了"温病不越伤寒"的传统观念,创立了以卫气营血和三焦为核心的温热病辨证论治法则,从而使温病学在病因、病机及脉证论治等方面形成了较为完整的理论体系,这对后世临床医学的影响颇大。至今仍具有较高的研究价值。此外,清代医家王清任重视解剖,著有《医林改错》一书,改正古医书在人体解剖方面的错误,并发展了瘀血致病的理论及瘀血病证的治疗方法,对中医基础理论的发展有一定的贡献。

(五)近代和现代

近年来,随着整个中医事业的发展,中医基础理论的整理、继承和研究取得了很大的成绩。特别是近几年来,中医学基础理论已经发展成为一门独立的基础学科,无论在文献的系统整理还是理论的实验研究方面都取得了一定的成果。尤其是充分运用现代科学技术来研究和探讨脏腑经络等内容的本质,显示出一些可喜的苗头。例如,关于阳虚、阴虚及寒热本质的研究,肾本质、脾本质的研究,经络实质的研究等等都取得了可观的进展,并已引起国内外医学界有关学者的极大兴趣。实践证明,随着中医学基础理论研究的突破和发展,势必将促进和推动整个中医学术的迅速发展,并将为中医学理论体系的现代化作出重要的贡献。

中医药学是中华民族灿烂文化的重要组成部分。几千年来为中华民族的繁荣昌盛作出了卓越的贡献,并以显著的疗效、浓郁的民族特色、独特的诊疗方法、系统的理论体系、浩瀚的文献史料,屹立于世界医学之林,成为人类的共同财富。中医药学历经千年而不衰,显示了自身强大的生命力,它与现代医药共同构成了我国社会主义卫生事业,是中国医药卫生事业所具有的特色和优势。

二、中医学的基本特点

中医学在其发展过程中形成了独特的理论体系,这一理论体系有两个基本特点:一是整体观念,二是辨证论治。

(一)整体观念

所谓整体,是指事物的统一性和完整性。中医学认为,人体是一个有机的整体,构成人体的各个组成部分之间,在结构上是不可分割的,在功能上是相互协调、相互为用的,在病理上是相互影响的,而且与自然界相互关联。这种内外环境的统一性和机体自身整体性的理论,称为整体观念。整体观念是中国古代唯物论和辩证思想在中医学中的体现,它贯穿于中医学的生理、病理、诊法、辨证和治疗等各个方面。

1.人体是一个有机的整体 人体是由若干脏腑、组织和器官所组成的。每个脏腑、组织或器官各有其独特的生理功能,而这些不同的功能又都是人体整体活动的一个组成部分。这就决定了人体内部的统一性,也就是说,人体各个组成部分之间,在结构上是不可分割的,在生理上是相互联系、相互支持又相互制约的,在病理上也是相互影响的。人体是以五脏为中心,通过经络系统,把六腑、五体、五官、九窍、四肢百骸等全身组织器官联系成有机的整体,并通过精、气、血、津液的作用,完成机体统一的机能活动。

中医学在整体观念指导下,认为人体正常的生理活动一方面依赖各脏腑组织发挥自己的功能作用,另一方面则又要依赖脏腑组织之间相辅相成的协同作用,才能维持其生理上的平衡。每个脏腑都有其各自不同的功能,但又是在整体活动下的分工合作、有机配合,"主明则下安……主不明则十二官危"(《素问·灵兰秘典论》),"凡此十二官者,不得相失也"(《素问·刺法论》)。这就是人体局部与整体的统一。

在诊断疾病时,中医学也是首先从整体出发,将重点放在局部病变引起的整体病理变化上,并把局部病理变化与整体病理反应统一起来。一般来说,人体某一局部的病理变化,往往与全身的脏腑、气血、阴阳的盛衰有关。由于脏腑、组织和器官在生理、病理上的相互联系和相互影响,因而决定了在诊断疾病时,可以通过面色、形体、舌象、脉象等外在的变化来了解和判断其内在的病变,以作出正确的诊断,从而进行适当的治疗。如心脉瘀阻患者,常可见到面色灰暗,舌色青紫或见瘀斑,脉涩或结代。

在治疗疾病时,也必须从整体出发,采取适当的措施。如心开窍于舌,心与小肠相表里,所以,可用清心热泻小肠火的方法治疗口舌糜烂。又如,"从阴引阳,从阳引阴,以右治左,以左治右"(《素问·阴阳应象大论》),"病在上者下取之,病在下者高取之"(《灵枢·终始》)等等,都是在整体观指导下确定的治疗原则。

2.人与自然界具有统一性

(1)人与自然环境相统一:人类生活在自然界中,自然界是人类赖以生存的必要条件。同时,自然界的变化又可以直接或间接地影响人体,使机体产生相应的反应,属于生理范围内的,即是生理的适应性;超越了这个范围,即是病理性反应,故曰"人与天地相应者也"(《灵枢·

邪客》)。这种人与自然相统一的特点被中国古代学者称为"天人合一"。

季节气候对人体的影响:春温、夏热、长夏湿、秋燥、冬寒表示一年中气候变化的一般规律。生物在这种气候变化的影响下,就会有春生、夏长、长夏化、秋收、冬藏等相应的适应性变化。人体也与之相适应,如"天暑衣厚,则腠理开,故汗出……天寒则腠理闭,气湿不行,水下流于膀胱,则为溺与气"(《灵枢·五癃津液别》),说明春夏阳气发泄,气血容易趋向于体表,表现为皮肤松弛、腠理开、汗多;而秋冬季阳气收藏,气血容易趋向于里,表现为皮肤致密、少汗、多尿等变化。人体的脉象也有春弦、夏洪、秋浮、冬沉的不同。许多疾病的发生、发展和变化也与季节变化密切相关,如春季常见温病,夏季多发中暑,秋季常见燥证,冬季多有伤寒。

昼夜晨昏对人体的影响:白昼为阳,夜晚为阴,人体也是早晨阳气初生,中午阳气隆盛,到了夜晚则阳气内敛便于人体休息、恢复精力。许多疾病的发病时间及引起死亡的时间也是有一定规律的。研究表明,五脏衰竭所致死亡的高峰时间在下半夜至黎明前,春夏季时期急性心肌梗死多发生在子时至巳时,而秋冬季,该病的发作多在午时至亥时。此外,据观察,人的脉搏、体温等,都具有24小时的节律变化。

地域差异对人体的影响:如江南多湿热,人体腠理多疏松;北方多燥寒,人体腠理多致密。每个地区也各有其特有的地方病,甚至不同地区人们的平均寿命也有很大的差别。早在两千多年前,中国古代医家就对此有所认识,在《素问》中就这个问题作了较详尽的论述。如《素问·五常政大论》说:"高者其气寿,下者其气夭,地之小大异也,小者小异,大者大异。故治病者,必明天道地理。"

正是由于人体本身的统一性及人与自然界之间存在着既对立又统一的关系,所以以对待疾病,因时、因地、因人制宜,就成为中医治疗学上的重要原则。在对病人作诊断和决定治疗方案时,就必须注意分析和考虑外在环境与人体情况的有机联系,以及人体局部病变与全身情况的有机联系。

(2)人与社会环境相统一:社会环境对人体的影响:良好的社会环境,有利于身心健康;而不利的、骤然变化的社会环境,则会影响身心机能,危害身心健康。如《论衡》中所说:"太平之世多长寿人。"因此,在预防和治疗疾病时,应尽量避免不利的社会因素对人的精神刺激,创造有利的社会环境,以维持身心健康,预防疾病的发生,并促进疾病向好的方面转化。同时,随着经济的发展、人们的物质生活水平提高、养生保健知识的推广,人类的寿命越来越长。但环境污染、工作压力增大等负面因素也影响着人类的健康,导致疾病的发生。

(二)辨证论治

辨证论治是中医诊断疾病和治疗疾病的基本原则,是中医学对疾病的一种特殊的研究和处理方法,也是中医学的基本特点之一。要了解辨证论治,首先要知道什么是病、症、证。

病,即疾病。是一个完整的病理过程,如感冒、消渴、痢疾。

➡案例分析:

患者发热,恶寒,头项强痛,无汗而喘,脉浮紧,这属于何证?

辨证表实寒证。

症，是疾病的临床表现，包括症状和体征。如感冒的症有恶寒、发热、咳嗽、咽喉疼痛等，消渴的症状有多饮、多食、多尿、消瘦等，痢疾的症状有发热、腹痛、脓血便、里急后重等。

证，即证候。是机体在疾病发展过程中的某一阶段的病理概括。由于它包括了病变的部位、原因、性质，以及邪正关系，反映出疾病发展过程中某一阶段的病理变化的本质，因而它比症状更全面、更深刻、更正确地揭示了疾病的本质。

"辨证"就是把四诊（望诊、闻诊、问诊、切诊）所收集的资料、症状和体征，通过分析、综合，辨清疾病的病因、性质、部位及邪正之间的关系，概括、判断为某种性质的证。论治，又称为"施治"，即根据辨证的结果，确定相应的治疗方法。辨证是决定治疗的前提和依据，论治是治疗疾病的手段和方法。通过辨证论治的效果可以检验辨证论治的正确与否。辨证论治的过程，就是认识疾病和解决疾病的过程。辨证和论治，是诊治疾病过程中相互联系不可分割的两个方面，是理论和实践相结合的体现，是理法方药在临床上的具体运用，是指导中医临床的基本原则。

中医临床认识和治疗疾病，既辨病又辨证，但主要不是着眼于"病"的异同，而是将重点放在"证"的区别上，通过辨证而进一步认识疾病。例如，感冒是一种疾病，临床可见恶寒、发热、头身疼痛等症状，但由于引发疾病的原因和机体反应性有所不同，又表现为风寒感冒、风热感冒、暑湿感冒等不同的证型。只有辨清了感冒属于何种证型，才能正确选择不同的治疗原则，进行治疗。辨证与那种头痛给予止痛药、发热给予退烧药，仅针对某一症状采取具体对策的对症治疗完全不同，也不同于用同样的方药治疗所有患同一疾病的患者的单纯辨病治疗。

辨证论治作为指导临床诊治疾病的基本法则，可引导人们辨证地看待病和证的关系。既应看到一种病常可体现出多种不同的"证"，又须注意不同的病在其发展过程的某些阶段，有时可以出现相同的"证"。因此，在临床治疗时，根据辨证结果，可分别采取"同病异治"或"异病同治"的方法。所谓"同病异治"，是指同一种疾病，由于生病的对象，发病的时间、地区及患者机体反应等的不同，或者由于疾病处于不同的发展阶段，它的本质特点有所不同，表现的"证"也就有所差异，故治法也应该不一样。例如，麻疹初期，疹未出透时，应当用发表透疹的治疗方法；麻疹中期通常肺热明显，治疗则须清解肺热；而至麻疹后期，多有余热未尽，伤及肺阴胃阴，此时治疗则应以养阴清热为主。又如水肿病，根据其本质特点，可以辨出多种证来，就脏腑而言，其主要涉及肺、脾、肾三脏；就其性质而言，既可以是虚证，又可以是实证；就病因而言，有风热、风寒和水湿等等。同样是水肿病，合理的治疗就必须根据这些特点，采用不同的治法，这些都体现了"同病异治"。所谓"异病同治"是指不同的疾病，在其发展过程中，往往可以表现出近似的本质特点，出现相同的病理机制，因此，就可采用相同的方法进行治疗。如胸痹与闭经是两种完全不同的疾病，但均可由于血瘀而造成，都可用血府逐瘀汤进行活血化瘀的治疗，又如，久痢脱肛、子宫下垂、崩漏等是不同的病，但都是中气下陷的表现，这时，皆可以用升提中气的方法加以治疗，均可以选择补中益气汤进行治疗。这些体现了"异病同治"。

总之，中医治病主要的不是着眼"病"的异同，而是取决于"证"的性质。相同的证，代表着相同的主要矛盾，可以用基本相同的治疗方法；不同的证，提示其本质特点不同，就必须用不同的治法。故有"证同治亦同，证异治亦异"的说法。由于"证"实质上代表着病机（疾病发

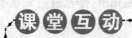

课堂互动

举例说明病、症、证各自的特点，讨论辨病与辨证如何有机地结合在一起。

生、发展与转化的机理)特点,故"同病异治"、"异病同治"的关键在于病机之异同。这种针对疾病发展过程中不同的机理和不同的本质矛盾,用不同的方法加以治疗的法则,就是辨证论治的精神实质和精髓所在。

三、中医学理论体系中的唯物辩证观及常用思维方法

中医药学是在长期的医疗实践基础上形成和发展起来的,在其形成的过程中,又受着古代唯物论和辩证法思想的深刻影响,因而在它的理论体系中,始终贯穿着唯物辩证法的观点。

(一)中医学的唯物辩证观

1. 唯物论　中医学认为,世界是物质的,是阴阳二气相互作用的结果。一切事物的运动都是气运动变化的结果。而人是物质世界的一部分,肯定了生命的物质性。

气是维持生命活动的物质基础,气的运动变化及伴随其发生的物质之间的转化是万物运动变化的基本动力。

中医学认为,生命是物质的,并把生命看作是一个阴阳对立统一,运动不息的发展变化过程。

2. 辩证观　中医学不仅肯定了人的物质性,而且还认为一切事物都不是一成不变的,各个事物之间也不是孤立的,它们之间是相互联系和相互制约的。因此,中医学中包含着辩证法的观点。

人体是一个不断运动着的有机整体。中医学认为,自然界一切事物的运动都是阴阳的矛盾统一。整个物质世界运动变化的根源在于世界的内部,人体也是如此。生命始终处于气的运动变化中。人的生命活动过程,就是人体阴阳对立双方在不断的矛盾运动中取得统一的过程。中医学强调人体是自然界的一部分,人体各组织器官处于一个统一体中,不论是在生理上还是病理上都互相联系、互相影响。

(二)中医学的思维方法

中医学的思维方法,是中医学理论体系构建过程中理性的认识方法,其借助于语言,运用概念、判断、推理等思维形式,反映人体内外的本质联系及其规律性。因此,了解并掌握中医学所特有的思维方法特点,是学习和理解中医学基本理论的门径和钥匙,是深入研究中医学的必要手段。它的思维方法主要包括:

1. 取象比类　《素问·示从容论》说:"援物比类,化之冥冥。"所以,中医又常把这种方法称为援物比类法或比照类推法。此方法是根据被研究对象与已知对象在某些方面的相似或类同(援物、取象),从而认为它们在其他方面也可能是相似或类同的(比类),由此推导出被研究对象的其他性状。例如,自然界树叶或树枝之所以会摆动,是由于风吹动的缘故,风大猛烈更会将整棵树推倒。由此推之,人体出现不自主的震颤、摇动,甚或突然倒仆、半身不遂等亦是风引起。

2. 以表知里　以表知里,是指通过观察事物外在表象,以揣测分析其内在状况和变化的一种思维方法。很早以前人们就已认识到,事物的内部和外部,相互间有着密切联系,"有诸于内,必形诸于外"。内在的变化,可通过某种方式在外部表现出来,通过观察表象,可在一定程度上认识内在的变化机理。藏象学说主要就是以此为方法来揣测、分析、判断内脏的内涵。例如,通过对脉象、舌象、面色及心胸部症状等外在征象和症状的观察分析,就可以了解心主血脉功能的正常与异常,并由此作出诊断,决定治疗。

3. 对比　对比，就是考察两种或两种以上对象之间的不同与相同之处。在中医学中，对比法的应用主要有下面几种：

（1）与正常人对比，从而发现异常：如正常脉搏一息四至五至，那少于四至或多于五至就是病脉。

（2）正反二者对比，揭示生理现象或相反的病理证候：如淡红舌、薄白苔是正常舌象，医生诊病时以之为参照，若舌淡苔白则为虚为寒；相反，舌红苔黄则属热。舌质苍老为实证，舌质淡嫩为虚证。通过寒热、虚实之不同外象的对比，二者的鉴别要点就显得十分清楚了。

（3）通过两类不同事物的对比，发现同一类事物的共同特征：如人体内有五脏六腑，通过五脏功能与六腑功能的对比，可以发现五脏是贮藏人体精气的，六腑是受纳传导化物的。故《素问·五脏别论》说："所谓五脏者，藏精气而不泻也……六腑者，传化物而不藏"，所以，在防治或养生时，要注意让五脏精气保持充盈，让六腑保持通畅。

4. 试探和反证　试探，即对研究对象先作一番考查，尝试性地提出初步设想，采取相应的措施，然后，根据实践结果，再对原设想作适当的调整，以决定下一步措施的一种思维方法。

古代医家常借助试探来审视病因，进行辨证，因此，又常被称为"审病法"。东汉的张仲景在《伤寒论》中就有一段应用试探法进行审视病因、辨证论治的精彩论述："若不大便六七日，恐有燥屎。欲知之法，少与小承气汤，汤入腹中，转矢气者，此有燥屎也，乃可攻之；若不转矢气者，此但初头硬，后必溏，不可攻之，攻之必胀满，不能食也"。这是用小承气汤来试探病人有无燥屎的方法。在较为复杂的病证或疑似难辨之证的认识和治疗中，这种方法的意义尤为突出。

➡ **案例分析：**

骨折病人在服用补肾药物后痊愈加速，耳鸣、耳聋病人服用补肾药物后症状逐渐消失，由此得出"肾主骨"、"肾开窍于耳"，这运用的是什么思维方法？

运用的是反证法。

反证，是从结果来追溯或推测原因，并加以证实的一种逆向的认知方法。试探与反证两种方法既有联系，又有区别，它们都是从结果进行反推。不同之处是试探法要事先采取一定措施，然后观察其结果，反证则无需这一环节。反证法在中医学中应用很广，中医理论中，不少内容是从反证法得来的。例如，肝血虚的病人，容易出现眼蒙、视物不明等，用益肝的药物治疗，随着肝虚恢复而眼部的症状消失；火盛的病人出现目赤肿痛，用清泻肝火的药物治疗，随着肝火退而目赤肿痛消失。由此，反证肝与目有密切的关系。

5. 演绎　演绎，即从一般推导出个别的思维方法。以人们归纳得出的一般共性的结论为依据，去研究尚未深入研究的对象或新事物，可得出新的结论，如此推理下去，又可得出许多新的结果。如心在五行属火、主神志、开窍于舌，而火具有温热、上升的特性，因此，心火旺则会出现烦躁失眠、口舌生疮等火热上炎的症状，此时，当清心泻火，心火被清，证候自消。

 **达标与评价**

【A 型题】

1. 我国现存医学文献中最早的一部典籍是

A.《伤寒论》　　　　　　B.《神农本草经》　　　　　　C.《难经》

D.《黄帝内经》　　　　　　E.《本草纲目》

2. 提出"三因学说"的医家是

A. 陈无择　　　B. 张景岳　　　C. 孙思邈　　　D. 张仲景　　　E. 巢元方

3. 我国第一部药物学专著是

A.《本草纲目》　　　　　　B.《新修本草》　　　　　　C.《黄帝内经》

D.《千金要方》　　　　　　E.《神农本草经》

4. 创立六经辨证论治纲领的医家是

A. 华佗　　　B. 张景岳　　　C. 孙思邈　　　D. 张仲景　　　E. 张子和

5. 倡"阳常有余,阴常不足"理论的医家是

A. 刘完素　　　B. 朱丹溪　　　C. 李东垣　　　D. 张子和　　　E. 张介宾

6. 创立"戾气"学说的是

A. 叶天士　　　B. 吴鞠通　　　C. 薛生白　　　D. 王孟英　　　E. 吴又可

7. 不同的疾病在其发展过程中,由于发生了相同的病理变化,出现了相同性质的证,因而制定了相同的治则,这叫做

A. 治病求本　　B. 对症治疗　　C. 同病异治　　D. 异病同治　　E. 辨证论治

8. 通过观察事物的外在表现,来分析判断事物内在情况的思维方法属于

A. 取象比类　　B. 以表知里　　C. 对比　　　D. 试探和反证　　E. 演绎

9. 能反映疾病在某一阶段的病理变化本质的是

A. 病　　　B. 证　　　C. 症　　　D. 体征　　　E. 以上都不是

10. 中医理论体系的主要特点是

A. 急则治标、缓则治本　　　B. 辨病与辨证相结合

C. 整体观念和辨证论治　　　D. 异病同治和同病异治　　　E. 以上都不是

【B 型题】

(11～13 题共用备选答案)

A.《黄帝内经》　　　　　　B.《难经》　　　　　　C.《伤寒论》

D.《金匮要略》　　　　　　E.《神农本草经》

11. 以脏腑病机论杂病的著作是

12. 提出六经分经辨证治疗原则的著作是

13. 奠定中药理论体系的著作是

【X 型题】

14. 中医学理论体系的主要特色

A. 整体观念　　B. 唯物论　　　C. 辩证法　　　D. 恒动观念　　　E. 辨证论治

15. "金元四大家"指的是

A. 张景岳　　　B. 刘完素　　　C. 李杲　　　D. 朱丹溪　　　E. 张从正

16. 人与外界环境的统一性表现在

A. 季节气候对人体的影响　　　B. 社会制度对人体的影响

C. 昼夜晨昏对人体的影响　　　D. 社会地位对人体的影响

E. 地区方域对人体的影响

17. 人体是一个有机的整体,其体现在

A. 以五脏为中心的整体观　　　B. 人体在结构上不可分割

C. 人体在生理上相互联系　　　D. 人体在病理上相互影响

E. 局部病变可从整体进行治疗

18. 有一患者患慢性胃炎一年,胃脘隐痛,嗳气,吐酸,胁胀,脉弦,被诊断为肝胃不和,采用疏肝和胃治疗,效果明显。昨天因过饮冷饮,胃脘部剧烈疼痛,呕吐清水,怕冷喜温,舌淡苔白,脉紧。医生四诊后确定为寒邪犯胃,用温中散寒方药进行治疗,这一过程是

A. 辨病论治　　　B. 对症治疗　　　C. 辨证论治　　　D. 同病异治　　　E. 异病同治

（张元澧　杨　频）

>> 第二章　阴阳五行学说

目标与任务

◎ **目标**

1. 掌握阴阳的概念及阴阳学说的基本内容。

2. 掌握五行的概念及五行学说的基本内容。

3. 熟悉阴阳学说、五行学说在中医学中的应用。

◎ **任务**

1. 通过学习阴阳的概念及阴阳学说的基本内容,知道事物运动变化的客观性及对立事物的运动变化。

2. 通过学习五行的概念及五行学说的基本内容,知道事物的联系及运动变化。

3. 通过对阴阳、五行学说的学习,以及其在中医学中的应用,知道中医学理论体系的唯物论、运动观。

理论与实践

阴阳五行,是阴阳学说与五行学说的总称,是我国古代用以了解自然界和解释自然界运动变化的一种方法论,它具有朴素唯物辩证法的性质,属于古代哲学的范畴。它认为世界是物质的,物质世界是在阴阳二气作用的推动下滋生的、发展的。阴阳五行学说的出现,标志着我国古代唯物主义哲学和自然科学的进一步结合,也意味着我国古代哲学得到进一步发展和提高。这种学说对古代唯物主义哲学思想有着深远的影响,并成为我国自然科学唯物主义世界观的基础,也是古代认识自然和改造自然的科学的方法论。

我国古代医家,在长期的医疗实践基础上,吸收阴阳五行思想,结合长期积累的解剖、生理知识和疾病的防治经验,建立了中医学的阴阳五行学说。它作为方法论,用来阐释生命现象的基本矛盾和生命活动的客观规律,并贯穿于中医临床诊断、治疗用药等各个环节,成为中医药学之纲领。

第一节　阴阳学说

阴阳学说在我国具有悠久的历史。阴阳作为哲学概念,首见于《周易》,如《周易》说:"易有太极,太极生两仪,两仪生四象,四象生八卦。"又如《管子·四时篇》指出:"是故阴阳者,天地之大理也;四时者,阴阳之大经也。"可以看出,阴阳概念从朴素的认识,逐步深化,抽象出"阴"和"阳"两个基本范畴,形成了一种古代的对立统一观。这种观点认为阴和阳两方面贯穿于一切事物和现象之中,阴阳的对立统一是一切事物发展变化的根源和规律。

一、阴阳的基本概念和属性

(一)阴阳的基本概念

阴阳,是宇宙中相互关联的事物或现象对立双方属性的概括。它是抽象的概念而不是具体的事物。它既可代表相互对立的两种事物,也可代表同一事物内部相互对立的两个方面,此所谓"阴阳者,一分为二也"(《类经·阴阳类》)。

阴阳的最初涵义是很朴素的,仅指日光的向背,向日为阳,背日为阴。《素问·阴阳应象大论》说:"水火者,阴阳之征兆也。"古人通过长期的观察,认为水与火这一对事物的矛盾最为突出,水具有寒凉、幽暗、向下的特性,可作为阴性事物的代表;火具有温暖、光明、向上的特性,可作为阳性事物的代表。由此人们进行引申,从事物属性来看"天为阳地为阴",天上而清故属阳,地下而浊故属阴;"水为阴火为阳",水性寒而下走故属阴,火性热而上炎故属阳;再从事物的运动变化来看,静属阴而动属阳,事物处于沉静状态便属阴,处于躁动状态便属阳,因此,当两件事物发生一定联系时,就可以把它们分为阴阳。例如,天为阳,地为阴;日为阳,月为阴;火为阳,水为阴;男为阳,女为阴;白天为阳,黑夜为阴等。

(二)事物的阴阳属性

《素问·阴阳离合论》又指出"天为阳,地为阴,日为阳,月为阴。"从此可知,我们把凡是具有温热的、运动的、兴奋的、明亮的、轻扬的、上升的、向外的、无形的等特性的物质均归属于阳;反之,与此相对而具有寒冷的、静止的、抑制的、昏暗的、沉重的、下降的、向内的、有形的等特性的物质均归属于阴(表2-1)。

表2-1　事物和现象阴阳属性归类

方位		时间		温度	亮度	重量	运动状态		功能	人体		
阳	上	天	春夏	白昼	温暖	明亮	轻	运动	上升	兴奋	功能	气
阴	下	地	秋冬	黑夜	寒冷	晦暗	重	静止	下降	抑制	物质	血

(三)阴阳的特性

1.普遍性　世界是物质性的整体,宇宙间的任何事物,都包含着阴和阳相互对立的两个方面,阴阳是天地万物运动变化的总规律,宇宙间的任何事物都可以用阴阳来概括。"阴阳者,天地之道也,万物之纲纪,变化之父母,生杀之本始"(《素问·天元纪大论》)。不论是空间还是时间,从宇宙间天地的回旋到万物的产生和消失,都是阴阳作用的结果。凡属相互对立的事物或现象,或同一事物的内部相互对立的两个方面,都可以用阴阳来概括,分析其各自的属性。

2. 相关性　阴阳的相关性指阴阳所分析的事物或现象应是在同一范畴,同一层次,即相互关联的基础之上的。只有相互关联的一对事物,或一个事物的两个方面,才能用阴阳来说明,如水与火、白天与黑夜、明亮与黑暗等等。不具有这种相互关联性的事物,不是统一体的对立双方,就不能用阴阳来说明。如把男与上,温暖与光亮划分阴阳就毫无意义。

3. 相对性　具体事物的阴阳属性,并不是绝对的,而是相对的。也就是说,随着条件的改变,事物的性质或对立面就会发生改变,那么,其阴阳属性也就随之而改变。如:春天与夏天相比,温度较低,属阴,但与冬天相比,温度又较高,则属阳。

4. 可分性　阴阳的可分性即阴中有阳,阳中有阴,阴阳之中复有阴阳,阴阳可以不断地一分为二,以至无穷。事物这种相互对立又相互联系的现象,在自然界中是无穷无尽的。所以说:"阴阳者,数之可十,推之可百,数之可千,推之可万,万之大不可胜数,然其要一也"(《素问·五运行大论》)。如以昼夜分阴阳,则昼为阳,夜为阴。昼又分上午与下午,上午阳渐趋旺而为阳中之阳,下午阳渐趋衰而为阳中之阴;夜又分为前半夜与后半夜,前半夜阴渐趋盛而为阴中之阴,后半夜阴渐趋衰而阳渐趋复而为阴中之阳。再如,就内脏而言,六腑属阳,五脏为阴;就五脏而言,心肺在上属阳,肝肾在下属阴。这就是中医学所说的"阴中有阳,阳中有阴",阴阳之中再分阴阳。

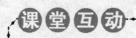

课堂互动

举例说明自然界中的事物都可以用阴阳来概括并体现出阴阳特性的事物。

二、阴阳学说的主要内容

阴阳学说的主要内容包括阴阳的对立制约、互根互用、消长平衡和相互转化四个方面:

(一) 对立制约

所谓阴阳的对立,古代思想家称为阴阳相反,是说自然界中的一切事物,客观上都存在着相互对立的阴阳两个方面,这两个方面的属性是相对的、矛盾的。所谓阴阳的制约,是指相互对立的阴阳双方大多存在着相互制约的特性,即阴阳双方相互抑制、相互约束。《类经附翼·医易》说:"动极者镇之以静,阴亢者胜之以阳",即是说动与静、阴与阳彼此之间存在着相互制约的关系。阴与阳相互制约,相互斗争,取得了统一,也就是取得了动态平衡。所以,阴阳对立的两个方面,并非平静且各不相关地共处,而是处于相互制约,相互斗争的运动变化之中。正是由于阴阳的这种不断对立和制约,才推动着事物的发展和变化,并维持着事物发展的动态平衡。对立是二者之间相反的一面,统一是二者之间相成的一面。没有对立也就没有统一,没有相反也就没有相成。阴与阳相互制约和相互消长的结果取得了统一,即取得了动态平衡,称之为"阴平阳秘"。如寒凉与温热、水与火相互对立,温热可以驱散寒冷,冰凉可以降低高温,水可以灭火,火可以蒸化水液,这就是阴阳之间的相互制约。人体之所以能进行正常的生命活动,是阴阳两者相互制约,相互斗争,取得动态平衡的结果。就人体的正常生理功能而言,兴奋为阳,抑制为阴,兴奋制约抑制,抑制制约兴奋,兴奋与抑制相互制约,从而维持人体功能的动态平衡,这就是人体的正常生理状态;就机体的物质结构和功能活动而言,生命物质为阴(精),生命机能则为阳(气),其矛盾运动的过程是阳化气、阴成形,即机体的气化运动过程,而气化的本质就是阴精和阳气、化气与成形的矛盾运动。也就是阴阳的对立、制约,进而达到统一的过程。

应当指出，阴阳对立的双方，在其相互制约的过程中，还可以表现为阴阳的任何一方过于强盛，可抑制对方，使之衰弱，或由于任何一方过分不足，可导致对立面的相对亢盛，而这种动态平衡一旦被破坏，人就会出现疾病。

（二）互根互用

阴阳互根是指一切事物或现象中相互对立着的阴阳两个方面具有相互依存、互为根本的关系。阴或阳任何一方都不能脱离另一方而单独存在，每一方都以相对的另一方的存在作为自己存在的前提和条件。如上为阳，下为阴，没有上也就无所谓下，没有下也就无所谓上；兴奋属阳，抑制属阴，无兴奋就无所谓抑制，无抑制也就无所谓兴奋；热为阳，寒为阴，没有热也就无所谓寒，没有寒也就无所谓热等等。所以说，阳依存于阴，阴依存于阳，中医学把阴阳这种相互依存的关系称为"互根"。阴阳的互用是指阴阳之间还存在着相互滋生、相互促进和助长的关系。如气主动属阳，血主静属阴，气能生血、行血、摄血，血能载气、养气，故有气为血之帅，血为气之母之说。《素问·阴阳应象大论》说："阴在内，阳之守也；阳在外，阴之使也。"这就是对阴阳互根互用关系的高度概括。

如果由于某种原因，使阴阳双方这种互根互用的关系遭到破坏，就会导致"孤阴不生，独阳不长"。就人体而言，机体物质与功能之间的互根互用关系失常，机体生生不息的功能也就遭到破坏，甚则"阴阳离决，精气乃绝"而死亡。

（三）消长平衡

"消"是削弱、减少；"长"是增强、增长。阴阳消长是指相互对立又相互依存的阴阳双方，不是处于静止不变的状态，而是始终处于"阴消阳长"或"阳消阴长"的运动变化之中。阴阳的消长平衡，符合物质世界中运动是绝对的，静止是相对的这一哲学特点。所以说，消长是绝对的，平衡是相对的。所谓"消长"，是说一方增长，会削弱对方的力量，导致对方相对不足，即"此长彼消"；或一方的不足，导致对方的相对亢盛，即"此消彼长"，阴阳双方在这种消长变化的运动中，维持着阴阳之间的相对平衡。所以说，阴阳之间的平衡，不是静止的、绝对的平衡，而是始终贯穿着阴阳双方的消长变化，是动态的、相对的平衡。这种平衡关系称为消长平衡。

事物阴阳的消长平衡是普遍存在的。如：在一年四季中，由春到夏，寒气（阴）渐减，热气（阳）日增，是"阴消阳长"的过程；由秋到冬，寒气（阴）渐增，热气（阳）递减，是"阴长阳消"的过程。一年四季春夏秋冬寒暑交替规律的出现，正是阴阳在消长中保持着相对动态平衡的结果。再从人体的功能活动和物质代谢关系来看，人体各种功能活动（阳）的产生，必然消耗一定的营养物质（阴），这是阳长阴消的过程。而各种营养物质（阴）的产生，又必定损耗器官的功能活动（阳）。这就是阴长阳消的过程，人体在功能与物质消长过程中保持着相对动态平衡，维持着机体正常的生理活动。如果致病因素使这种平衡遭到破坏，就会造成阴或阳的偏盛或偏衰，形成"阳胜则热，阴胜则寒"的病理状态，从而引起疾病的发生。应当指出，阴阳之间的消长运动是绝对的、无休止的，而且是在一定的范围、一定的限度、一定的时间内进行的，因此，这种消长运动变化就不易被察觉，或者表现不显著，故其事物在总体上仍旧呈现出相对的稳定。因此，中医学认为，在正常生理状态下，人体阴阳的消长处于相对的动态平衡之中，即所谓"阴平阳秘，精神乃治"（《素问·生气通天论》）。由此可见，阴阳双方在一定的生理范围内消长，正是体现了人体动态平衡的生命活动过程。

课堂互动

　　作为自然界的一部分,人类的生活也受到自然规律的制约。为什么人类要白天工作学习,晚上休息呢?昼伏夜出对人体会有什么样的影响?

　　白天阳盛,人体的生理功能以兴奋为主,黑夜主阴,故机体的生理功能以抑制为主。

　　但是,如果由于某些原因,阴阳的消长超出了一定的生理限度,破坏了阴阳的相对平衡,则阴阳的消长反映就会表现为阴阳某一方面的偏盛或偏衰,那么机体就从生理状态向病理状态转化,而阴阳的消长也就失去平衡。故《素问·阴阳应象大论》说:"阴胜则阳病,阳胜则阴病。阳胜则热,阴胜则寒。"

(四) 阴阳转化

　　阴阳对立的双方,在一定的条件下,可以各自向其相反的方向转化,阴可以转化为阳,阳也可以转化为阴,从而使事物的性质发生根本性的改变。如昼夜的交替,寒暑的变化,疾病过程中寒证、热证的相互转化都是阴阳转化的实例。需要指出的是,阴阳消长是事物发展变化的量变过程,阴阳转化是事物发展变化过程中的质变阶段。阴阳转化有渐变、突变两种方式。如一年四季中寒暑交替,一天之中昼夜的转化即属于渐变的方式;夏天极热天气的骤冷和下冰雹,属于突变形式。阴阳转化必须具备一定的条件,这种条件就是"重"或"极",即所谓"重阴必阳,重阳必阴","寒极生热,热极生寒"(《素问·阴阳应象大论》)。这里的"重"和"极"就是促成转化的条件。如急性热病中,由于热毒极甚,正气大伤,在持续高热,大汗淋漓的情况下,突然出现体温下降,面色苍白,四肢厥冷,脉微欲绝等阳气暴脱的危象,即属于阳证转化为阴证,此时,若抢救及时,处理得当,四肢转温,色脉转和,阳气恢复,阴又转阳,病情又可转危为安。此病例热毒极盛,致阳气随津液外泄就是阴阳转化的条件。阴阳的转化过程是一个由量变到质变的过程。阴阳消长是量变,是阴阳转化的前提;阴阳转化是质变,是阴阳消长的结果。

三、阴阳学说在中医学中的应用

　　阴阳贯穿着中医学理论体系的各个部分,用来说明人体的组织结构、生理功能和病理现象,并有效指导着临床诊断、治疗、护理、预防和养生。所以说:"人生有形,不离阴阳。"

(一) 说明人体的组织结构

　　阴阳学说在阐释人体的组织结构时,认为人体是一个对立统一的有机整体,其一切组织结构既彼此相互联系、密切合作,又可划分为相互对立的阴阳两部分,并运用阴阳对立制约的关系进行具体分析。正如《素问·宝命全形论》所说:"人生有形,不离阴阳。"

　　1. 部位与结构的阴阳属性　就人体的部位与组织结构来说,则外为阳,内为阴;背为阳,腹为阴;头部为阳,足部为阴;体表为阳,内脏为阴。体表中之皮肤为阳,肌肉筋骨为阴;脏腑中六腑为阳,五脏为阴;五脏之中心肝为阳,肺脾肾为阴。而具体到每一个脏腑,则又有阴阳可分,如心有心阳、心阴;肾有肾阳、肾阴;胃有胃阳、胃阴等。这些阴阳属性的划分,主要是由脏腑组织所在的位置、生理功能特点等所决定的。

　　2. 气血津液的阴阳属性　气血津液是构成人体和维持人体生命活动的基本物质。就气与血来讲,则气为阳,血为阴;在气中,则卫气为阳,营气为阴。这些划分是根据气是无形的物质,有推动、温煦的生理作用;血是有形的液态物质,有滋养、濡润的生理作用等而定的。至于津液,则津清稀而薄,故属阳;液稠厚而浊,故属阴。这些同样也是根据其性质而定。

3.经络循行的阴阳属性　就经络系统循行部位来说,则循行于人体四肢外侧及背部者属阳(如手足三阳经),而循行于人体四肢内侧及腹部者则多属阴(如手足三阴经)。

总之,人体的上下、内外、表里、组织结构之间,以及每一组织器官本身,无不包含着阴阳的对立统一。而人体部位、组织、结构、器官的属阴属阳,只是其相对属性的一般归类而已。

(二) 说明人体的生理功能

中医生理学认为,人体正常的生命活动,是阴阳两方面对立统一、协调平衡的结果。人体的生理功能,一方面表现为机体防御邪气侵袭的整体卫外功能,另一方面则表现为脏腑组织的功能活动。从机体的防御机制来说,阳在外,为保护人体内部组织器官的卫外机能;阴在内,则为阳的物质基础,并为阳不断地储备和提供能量补充。从脏腑功能活动来说,五脏主藏精气为阴,六腑能消化、传导饮食水谷为阳。而每一脏腑之中又各有阴阳,凡是功能活动则属阳,而产生这些功能活动的器质和营养物质则属阴。如心有推动血液循环和主持精神意识思维活动的功能,此种功能属阳,而心血则属阴。对于六腑,亦是如此,其功能属阳,而每一腑的器质则属阴。对于人体整体生理上的阴阳关系,则主要强调其协调和平衡。如就人体机能状态而言,则兴奋属阳,抑制属阴;亢进属阳,减退属阴。而在生理活动中,兴奋和抑制、亢进和衰退等是相互对立的,并保持着相对的平衡状态。又如阳气和阴精的转化,阴精是化生阳气的物质基础,而阳气又不断地产生着阴精,因而阳气和阴精相互转化,相互为用,并保持着相对的平衡。

(三) 说明人体的病理变化

中医学认为,疾病的发生,是人体的阴阳关系失去相对的平衡协调,从而出现偏盛或偏衰的结果。因此,阴阳失调是疾病发生的基础。

人体一切疾病的发生、发展决定于正气和邪气两个方面。正气分阴阳,包括阴精和阳气两部分;邪气(致病因素)也有阴邪(如寒邪、湿邪)和阳邪(如风邪、火邪、热邪、燥邪)之分。疾病发生、发展的过程,就是邪正斗争的过程,无论其病理变化如何复杂,都不外乎阴阳的偏盛或偏衰。

1.阴阳偏盛　是指阴或阳的一方偏亢过盛,对另一方制约太过所导致的病理变化。《素问·阴阳应象大论》概括为:"阴胜则阳病,阳胜则阴病。阳胜则热,阴胜则寒。"

(1)阳偏盛:

阳盛则热:阳盛是指机体由于阳偏盛所导致的一种病理变化。阳气具有温煦、推动、兴奋等作用,阳气的病理性亢盛,临床表现以热、动、燥为其特点,故阳偏盛可见壮热、烦渴、面红、目赤、苔黄、脉数等症状。

阳盛则阴病:是指阳偏盛对阴的制约太过,从而使阴呈现功能减弱的病理状态,此即"阳长阴消"的过程。表现在疾病过程中,由于阳热太盛,伤耗阴液,则会引起阴液相对不足,津液亏耗的病证,可见口唇干燥、口渴、尿少、尿黄、便干等症状。

(2)阴偏盛:

阴盛则寒:阴盛是指机体由于阴偏盛所导致的一种病理变化。阴具有凉润、抑制、宁静等作用,阴的病理性亢盛,临床表现以寒、静、湿为其特点,故阴偏盛可见形寒、肢冷、蜷卧、舌淡而润、脉迟等症状。

阴盛则阳病:指阴偏盛对阳的制约太过,从而使阴呈现功能减退的病理状态,此即"阴长阳消"过程。表现在疾病过程中,由于阴寒太盛,损伤阳气,则会引起阳气相对不足,机能虚弱的病证,可见面色㿠白、小便清长、大便溏薄等症状。

2.阴阳偏衰　是指人体阴阳双方中的一方虚衰不足的病理状态,属"精气夺则虚"的虚证。

(1)阳偏衰:

阳虚则寒:是指机体阳气虚损,机能减退,阳不制阴,阴气相对偏亢的虚寒证。其临床表现既可见到喜静蜷卧、小便清长、下利清谷、脉微细等阳气不足之虚象,又可见畏寒肢冷、脘腹冷痛、舌淡、脉迟等寒象。

阳虚则寒与阴盛则寒的区别在于:前者是虚寒,后者是实寒。

(2)阴偏衰:

阴虚则热:是指机体阴精不足,阴不制阳,导致阳气相对偏盛,机能虚性亢奋的虚热证。其临床表现可见潮热盗汗、两颧红赤、五心烦热、咽干口燥、舌红少苔、脉细数等虚热之象。

阴虚则热与阳盛则热的区别在于:前者是虚热,后者是实热。

此外,由于阴阳互根互用,当阳虚至一定程度时,因阳虚不能生化阴液而同时出现阴虚的现象,称"阳损及阴";阴虚至一定程度时,因阴虚不能化生阳气而同时出现阳虚的现象,称"阴损及阳"。阳损及阴或阴损及阳最终可导致"阴阳两虚"。

(四)用于疾病的诊断

任何疾病,尽管临床表现错综复杂,千变万化,究其基本机制是阴阳失调。因此,我们可以用阴阳来概括疾病的病变部位、性质及各种证候的基本属性,以作为辨证的纲领,故《素问·阴阳应象大论》说:"善诊者,察色按脉,先别阴阳"。临床上常用的八纲辨证,是各种辨证的纲领。而八纲辨证中阴阳辨证又是八纲辨证的总纲,以统领表里、寒热、虚实。即表证、热证、实证属阳;里证、寒证、虚证属阴。正确的诊断,首先要分清阴阳,才能抓住疾病的本质(表2-2)。

表2-2　辨证的阴阳属性

	望诊		闻诊		脉诊		
	颜色	光泽	语音	呼吸	部位	至数	形势
阳	赤黄	鲜明	高亢洪亮	声高气粗	寸部	数	浮大洪数
阴	青白黑	晦暗	低微无力	声低气怯	尺部	迟	沉小细涩

(五)用于疾病的防治

疾病发生的根本原因是阴阳失调,因此,调整阴阳,补其不足,泻其有余,恢复阴阳的相对平衡,就是治疗的基本原则。用阴阳学说指导疾病的治疗,主要表现为两个方面:一是确定治疗原则,二是归纳药物的性能。

1.确定治疗原则

(1)阴阳偏盛的治疗原则:阴阳偏盛,即阴或阳的过盛有余,为邪气有余之实证。治疗时采用"损其有余"的方法。阳盛则热属实热证,宜用寒凉药以制其阳,治热以寒,即"热者寒之"。阴盛则寒属实寒证,宜用温热药以制其阴,治寒以热,即"寒者热之"。因二者均为实证,所以称这种治疗原则为"损其有余",即"实则泻之"。若其相对一方出现偏衰时,则当兼顾其不足,配合以扶阳或益阴之法。

(2)阴阳偏衰的治疗原则:阴虚不能制阳而致阳亢者,属虚热证,一般不能用寒凉药直折其热,须用"壮水之主,以制阳光",即用滋阴壮水之法,以抑制阳亢火盛,这种治疗原则称为"阳病治阴"。阳虚不能制阴而造成阴盛者,属虚寒证,不宜用辛温发散药以散阴寒,须用"益火之源,以消阴翳",即扶阳益火之法,以消退阴盛,这种治疗原则称为"阴病治阳"。因二者均为虚证,所以称这种治疗原则为"补其不足",即"虚则补之"。张景岳根据阴阳互根的原理,提出了阴中求阳、阳中求阴的治法,即是指在用补阳药时,须兼用补阴药,在用补阴药时,须加用补阳药,以发挥其互根互用的生化作用。

总之,治疗的基本原则是泻其有余,补其不足。阳盛者泄热,阴盛者祛寒,阳虚者扶阳,阴虚者补阴,以消除阴阳偏盛或偏衰的异常现象,复归于平衡协调的正常状态。

课堂互动

根据阴阳的属性,对身边的事物和现象进行阴阳的区分,并看看它们有怎样的运动特点。

2.归纳药物的性能

(1)药性:主要是寒、热、温、凉四种药性,又称"四气"。其中寒凉属阴(凉次于寒),温热属阳(温次于热)。

(2)五味:就是辛、甘、酸、苦、咸五种味。有些药物具有淡味或涩味,其中辛、甘、淡属阳,酸、苦、咸属阴。

(3)升降浮沉:升是上升,降是下降,浮为浮散,沉为重镇等作用。具有升阳发表、祛风、散寒、涌吐、开窍等功效的药物,多上行向外,其性升浮,升浮者为阳;具有泻下、清热、利尿、重镇安神、潜阳息风、消导积滞、降逆、收敛等功效的药物,多下行向内,其性皆沉降,沉降者为阴。

在临床治疗、护理中,根据疾病阴阳盛衰的情况,结合药物的阴阳属性,调整阴阳,恢复阴阳平衡,从而达到治愈疾病的目的。

3.用于指导养生　养生的根本就是顺养四时,调理阴阳,使人体与自然界四时阴阳变化相适应,《素问·四气调神大论》中说:"夫四时阴阳者,万物之根本也,所以'圣人春夏养阳,秋冬养阴,以从其根,故与万物沉浮于生长之门'。"故保持人体的阴阳平衡是养生之根本。

第二节　五行学说

五行学说是人们在对自然界的认识中产生的。最初人们只认识到木、土、火、金、水这五种物质是人类生活中不可缺少的东西,后来人们发现自然界各种事物和现象的发展、变化,都是这五种不同物质不断运动变化和相互作用的结果,由此人们加以抽象推演,形成了五行学说,用其来说明宇宙万物发展与变化的规律和原因。

五行学说的产生,在学术界中至今仍未有定论,大致有三种说法:有人认为是与阴阳学说同步的;有人认为是孟子所创;还有人认为起源于战国时代。不管五行学说起源于什么时代,它对我国生产领域和科学领域的发展起了深远的影响。在我国文化史上,《尚书·洪范》首次提及"水火木金土"五物。"五行,一曰水,二曰火,三曰木,四曰金,五曰土。水曰润下,火曰炎上,木曰曲直,金曰从革,土爱稼穑"。而《尚书·大传》在将"水、火、金、木、土"一一点出后,要求人们"孜孜无怠!水火者,百姓之所饮食也;金木者,百姓之所兴生也;土者,万物之所滋生,是为人用"。可见,"五行"概念原本就是从生活中产生的,它服务于"人用"。至战国时代邹衍依"金、木、土、水、火"之序,提出了"五行相克"论,即金克木、木克土、土克水、水克火、火克金,循环相克,没有止境。西汉董仲舒以木为首,排出了"五行相生序",即木生火,火生土,土生金,金生水,水生木,并"播五行于四时"。"行者,天之行气也;五行,天行五气之谓也",将五行与四季(加上长夏)、四方(加上中央)相配,成为一种特定的"思维模式",一种整理人类已有知识的既定框架。中医理论体系在其形成过程中,受到五行学说的深刻影响,它和阴阳学说一样已经成为中医学独特理论体系的重要组成部分。

一、五行的基本概念、特性

(一)五行的概念

五,指木、火、土、金、水五种物质;行,指它们的运动和变化。五行,就是指木、火、土、金、水五种基本物质及其运动变化。

五行学说认为,木、火、土、金、水是构成世界万物的基本元素,世界上所有事物和现象的发生、发展、变化都是这五种物质运动变化的结果。这五种物质各具特性,但都不是孤立存在的,而是紧密联系的。五行既相互滋生,又相互制约,从而促进了自然界事物的发生和发展,维持着它们之间的协调和平衡。这里需要指出的是五行不是指木、火、土、金、水五种物质本身,即"金"并不是黄金,"水"也并不是我们杯中喝的水,所以,千万不要看成五行就是五种物质实体,它们是一组抽象的哲学概念,我们要以五行的抽象特性来归纳自然界中的各种事物和现象。

(二)五行的特性

1."木曰曲直" "曲直",实际是指树木的生长形态,为枝干曲直,向上向外舒展。因而引申为具有生长、升发、条达、舒畅等作用或性质的事物,均归属于木。

2."火曰炎上" "炎上",是指火具有温热、上升的特性。因而引申为具有温热、升腾作用的事物,均归属于火。

3."土爰稼穑" 是指土有种植和收获农作物的作用。因而引申为具有生化、承载、受纳作用的事物,均归属于土。

4."金曰从革" "从革"是指"变革"的意思。引申为具有清洁、肃降、收敛等作用的事物,均归属于金。

5."水曰润下" 是指水具有滋润和向下的特性。引申为具有寒凉、滋润、向下运行的事物,均归属于水。

(三)事物的五行属性归类

1. 取象比类 事物的五行属性是将事物的性质与五行的特性相类比得出的,如事物与木的特性相类似,则归属于木,与火的特性相类似,则归属于火等等。例如:以五脏配属五行,则肝主升而归属于木,心阳主温煦而归属于火,脾主运化而归属于土,肺主降而归属于金,肾主水而归属于水;以方位配属五行,则由于日出东方,与木的升发特性相类,故归属于木;南方炎热,与火的炎上特性相类,故归属于火;日落于西,与金的肃降特性相类,故归属于金;北方寒冷,与水的特性相类,故归属于水。

2. 推演法 如:肝属于木,则肝主筋和肝开窍于目的"筋"和"目"亦属于木;心属于火,则心主脉和心开窍于舌的"脉"和"舌"亦属于火;脾属于土,则脾主肌肉和脾开窍于口的"肉"和

"口"亦属于土;肺属于金,则肺主皮毛和肺开窍于鼻的"皮毛"和"鼻"亦属于金;肾属于水,则肾主骨和肾开窍于耳的"骨"和"耳"亦属于水(表2-3)。

表2-3　事物属性的五行分类

自然界								五行	人体						
五音	时间	五味	五色	五化	五气	五方	五季		五脏	六腑	五官	形体	情志	五声	变动
角	平旦	酸	青	生	风	东	春	木	肝	胆	目	筋	怒	呼	握
徵	日中	苦	赤	长	暑	南	夏	火	心	小肠	舌	脉	喜	笑	忧
宫	日西	甘	黄	化	湿	中	长夏	土	脾	胃	口	肉	思	歌	哕
商	日入	辛	白	收	燥	西	秋	金	肺	大肠	鼻	皮毛	悲	哭	咳
羽	夜半	咸	黑	藏	寒	北	冬	水	肾	膀胱	耳	骨	恐	呻	栗

五行学说还认为,属于同一五行属性的事物,都存在着一定的联系。现以"木"为例,其联系如下:从横向来说,木性柔和调畅,春季多风,阳气上升,草木滋生,郁郁青青,而青葱之果木多有酸味,因此,就把木和春、风、青、酸、生等事物或现象联系在一起。结合人体,则肝性条达舒畅,喜滋润而升发,肝与胆相表里,开窍于目,主筋,主怒,在病理上易于化风(易发生震颤、抽搐、惊厥等病变),于是亦和属木的一类事物或现象联系在一起。因此,我们可以以五行为中心,将人体的生命结构与自然界的事物和现象联系起来,形成联系人体内外环境的五行结构系统,用以说明人体以及人与自然界环境的统一性。

二、五行学说的基本内容

五行学说不仅将事物归属于五行,而且进一步以五行之间的相生、相克关系来解释事物之间相互协调平衡的整体性、统一性和事物正常发展运动变化的规律,用相乘、相侮来解释事物间平衡失调的机制。

(一)五行的正常关系

1. 相生　生,滋生、助长、促进之意。五行相生:指木火土金水之间存在着有序的依次相互滋生、助长、促进的关系。五行相生关系又称为母子关系,生我者为母,我生者为子。以火为例,木生火,火生土,故木是火之母,土是火之子,火的"生我者"为木,火的"我生者"为土。

木 ——生我——→ 火 ——我生——→ 土
(母)　　　　　　　　　　(子)

相生的次序:木→火→土→金→水→木

2. 相克　克,克制,制约。五行相克:

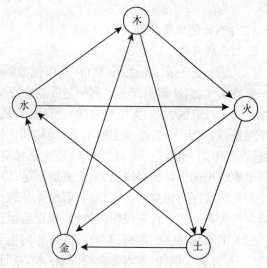

图2-1　五行生克图

指木火土金水之间存在着相互克制、制约的关系。在相克关系中,任何一行都有"克我"和"我克"两方面的关系。"克我"者,为我"所不胜";"我克"者,为我"所胜"。如:以土为例,木克土,土克水,故土的"克我"者为木,"我克"者为水,木是土的"所不胜",水是土的"所胜"(图2-1)。相克的次序:木→土→水→火→金→木

$$\text{木} \xrightarrow[\text{(所不胜)}]{\text{克我}} \text{土} \xrightarrow[\text{(所胜)}]{\text{我克}} \text{水}$$

3. 制化　制,制约,克制;化,化生,变化。制化,即"制则生化"(《素问·六微旨大论》)。五行制化,是指五行相生与相克关系的结合,即五行之间既相互滋生又相互制约,以维持五行之间的协调和稳定。五行之间的相生与相克是不可分割的两个方面,没有生,则没有事物的发生与成长;没有克,就没有在协调稳定下的变化与发展。只有生中有克,克中有生,相反相成,协调平衡,事物才能生化不息。五行的制化规律是"亢则害,承乃制,制则生化"(《素问·六微旨大论》)。五行之中某一行过亢之时,必然承之以"相制",才能防止"亢而为害",维持事物的生化不息。故《内经》强调五行系统中存在制约和克制的重要性。以火为例,在正常情况下,火受到水的制约,火虽然没有直接作用于水,但是火能生土,而土有克制水的作用,从而使水对火的克制不致太过而造成火的偏衰;同时,火还受到木的资助,因此,火又通过生土,以加强土对水的克制,削弱水对木的滋生,从而使木对火的促进不会太过,以保证火不会发生偏亢。其他四行,以次类推。也就是说,五行之中只要有一行过于亢盛,必然接着有另一行来克制它,从而出现五行之间的新的协调和稳定。

课堂互动

四季植物的生长规律与五行的运动有何关系?

春季万物生,夏季万物长,长夏万物化,秋季万物收,冬季万物藏。在五行中春属木,夏属火,长夏数土,秋属金,冬属水。四季万物的生长规律符合五行相生的特点。

(二)五行的异常关系

1. 相克的异常

(1)五行相乘:乘,凌也,即欺负,是以强凌弱的意思。五行相乘是指五行中某一行对被克的一行克制太过,从而引起一系列的过度克制反应。当五行中的某一行本身过于强盛,可造成对被克的一行克制太过,促使被克的一行虚弱,从而引起五行之间的生克制化异常。例如:木过于强盛,则克土太过,造成土的不足,即称为"木乘土"。另一方面,也可由五行中的某一行本身虚弱,因而"克我"一行对"我"的相克就相对增强,而使其更衰弱。例如:土本身的不足,造成了木克土的力量相对增强,使土更加不足,即称为"土虚木乘"。

相乘的次序与相克的次序相同,但相克是五行之间的正常克制关系,而相乘是五行之间的异常制约关系。用五行来说明人体时,相克是生理现象,相乘则是病理现象。

(2)五行相侮:侮,欺侮,欺凌。五行相侮指五行中某一行对其所不胜一行的反向克制,即反克,又称反侮。例如:木本受金克,但在木特别强盛时,不仅不受金的克制,反而对金进行反侮(即反克),称作"木侮金",这是发生反侮的一个方面;另一方面,也可因金本身十分虚弱,不仅不能对木进行克制,反而受到木的反侮,称作"金虚木侮"。

课堂互动

近年来,我国的沙尘暴天气越来越多,运用五行的运动特点进行分析,出现这种现象的原因是什么? 应该如何解决?

根据五行相克规律,木克土。由于近年来的滥砍滥伐,导致大量植被被破坏,木无法制约而出现沙尘暴天气。从现在开始保护植被,并加大植树造林的力度,才能从根本上减少沙尘暴天气的出现。

相侮的次序与相克的次序相反,即木侮金,金侮火,火侮水,水侮土,土侮木。

相乘和相侮,都是不正常的相克现象,两者之间是既有区别又有联系的。相乘与相侮的主要区别是:前者是按五行的相克次序,发生过强的克制,从而形成五行间相克关系的异常;后者则是发生与五行相克次序相反的克制现象,从而形成五行间相克关系的异常。两者之间的联系是:在其发生相乘时,也可同时发生相侮;发生相侮时,也可以同时发生相乘。如:木过强时,既可以乘土,又可以侮金;金虚时,既可以受到木的反侮,又可以受到火乘。

2.相生的异常

(1)母病及子:五行中作为母的一行异常,必然影响到子的一行,结果母子皆异常。水生木,水不足无力生木,则水竭木枯。

(2)子病及母:五行中作为子的一行异常,会影响到母的一行,结果母子皆异常。木生火,火过旺,耗木过多致木不足,生火无力,结果母子皆不足。

三、五行学说在中医学中的应用

五行学说在中医学领域中的应用,主要是运用五行的特性来分析和归纳人的形体结构及功能,总结各种外界环境要素的五行属性;运用五行的生克制化规律来阐述人体五脏系统之间的局部与局部、局部与整体,以及人与外界环境的相互关系;用五行乘侮规律来说明疾病发生发展的规律和自然界五运六气的变化规律,它对指导临床诊断、治疗疾病和养生康复都有着实际意义。五行学说符合中医学关于人体及人与外界环境是一个统一整体的论证,使中医学的整体观念更进一步系统化。

(一)说明脏腑的生理功能及其相互关系

1.说明人体的组织结构　中医学在五行配五脏的基础上,又以类比的方法,根据脏腑组织的性能、特点,将人体的组织结构分属于五行,以五脏(肝、心、脾、肺、肾)为中心,以六腑(实际上是五腑:胃、小肠、大肠、膀胱、胆)为配合,支配五体(筋、脉、肉、皮毛、骨),开窍于五官(目、舌、口、鼻、耳),外荣于体表组织(爪、面、唇、毛、发)等,形成了以五脏为中心的脏腑组织的结构系统,从而为藏象学说奠定了理论基础。

2.说明脏腑的生理功能　五行学说,将人体的内脏分别归属于五行,以五行的特性来说明五脏的部分生理功能。如:木性可曲可直,条顺畅达,有升发的特性,故肝喜条达而恶抑郁,有疏泄的功能;火性温热,其性炎上,心属火,故心阳有温煦之功;土性敦厚,有生化万物的特性,脾属土,脾有消化水谷,运送精微,营养五脏、六腑、四肢百骸之功,为气血生化之源;金性清肃、收敛,肺属金,故肺具清肃之性,肺气有肃降之能;水性润下,有寒润、下行、闭藏的特性,肾属水,故肾主闭藏,有藏精、主水等功能。

3.说明脏腑之间的相互关系　中医五行学说对五脏五行的分属,不仅阐明了五脏的功能和特性,而且还运用五行生克制化的理论,来说明脏腑生理功能的内在联系。五脏之间既有相互滋生的关系,又有相互制约的关系。

用五行相生说明脏腑之间的联系:如木生火,即肝木济心火,肝藏血,心主血脉,肝的藏血功能正常有助于心主血脉功能的正常发挥。火生土,即心火温脾土,心主血脉、主神志,脾主运化、主生血统血,心主血脉功能正常,血能营脾,脾才能发挥主运化、生血、统血的功能。土生金,即脾土助肺金,脾能益气,化生气血,转输精微以充肺,促进肺主气的功能,使之宣肃正常。金生水,即肺金养肾水,肺主清肃,肾主藏精,肺气肃降有助于肾藏精、纳气、主水之功。水生木,即肾水滋肝木,肾藏精,肝藏血,肾精可化肝血,以助肝功能的正常发挥。这种五脏相互滋生的关系,就是用五行相生理论来阐明的。

用五行相克说明五脏间的相互制约关系:如心属火,肾属水,水克火,即肾水能制约心火,如肾水上济于心,可以防止心火之亢烈。肺属金,心属火,火克金,即心火能制约肺金,如心火之阳热,可抑制肺气清肃之太过。肝属木,肺属金,金克木,即肺金能制约肝木,如肺气清肃太过,可抑制肝阳的上亢。脾属土,肝属木,木克土,即肝木能制约脾土,如肝气条达,可疏泄脾气之壅滞。肾属水,脾属土,土克水,即脾土能制约肾水,如脾土的运化能防止肾水的泛滥。这种五脏之间的相互制约关系,就是用五行相克理论来说明的。

五脏中每一脏都具有生我、我生、克我、我克的关系。五脏之间的生克制化,说明每一脏在功能上有他脏的资助,不至于虚损,又能克制另外的脏器,使其不致过亢。本脏之气太盛,则有他脏之气制约;本脏之气虚损,则又可由他脏之气补之。如脾(土)之气,其虚,则有心(火)生之;其亢,则有肝木克之;肺(金)气不足,土可生之;肾(水)气过亢,土可克之。这种生克关系把五脏紧紧联系成一个整体,从而保证了人体内环境的相对稳定。

4.说明人体与内外环境的统一　事物属性的五行归类,除了将人体的脏腑组织结构分别归属于五行外,同时也将自然的有关事物和现象进行了归属。例如,人体的五脏、六腑、五体、五官等,与自然界的五方、五季、五味、五色等相应,这样就把人与自然环境统一起来。这种归类方法,不仅说明了人体内在脏腑的整体统一,而且也反映出人体与外界的协调统一。如春应东方,风气主令,故气候温和,气主生发,万物滋生。人体肝气与之相应,肝气旺于春。这样就将人体肝系统和自然春木之气统一起来,从而反映出人体内外环境统一的整体观念。

(二)说明五脏病变的传变规律

由于人体是一个有机整体,内脏之间又是相互滋生、相互制约的,因而在病理上必然相互影响,本脏之病可以传至他脏,他脏之病也可以传至本脏,这种病理上的相互影响称之为传变。从五行学说来说明五脏病变的传变,可以分为相生关系的传变和相克的关系传变。

1.相生关系的传变　包括"母病及子"和"子病犯母"两个方面。

(1)母病及子:又称"母虚累子"。母病及子是病邪从母脏传来,侵入属子之脏,即先有母脏的病变后有子脏的病变。如水不涵木,即肾阴虚不能滋养肝木,其临床表现在肾,则为肾阴不足,多见耳鸣、腰膝酸软、遗精等。在肝,则为肝之阴血不足,多见眩晕、消瘦、乏力、肢体麻木,或手足蠕动,甚则震颤抽掣。阴虚生内热,故亦现低热、颧红、五心烦热等症状。肾属水,肝属木,水能生木。现水不生木,其病由肾及肝,由母传子。由于相生的关系,病情虽有发展,但互相滋生作用不绝,故病情较轻。

（2）子病犯母：又称"子盗母气"。子病犯母是病邪从子脏传来，侵入属母之脏，即先有子脏的病变，后有母脏的病变。如心火亢盛而致肝火炽盛，有升无降，最终导致心肝火旺。心火亢盛，则现心烦或狂躁谵语、口舌生疮、舌尖红赤疼痛等症状。肝火偏旺，则现烦躁易怒、头痛眩晕、面红目赤等症状。心属火，肝属木，木能生火。肝为母，心为子，其病由心及肝，由子传母，病情较重。

疾病按相生规律传变，有轻重之分，"母病及子"为顺，其病轻；"子病犯母"为逆，病重。

2. 相克关系的传变　包括"相乘"和"反侮"两个方面。

（1）相乘：是相克太过为病。如木旺乘土，又称木横克土。即肝木克伐脾胃，先有肝的病变，后有脾胃的病变。由于肝气横逆，疏泄太过，影响脾胃，导致消化机能紊乱。临床表现既有眩晕头痛、烦躁易怒、胸闷胁痛等肝气横逆之证，又有脘腹胀痛、厌食、大便溏泄或不调等脾虚之候，及纳呆、嗳气、吞酸、呕吐等胃失和降之证。因此木旺乘土，除了肝气横逆的病变外，往往是脾气虚弱和胃失和降的病变同时存在。肝属木，脾（胃）属土，木能克土，木气有余，相克太过，其病由肝传脾（胃）。病邪从相克方面传来，侵犯被克脏器，此属相乘规律的传变。

（2）相侮：又称反侮，是反克为害。如木火刑金，由于肝火偏旺，影响肺气清肃，临床表现既有胸胁疼痛、口苦、烦躁易怒、脉弦数等肝火过旺之证，又有咳嗽、咳痰，甚或痰中带血等肺失清肃之候。肝病在先，肺病在后，肝属木，肺属金，金能克木。今肝木太过，反侮肺金，其病由肝传肺。病邪从被克脏器传来，此属相侮规律传变。

总之，五脏之间的传变规律，可以用五行生克乘侮规律来解释。如肝脏有病，传心称为母病及子，传肾称为子病及母。这是按相生规律传变，其病轻浅，《难经》称为"顺传"。若肝病传脾，称为木乘土，传肺，称为木侮金。这是按乘侮规律传变，其病深重，《难经》称为"逆传"。

（三）用于指导疾病的诊断

人体是一个有机整体，当内脏有病时，人体内脏功能活动及相互关系的异常变化，可以反映到体表相应的组织器官，出现色泽、声音、形态、脉象等诸方面的异常变化。由于五脏与五色、五音、五味等都以五行分类归属形成了一定的联系，因此，在临床诊断疾病时，就可以综合望、闻、问、切四诊所得的资料，根据五行生克乘侮的变化规律来推断病情。

1. 从本脏所主之色、味、脉来诊断本脏之病　如面见青色，喜食酸味，脉见弦象，可以诊断为肝病；面见赤色，口味苦，脉象洪，可以诊断为心火亢盛。

2. 推断脏腑相兼病变　从他脏所主之色来推测五脏病的传变。如脾虚的病人，面见青色，为木乘土；心脏病病人，面见黑色，为水克火等。

3. 推断病变的预后　从脉与色之间的生克关系来判断疾病的预后。如肝病色青见弦脉，为色脉相符，如果不得弦脉反见浮脉则属相胜之脉，即克色之脉（金克木），为逆，预后差；若得沉脉则属相生之脉，即生色之脉（水生木），为顺，预后好。

（四）用于指导疾病的防治

1. 控制疾病传变　运用五行的生克和乘侮规律，可以判断五脏疾病的发展趋势。一脏受病，可以波及其他四脏，他脏有病亦可传给本脏，因此，在治疗时，除对所病的本脏进行处理外，还应考虑到其他被传变的脏腑，调整其太过与不及，控制其传变，使其恢复正常的功能活动。如肝气太过，木旺必克土，此时应先健脾胃以防其传变，脾胃不伤，则病不传，易于痊愈。这就是用五行生克乘侮理论来阐述疾病传变规律和确定预防性治疗措施。

在临床工作中，我们既要掌握疾病在发展传变过程中的生克乘侮关系，以根据这种规律及早控制传变和指导治疗,防患于未然,又要根据具体病情而辨证施治,切勿把它当做刻板的公式而机械地套用。

2.确定治则治法 五行学说不仅用以说明人体的生理活动和病理现象,综合四诊,推断病情,而且还可以确定治疗原则和制订治疗方法。

(1)根据相生规律确定治疗原则:临床上运用相生规律来治疗疾病,其基本原则是补母和泻子,所谓"虚者补其母,实者泻其子"(《难经·六十九难》)。

补母:补母即"虚则补其母",用于母子关系的虚证。如肾阴不足,不能滋养肝木,而致肝阴不足,称为水不生木或水不涵木。其治疗,不直接治肝,而补肾之虚。因为肾为肝母,肾水生肝木,所以补肾水以生肝木。又如肺气虚弱发展到一定程度,可影响脾之健运而导致脾虚。脾土为母,肺金为子,脾土生肺金,所以可用补脾气以益肺气的方法治疗。相生不及,补母则能令子实。

临床上运用相生规律来治疗的,除母病及子、子盗母气外,还有单纯子病,均可用母子关系加强相生力量。所以,相生治法的运用,主要是掌握母子关系,它的原则是"虚则补其母","实则泻其子"。

根据相生关系确定的治疗方法,常用的有以下几种:

滋水涵木法:滋水涵木法是滋养肾阴以养肝阴的方法,又称滋养肝肾法、滋补肝肾法、乙癸同源法。适用于肾阴亏损而肝阴不足,甚者肝阳偏亢之证。表现为头目眩晕,眼干目涩,耳鸣颧红,口干,五心烦热,腰膝酸软,男子遗精,女子月经不调,舌红苔少,脉细弦数等。

益火补土法:益火补土法是温肾阳而补脾阳的一种方法,又称温肾健脾法、温补脾肾法,适用于肾阳衰微而致脾阳不振之证。表现为畏寒,四肢不温,纳减腹胀,泄泻,浮肿等。这里必须说明,就五行生克关系而言,心属火,脾属土,火不生土应当是心火不生脾土。但是,我们所说的"火不生土"多是指命门之火(肾阳)不能温煦脾土的脾肾阳虚之证,少指心火与脾阳的关系。

培土生金法:培土生金法是用补脾益气法而补益肺气的方法,又称补养脾肺法,适用于脾胃虚弱,不能滋养肺脏而肺虚脾弱之候。该证表现为久咳不已,痰多清稀,或痰少而黏,食欲减退,大便溏薄,四肢乏力,舌淡脉弱等。

金水相生法:金水相生法是滋养肺肾法,又称补肺滋肾法。金水相生是肺肾同治的方法,有"金能生水,水能润金之妙"(《时病论·卷四》),适用于肺虚不能输布津液以滋肾,或肾阴不足,精气不能上滋于肺,而致肺肾阴虚者。表现为咳嗽气逆,干咳或咳血,音哑,骨蒸潮热,口干,盗汗,遗精,腰酸腿软,身体消瘦,舌红苔少,脉细数等。

(2)根据相克规律确定治疗原则:临床上由于相克规律的异常而出现的病理变化,虽有相克太过、相克不及和反克之不同,但总的来说,可分强弱两个方面,即克者属强,表现为功能亢进,被克者属弱,表现为功能衰退。因而,在治疗上同时采取抑强扶弱的手段,并侧重在制其强盛,使弱者易于恢复。另一方面,强盛而尚未发生相克现象,必要时也可利用这一规律,预先加强被克者的力量,以防止病情的发展。

抑强:用于相克太过。如肝气横逆,犯胃克脾,出现肝脾不调,肝胃不和之证,称为木旺克土,以疏肝、平肝为主。或者木本克土,反为土克,称为反克,亦叫反侮。如脾胃壅滞,影响肝气条达,当以运脾和胃为主。抑制其强者,则被克者的功能自然易于恢复。

扶弱:用于相克不及。如肝虚郁滞,影响脾胃健运,称为木不疏土。治宜和肝为主,兼顾健脾,以加强双方的功能。

根据相克规律确定的治疗方法,常用的有以下几种:

抑木扶土法:抑木扶土法是以疏肝健脾药治疗肝旺脾虚的方法。疏肝健脾法、平肝和胃法、调理肝脾法属此法范畴,适用于木旺克土之证,临床表现为胸闷胁胀,不思饮食,腹胀肠鸣,大便或秘或溏,或脘痞腹痛,嗳气,矢气频作等。

培土制水法:培土制水法是用温运脾阳或温肾健脾药以治疗水湿停聚为病的方法,又称温肾健脾法。适用于脾虚不运、水湿泛滥而致的水肿胀满。

佐金平木法:佐金平木法是清肃肺气以抑制肝木的一种治疗方法,又称泻肝清肺法。临床上多用于肝火偏盛,影响肺气清肃之证,又称"木火刑金"。表现为胁痛,口苦,咳嗽,痰中带血,急躁烦闷,脉弦数等。

泻南补北法:泻南补北法即泻心火滋肾水,又称泻火补水法、滋阴降火法。适用于肾阴不足,心火偏旺,水火不济,心肾不交之证。该证表现为腰膝酸痛,心烦失眠,遗精等。因心主火,火属南方,肾主水,水属北方,故称本法为泻南补北法,这是水不制火时的治法。但必须指出,肾为水火之脏,肾阴虚亦能使相火偏亢,出现梦遗、耳鸣、喉痛、咽干等,也称水不制火,这种属于一脏本身水火阴阳的偏盛偏衰,不能与五行生克的水不克火混为一谈。

3. 指导脏腑用药 中药以色味为基础,以归经和性能为依据,按五行学说加以归类。如青色、酸味入肝;赤色、苦味入心;黄色、甘味入脾;白色、辛味入肺;黑色、咸味入肾。这种归类是脏腑选择用药的参考依据。

4. 指导针灸取穴 在针灸疗法上,将手足十二经四肢末端的穴位分属于五行,即井、荥、输、经、合五种穴位属于木、火、土、金、水。临床根据不同的病情以五行生克乘侮规律进行选穴治疗。

5. 指导情志疾病的治疗 精神疗法主要用于治疗情志疾病。情志生于五脏,五脏之间有着生克关系,所以情志之间也存在这种关系。由于在生理上人的情志变化有着相互抑制的作用,在病理上和内脏有密切关系,故在临床上可以用情志的相互制约关系来达到治疗的目的。如"怒伤肝,悲胜怒……喜伤心,恐胜喜……思伤脾,怒胜思……忧伤肺,喜胜忧……恐伤肾,思胜恐"(《素问·阴阳应象大论》),即所谓以情胜情。

临床上依据五行生克规律进行治疗,确有其一定的实用价值。但是,并非所有的疾病都可用五行生克这一规律来治疗,不要机械地生搬硬套。换言之,在临床上既要正确地掌握五行生克的规律,又要根据具体病情进行辨证施治。

课堂互动

运用五行学说分析自然界事物的运动变化。

实践2-1 阴阳学说在中医学中的应用

(一)准备

指导教师准备典型案例。

(二)实践过程

1. 指导教师对案例进行分析,分别从人体结构、生理功能、病理联系及诊断治疗各方面进行举例分析。

2.学生分组讨论并根据相关案例进行分析。

3.教师根据学生的案例进一步分析,明确阴阳学说的内容。

(三)注意事项

1.案例一定要准确。

2.选择案例要具有代表性。

3.对于阴阳的偏盛、偏虚,虚实关系要反复举例讲解。

(四)结果和讨论

1.通过实验课加深学生对阴阳学说的记忆。

2.通过实验课使学生明确阴阳学说在中医学中的广泛应用。

实践2-2 五行学说在中医学中的应用

(一)准备

指导教师准备典型案例。

(二)实践过程

1.指导教师对案例进行分析,分别从人体结构、脏腑生理联系、病理影响及诊断治疗各方面进行举例分析。

2.学生分组讨论并根据相关案例进行分析。

3.教师根据学生的案例分析行进一步分析,明确五行学说的内容。

(三)注意事项

1.案例一定要准确。

2.选择案例要具有代表性。

3.对于五行的生克制化及相乘、相侮、母子相及要反复举例讲解。

(四)结果和讨论

1.通过实验课加深学生对五行学说的记忆。

2.通过实验课使学生明确五行学说在中医学中的广泛应用。

 **达标与评价**

【A型题】

1.阴阳的征兆是

A.上与下　　　B.内与外　　　C.动与静　　　D.寒与热　　　E.水与火

2.属于阴中之阴的时间是

A.上午　　　B.下午　　　C.上半夜　　　D.下半夜　　　E.以上均不是

3."阴在内,阳之守也;阳在外,阴之使也",这说明了阴阳之间的关系是

A.对立制约　　　B.互根互用　　　C.消长平衡　　　D.相互转化　　　E.以上都不是

4."阴胜则阳病,阳胜则阴病",这种阴阳消长现象属于

A. 此长彼消　　B. 此消彼长　　C. 此长彼长　　D. 此消彼消　　E. 以上均不是

5."阴损及阳,阳损及阴",这种阴阳消长现象属于

A. 此长彼消　　B. 此消彼长　　C. 此长彼长　　D. 此消彼消　　E. 以上均不是

6.下列何项生理功能属于阳

A. 滋润　　　　B. 收敛　　　　C. 抑制　　　　D. 推动　　　　E. 凝聚

7.下列何项生理功能属于阴

A. 推动　　　　B. 兴奋　　　　C. 温煦　　　　D. 升散　　　　E. 滋润

8.下列不属于阳者的是

A. 色青、白　　B. 脉浮大　　　C. 声高、粗　　D. 色鲜明　　　E. 气粗

9."益火之源,以消阴翳"治法适用于

A. 实热证　　　B. 虚热证　　　C. 实寒证　　　D. 虚寒证　　　E. 以上都不是

10.五行中的"木"的特性是

A. 曲直　　　　B. 炎上　　　　C. 稼穑　　　　D. 从革　　　　E. 润下

11.下列除哪项外,均属于五行中的"金"

A.六腑之大肠　B.五化之收　　C.五色之白　　D.五脉之浮　　E.五志之恐

12.下列五行生克关系中哪项是错的

A. 木克土　　　B. 水生木　　　C. 金克木　　　D. 火克水　　　E. 火生土

13.下列哪项不符合五行生克规律

A. 火为土之母　　　　　B. 木为水之子　　　　　C. 金为木之所胜

D. 水为火之所不胜　　　E. 金为土之子

14.下列不属于母子关系的是

A. 土和水　　　B. 金和水　　　C. 水和木　　　D. 火和土　　　E. 木和火

15.在五行学说中,五季中的"长夏"应归于

A. 木　　　　　B. 火　　　　　C. 土　　　　　D. 金　　　　　E. 水

16.下述哪一项不是"土"的特性

A. 生化　　　　B. 受纳　　　　C. 承载　　　　D. 滋润　　　　E. 稼穑

17."见肝之病,知肝传脾",五行学说的依据是

A. 木克土　　　B. 土侮木　　　C. 木侮土　　　D. 木乘土　　　E. 土乘木

18.以下不属于五行相克关系传变的是

A. 木旺乘土　　B. 水不涵木　　C. 土虚水侮　　D. 木火刑金　　E. 土虚木乘

19.根据五行相克规律确立的治则治法是

A. 培土生金　　B. 佐金平木　　C. 滋水涵木　　D. 益火补土　　E. 金水相生

20.李某,患"急性肝炎"1周,出现恶心欲吐,不思饮食,腹泻等脾胃失调的症状,这属于

A. 木克土　　　B. 木乘土　　　C. 木侮土　　　D. 土克木　　　E. 土乘木

【B型题】

(21、22题共用备选答案)

A. 阳中之阳　　B. 阴中之阴　　C. 阴中之阳　　D. 阳中之阴　　E. 阴中之至阴

21.以脏腑部位来划分阴阳则心是

22. 以时间来划分阴阳则下午是

(23~25题共用备选答案)

A. 普通性　　　B. 可分性　　　C. 相对性　　　D. 相关性　　　E. 统一性

23. "阴阳者,天地之道也",是说明阴阳的

24. "阴阳者,数之可十,推之可百"是说明阴阳的

25. 将上与左,寒与升等来分阴阳毫无意义,这说明阴阳的

(26~28题共用备选答案)

A. 木　　　　　B. 火　　　　　C. 土　　　　　D. 金　　　　　E. 水

26. 五志中的"思"属于

27. 五味中的"咸"属于

28. 五化中的"收"属于

【X型题】

29. 症见寒象的患者,其病机可能是

A. 阳虚　　　　B. 阴虚　　　　C. 阳胜　　　　D. 阴胜　　　　E. 以上均不是

30. 从夏至到冬至季节的气候变化是

A. 阴消阳长　　B. 热极生寒　　C. 阳消阴长　　D. 寒极生热　　E. 阳消阴消

31. 属阴阳制约原理的治疗方法是

A. 寒者热之　　B. 阳中求阴　　C. 热者寒之　　D. 以寒治热　　E. 阴中求阳

32. 属于阳的属性是

A. 无形的　　　B. 外向的　　　C. 兴奋的　　　D. 明亮的　　　E. 上升的

33. 药物性味属于阳的是

A. 苦　　　　　B. 凉　　　　　C. 辛　　　　　D. 甘　　　　　E. 温

34. 所谓五行相乘,是指

A. 气有余,则制己所胜　　　　　B. 气不及,被己所胜者侮之　　　　　C. 气有余,侮所不胜

D. 气不足,被己所不胜制约太过　　E. 子有余反侮其母

35. 根据"虚则补其母"的治法是

A. 培土制水法　　B. 佐金平木法　　C. 益火生土法　　D. 培土生金法　　E. 滋水涵木法

36. 为"所胜所不胜"关系的是

A. 木和火　　　B. 水和金　　　C. 土和水　　　D. 木和金　　　E. 水和火

(杨　频)

>> 第三章 **藏象学说**

目标与任务

◎ **目标**

1. 掌握藏象的基本概念。

2. 掌握五脏、六腑、奇恒之腑的分类及其主要区别。

3. 掌握五脏各自的生理功能、生理特性及生理联系。

4. 熟悉六腑各自的生理功能和生理特点。

5. 熟悉脏与脏、腑与腑、脏与腑之间的关系。

6. 了解奇恒之腑的生理功能及与脏的关系。

◎ **任务**

1. 通过学习藏象的概念及脏腑的分类、区别,知道脏腑各自的功能特点。

2. 通过学习五脏各自的生理功能、生理特性及生理联系,知道人体生理病理现象的概括,为临床诊疗打下基础。

3. 通过学习六腑、奇恒之腑的生理功能及各自特点,知道人体是一个统一的整体及以表知里的观察方法。

4. 通过学习脏与脏、脏与腑、腑与腑的关系,知道整体观念在人体生理、病理中的联系。

理论与实践

"藏象"二字,首见于《素问·六节藏象论》。藏,指藏于人体内的脏腑器官;象,指表现于外的生理、病理现象。藏象是指藏于体内的脏腑器官表现与外的生理病理现象。藏象学说是研究人体各个脏腑的生理功能、病理变化及其相互关系的学说。它是历代医家在医疗实践的基础上,在阴阳五行学说的指导下,概括总结而成的,是中医学理论体系中极其重要的组成部分。

藏象学说的形成主要有三个方面:一是来源于古代的解剖知识。如《灵枢·经水》中说:"夫八尺之士,皮肉在此,外可度量切循而得之,其死可解剖而视之,其脏之坚脆,腑之大小,谷之多少,脉之长短,血之清浊……皆有大数。"二是长期对人体生理、病理现象的观察。例如因皮肤受凉而感冒,会出现鼻塞、流涕、咳嗽等症状,因而认识到皮毛、鼻窍和肺之间存在着密切联系。三是长期医疗经验的总结。如从一些补肾药能加速骨折愈合的认识中产生了"肾主骨"之说。

藏象学说是一种独特的生理病理学理论体系。它所指的脏腑不单纯是一个解剖学的概念,更重要的是概括了人体某一系统的生理和病理学概念。心、肺、脾、肝、肾等脏腑名称,虽然与现代人体解剖学的脏器名称相同,但在生理或病理的含义中,却不完全相同。一般来讲,中医藏象学说中一个脏腑的生理功能,可能包含着现代解剖生理学中的几个脏器的生理功能;而现代解剖生理学中的一个脏器的生理功能,亦可能分散在藏象学说的某几个脏腑的生理功能之中。

藏象学说以脏腑为基础,脏腑是内脏的总称。按脏腑生理功能特点,可分为脏、腑、奇恒之腑三类。心、肝、脾、肺、肾称为五脏;胆、胃、小肠、大肠、膀胱、三焦称为六腑;奇恒六腑即脑、髓、骨、脉、胆、女子胞。人体是一个有机的整体,脏与脏,脏与腑,腑与腑之间密切联系。它们不仅在生理功能上相互制约、相互依存、相互为用,而且以经络为联系通道,相互传递各种信息,在气血津液环周于全身的情况下,形成一个非常协调和统一的整体。

中医学以生理功能特点的不同作为区分脏与腑的主要依据。五脏共同的生理特点是化生和贮藏精气,六腑共同的生理特点是受盛和传化水谷。如《素问·五脏别论》说:"所谓五脏者,藏精气而不泻也,故满而不能实。六腑者,传化物而不藏,故实而不能满也。"简明扼要地概括了五脏与六腑各自的生理特点,阐明了两者之间的主要区别。所谓"满而不实"是强调五脏的精气宜保持充满,但必须流通布散而不应呆滞;"实而不满"是指六腑内应有水谷食物,但必须不断传导变化,以保持虚实更替永不塞满的状态。唐代王冰注云:"精气为满,水谷为实。五脏但藏精气,故满而不实;六腑则不藏精气,但受水谷,故实而不能满也。"奇恒之腑在形态上中空与六腑相类,功能上贮藏精气与五脏相同,但又与五脏和六腑都有明显区别,故称之。如《素问·五脏别论》说:"脑、髓、骨、脉、胆、女子胞,此六者地气之所生也,皆藏于阴而象于地,故藏而不泻,名曰奇恒之府。"五脏六腑的生理特点,对临床辨证论治有重要指导意义。一般说来,病理上"脏病多虚"、"腑病多实",治疗上"五脏宜补"、"六腑宜泻"。

第一节　五　脏

一、心

心在五行属火,阴阳属性为"阳中之阳"。位于胸中,膈膜之上,有心包裹护于外。心为神之居、血之主、脉之宗,心配合其他所有脏腑功能活动,起着主宰生命的作用,故《内经》称之为"君主之官"。

心主宰整个人体的生命活动,在人体处于十分重要的地位。心的生理功能有主血脉与主神志。

(一)心的生理功能

1.主血脉　心主血脉包括主血和主脉两个方面。血,即血液。脉,即脉管,为血之府。心与血脉相连,血运行于脉中,心、脉、血三者构成一个相对独立的系统,这个系统的生理功能都由心所主,都有赖于心脏的正常搏动。心脏搏动时,血液运行于各条血脉之中,周流全身,循环不息,以供全身脏腑组织器官对营养物质的需要。心脏的正常搏动,有赖于心气,心气充沛,才能维持正常的心力、心率和心律。另外,血液正常的运行需要血液本身的充盈及脉道的通利无阻。因此,心气充沛、血液充盈、脉道通利是正常血液循环必备的三个条件。

心主血脉功能是否正常,可以从面色、舌色、脉象及胸部感觉四个方面反映出来。心主血脉功能正常,则面色红润,舌色淡红荣润,脉象缓和有力,胸部舒畅。若心血亏虚,则面色无华,舌色淡白,脉细无力,心悸心慌。若心火亢盛,则面赤,舌红,舌尖起芒刺或溃烂疼痛,脉数,心中烦热。若心脉瘀阻,则面色灰暗,舌色青紫或见瘀斑,脉涩或结代,心前区憋闷和刺痛。

2.主神志　心主神志,或称心藏神。神有广义和狭义之分,广义之神,是指人体生命活动的外在表现;狭义之神,指人的精神意识思维活动。

心主神志的功能是否正常,可表现于精神、意识、思维和睡眠等方面。心主神志的生理功能正常,则精神振奋、神志清晰、思维敏捷、睡眠安稳。如功能异常,即可出现精神萎靡、反应迟钝、健忘、失眠多梦、神志不宁,甚至谵狂、昏迷等临床症状。

心主神志与心主血脉息息相关,"血者,神气也"(《灵枢·营卫生会》),血液是神志活动的物质基础。只有心主血脉的功能正常,心神得以血液的濡养,才能保持良好的心理状态。反之,心主血脉的功能失常,可见精神、意识、思维和睡眠的异常。同时,心主血脉也受心主神志的影响,如紧张、愤怒、焦虑等心神变化,常可伴有面色和脉象的改变及心胸部感觉的异常。

(二)心的生理特性

1.心为五脏六腑之大主　五脏是生命活动的中心,因为心具有主神志和主血脉的重要生理功能,各脏腑的功能活动依赖于心之统领和调节作用,故《灵枢·邪客》曰:"心者,五脏六腑之大主也",《素问·灵兰秘典论》说:"心者,君主之官也"。心的生理功能正常,则神志安定,血脉流畅,脏腑协调;反之,心的生理功能紊乱,则心神不安,血脉不畅,脏腑失调。正如《素问·灵兰秘典论》所说:"主明则下安","主不明则十二官危"。

2.心为火脏而恶热　心居膈上阳位,在五行中属火,与夏季阳热之气相应,《素问·六节藏象论》称心为"阳中之太阳",故说"心为火脏"。心中阳热之气,能推动血液运行,温养全身,使人体生命不息,故古人把心比喻为人身之"日"。

(三)心的生理联系

1.心合小肠　心与小肠以经脉相互络属,构成表里关系。

2.心在体合脉　心与血脉相连,全身的血脉都属于心。

3.心其华在面　华,是光彩之义。其华在面,即心的荣华、光彩表现在面。心主血脉,面部的血脉极其丰富,全身气血皆可上注于面,所以面部的色泽能反映出心气的盛衰、心血的多少。心的功能正常,血脉充盈,循环通畅,则面色红润光彩;反之,心气不足则面色㿠白、晦滞;心血亏虚则面色无华;心血瘀阻,血行不畅则面色青紫。

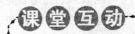

课堂互动

从哪些方面能看出心主血脉功能是否正常?

脉象、面色、舌色、胸部感觉。

4.心开窍于舌　是指舌为心之外候,故又称舌为"心之苗"。

5.心在志为喜　喜为心之志,喜伤心,心的生理功能和情志中的"喜"有关。

6.心在液为汗　即指心与汗有密切关系。汗液,是津液通过阳气的蒸发气化后,从汗孔排出之液体。出汗能发散体内的热气,维持人体正常体温。心与汗液的关系体现在两个方面:一是汗为津液所化生,血与津液又同出一源,因此有"汗血同源"之说,而血为心所主。二是出汗与心神活动相关,如人体精神紧张时常常导致汗出,故称"汗为心之液"。

二、肺

肺在五行属金,阴阳属性为"阳中之阴"。位于胸腔之内,膈膜之上,左右各一,上连气道,并通过口鼻与外界直接相通。肺在五脏中位置最高,居于诸脏之上,故有"华盖"之称。肺与心同居胸中,位高近君,犹如宰相,故《内经》称之为"相傅之官"。关于肺的部位与形态,古代医家早有描述。《灵枢·九针论》说:"肺者,五脏六腑之盖也"。《类经图翼》对肺的描述更为详尽,"肺叶白莹,谓为华盖,以复诸脏,虚如蜂巢,下无透窍,吸之则满,呼之则虚",以上描述,与现代解剖学基本一致。

(一)肺的生理功能

1. 主气,司呼吸　主,即主持、管理之意。肺主气,即指全身的气均由肺来主持和管理。肺主气包括主呼吸之气与主一身之气两个方面。肺主呼吸之气是指肺与呼吸功能有关,呼吸功能是人体重要的生理功能之一。人体一方面要消耗大量的清气,同时又要产生大量的浊气,清气需不断地进入体内,浊气需不断地排出体外,这都要依靠肺的生理功能。肺既是主司呼吸运动的器官,又是气体交换的场所。通过肺的呼吸功能,从自然界吸入清气,又把体内的浊气排出体外,从而保证了新陈代谢的顺利进行。肺主一身之气,是指肺有主持、调节全身各脏腑经络之气的作用。肺主一身之气的功能主要体现在两个方面。首先是气的生成,特别是宗气的生成方面。宗气是由脾胃化生的水谷精微与肺从自然界吸入的清气相结合,积于胸中而成。因此,肺的呼吸功能正常与否,直接影响到宗气的生成。而宗气通过心脉布散到全身也要靠肺气的协助。所以,肺通过宗气的生成与布散,起到主持一身之气的作用。其次,肺主一身之气还体现在对全身的气机具有调节作用。实际上,肺的一呼一吸运动,就是全身之气的升降出入运动。

肺主气的功能正常,气道通畅,呼吸就会正常自如。若肺有了病变,不但影响到呼吸运动,而且也会影响到一身之气的生理功能。例如,肺气不足,则呼吸微弱,气短不能接续,语音低微。若肺气壅塞,则呼吸急促、胸闷、咳嗽、喘息。此外,如果影响到宗气的生成和布散,失去对其他脏腑器官的调节作用,则会出现全身性的气虚表现,如疲倦、乏力、气短、自汗等。若肺一旦丧失呼吸功能,则清气不能吸入,浊气不能排出,宗气不能生成,人的生命也随之告终。

2. 主宣发与肃降　所谓"宣发",即宣布、发散之意。肺主宣发,即肺脏具有向上、向外升宣布散的生理功能。这种功能主要体现在以下三个方面:其一是通过肺的气化,使体内浊气不断排出体外;其二是向上向外输布水谷精微和津液,以发挥滋养濡润的作用;其三,宣发卫气,调节腠理之开合,通过汗孔将代谢后的津液化为汗液排出体外。若肺失宣发,即可出现咳嗽、吐痰、喘促胸闷、呼吸困难及鼻塞、喷嚏和无汗等症状。所谓"肃降",即清肃下降之意。肺主肃降作用主要体现于三个方面:一是吸入自然界清气;二是把水谷精微和津液下行布散;三是肃清肺和呼吸道内的异物,以保持呼吸道的洁净。若肺的肃降功能失职,则可出现呼吸短促或表浅、胸闷、咳喘、咯血等病理现象。

肺气的宣发和肃降功能是肺的生理功能相辅相成的两个方面。在生理情况下,两者相互依存、相互配合、相互制约,使呼吸保持平稳状态。在病理情况下,它们经常相互影响,没有正常的宣发,就没有正常的肃降;没有正常的肃降,也就不可能有正常的宣发。如果二者失调,出现"肺气失宣"、"肺失肃降"等病变,则见胸闷、咳嗽、喘息等症状。

3. 通调水道　人体的水液代谢在生理活动中具有十分重要的作用,它主要包括水分的摄入、在体内的转输利用和代谢后水液的排泄等几个环节,是在多个脏腑参与下共同完成的,肺是其中之一。肺调节水液代谢的作用称为"通调水道",主要体现在下述两个方面。一是肺主宣发,调节汗液的排泄。排泄汗液,是人体水液代谢的一部分。肺主宣发,将水谷精微和津液宣散于周身,并通过汗孔,以汗的方式排泄于体外。二是肺气肃降,使水道维持通畅。"水道",即指体内水液运行、排泄的道路。水道的通行畅达,流通无阻,是维持水液代谢平衡的重要条件。因此,有"肺主行水","肺为水之上源"的说法。如果肺病,通调水道功能减退,就可发生水液停聚而生痰、成饮,甚则水泛为肿。对此,临床上多采用宣降肺气,疏通水道以利水的方法治疗。

4. 肺朝百脉　全身之脉称为百脉,肺朝百脉,即全身血液都朝会于肺。肺朝百脉的生理意义在于:全身血液通过脉流注于肺,通过肺的呼吸功能,进行气体交换,然后再输布全身。肺主一身之气,调节全身之气机,而血液的正常运行,亦赖于肺的敷布和调节,故有"血非气不运"之说。

(二)肺的生理特性

1. 肺为相辅,主治节　《素问·灵兰秘典论》说:"肺者,相傅之官,治节出焉"。肺的治节作用,概括起来,主要体现于四个方面:一是肺主呼吸;二是肺有节律地呼吸运动,协调全身气机升降运动,使脏腑功能活动有节;三是辅佐心脏,推动和调节血液的运行;四是通过肺的宣发与肃降,治理和调节津液的输布、运行与排泄。因此,肺的治节功能,实际上是代表着肺的主要生理功能。若肺主治节的功能失常,则既可影响到宗气的生成与布散,又因肺气虚衰,影响到血液的正常运行;既可影响到津液的调节与排泄,又可影响到气机的升降运动。

2. 肺为"华盖"　肺位于胸腔,居五脏之高位,并通过口鼻与外界相通,可以直接感受外来邪气的侵袭,尤其是风寒、温热邪气,常直接侵及肺脏,引起肺卫失宣和肺窍不利等病变,初起可见恶寒发热、咳喘、鼻塞等症状,故有"肺多表证"之说。

3. 肺为"娇脏"　娇,即娇嫩之意。肺为清虚之体,性喜清润,不耐寒热,不容异物。肺主皮毛,通过口鼻与外界相通,自然界寒、热、燥、湿等邪气,常易侵犯到肺脏。人体内的水饮

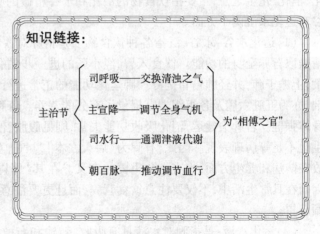

痰湿也常停积于肺,其他脏腑的病变也常影响到肺脏。由于肺体娇嫩,又易受侵害,所以不管是外感或者内伤,常可见到肺脏的病证。

(三)肺的生理联系

1. 肺合大肠　肺与大肠以经脉相互络属,构成表里关系。

2. 肺在体合皮,其华在毛　所谓"合"皮毛,包括皮肤、汗腺、毫毛等组织。肺与皮毛的相合关系主要体现在以下两个方面:一是肺通过宣发作用,输津于皮毛,从而滋润、温养皮毛;二是皮毛与肺配合,协调肺的呼吸作用。二者在病理方面,也常相互影响。例如,外界邪气伤人,常先从皮毛而入,首先影响到肺的生理功能,出现恶寒、发热、鼻塞、咳嗽等症状;若肺气虚弱,宣发功能失职,精津布散障碍,则肌肤苍白、憔悴,皮毛枯槁。

3. 在窍为鼻、上系于喉　鼻、喉是肺之门户,为气体出入之通道。而鼻的功能主要依赖肺气的作用,肺气调和,则鼻窍通畅,呼吸通利,嗅觉灵敏;相反邪气犯肺,肺气失宣,可见鼻塞,流涕,不闻香臭,或咽喉疼痛等。

4. 在志为忧(悲)　肺之志为忧(悲)忧愁和悲伤,均属非良性的情绪反映,它对于人体的主要影响,是使气不断消耗。由于肺主气,所以悲忧易于伤肺。反之,在肺气虚时,机体对外来非良性刺激的耐受性就下降,而易于产生悲忧的情绪变化。

5. 在液为涕　涕是由鼻黏膜分泌的黏液,并有润泽鼻窍的功能。鼻为肺窍,正常情况下,鼻涕濡润鼻窍而不外流。若肺寒,则鼻流清涕;肺热,则涕黄浊;肺燥,则鼻干。

三、脾

脾在五行属土,阴阳属性为"阴中之至阴"。位于中焦,在膈之下,脾与胃以膜相连。脾被称为"仓廪之官"、"后天之本"。历代医家在提到脾的形态时,有如下比喻:"脾形像马蹄",又有描述脾"形如刀镰","脾者,其色赤紫,其形如牛舌,其质如肉","形如犬舌,状如鸡冠"。从这些比喻中,我们可以看出:其中所提到的"形像马蹄"指的是现代解剖学中的脾,而提到的"刀镰"、"犬舌"、"鸡冠"则指的是现代解剖学中的胰。由此可知,藏象中所说的"脾"就其解剖学而言就是现代解剖学中的脾和胰;就其生理病理而言,又远非脾和胰所能概括。

(一)脾的生理功能

1. 主运化　"运",有运输、布散之意,例如体内各种精微物质的运输布散等;"化",有变化、消化、化生之意,主要指饮食物的消化和水谷精微的吸收等。脾的运化功能可分为运化水谷和运化水湿两个方面。

(1)运化水谷:水谷,泛指各种饮食物。是指脾对饮食物的消化、吸收作用,以及输布水谷精微以营养全身的功能。饮食入胃,经小肠的进一步消化吸收,脾的转输作用,将水谷化为精微,上输于肺,并经肺输布全身。脾运化功能的正常进行,为化生精、气、血、津液提供了物质基础,亦为五脏六腑及各组织器官提供了充分的营养。若脾气健运,则营养充足,脏腑功能旺盛,身体强健。若脾失健运,消化吸收功能失常,则见腹胀、便溏、食欲不振、消瘦、倦怠乏力及气血生化不足等病理表现。因此,有脾为"后天之本","气血生化之源"之称。由于脾为后天之本,故在防病和养生方面,也有十分重要的意义。在其《脾胃论》中指出:"内伤脾胃,百病由生。"因而在日常生活中,不仅要注意饮食营养,而且更要注意保护脾胃,在临床治疗用药时亦应兼顾脾胃。

(2)运化水液:是指脾对水液具有吸收、转输和布散的作用,是人体水液代谢过程中的一个重要环节。水入于胃,经脾的转输上输于肺,在肺的宣发肃降作用下,输送至全身。因此,脾是水液代谢的一个重要组成部分。若脾运化水液的功能正常,则水液正常输布,否则,就会导致水湿停留,产生痰、饮、水湿等病理产物,而见腹泻、便溏、水肿的病理表现。正如《素问·至真要大论》所说:"诸湿肿满,皆属于脾。"

➡案例分析：

患者出现神疲乏力,头晕目眩,久泻脱肛,内脏下垂,是哪一脏腑功能失调引起的?
是由脾不升清引起的。

2.**主升清** 所谓"升",即上升之意。"清",指水谷精微。脾主升清包括两个方面的内容:其一是脾通过"升清"将精微物质的上升布散。经过脾、胃和小肠等消化后生成的精微物质,在脾的升清作用下,上输于肺,并通过心肺,分布到周身各处。因此,脾的升清功能正常,则各脏腑组织器官得到足够的物质营养,功能活动才能强健。若脾的升清作用失职,则会出现头晕、目眩等症状。若清阳不升,清浊不分,混合下注,可发为腹胀、便溏、腹泻。其二是维持人体各内脏位置的恒定。人体的脏腑,在体内都有固定的位置,如胃位于脘部,肾位于腰部两侧,子宫位于下腹部等。中医学认为,脏腑之所以能固定于一定的部位,全赖脾气主升的生理作用。若脾气不升,反而下陷,则可出现胃、肾、子宫等内脏的位置下移或脱肛等,此称为"中气下陷"。

3.**主统血** 统,是统摄、控制的意思。脾主统血是指脾能统摄、控制血液,使之正常地在脉内循行而不逸出脉外。脾统血的机理,实际上是脾气对血液的固摄作用。因为脾为气血生化之源,脾气旺盛,就能保证体内气血充足,而气能摄血,气充足,则摄血功能正常。若脾气虚弱,统血功能失职,就会导致各种出血证,如便血、尿血、皮下出血等,这称为"脾不统血"。

(二)脾的生理特性

1.**喜燥而恶湿** 脾之所以喜燥恶湿,与其主运化水湿的生理功能有密切关系。脾胃在五行中属土,但按阴阳来分类,脾为阴土,胃为阳土。脾的阳气易衰,阴气易盛,脾又主运化水液,然湿邪侵犯人体,最易伤害脾阳。脾阳虚衰,不仅可引起湿浊内困,还易引起外湿侵袭。故《临证指南医案》说:"湿喜归脾者,与其同气相感故也。"脾喜燥恶湿的理论,具有临床指导意义,即在治疗脾虚湿滞的病证时,宜用燥湿化湿之品。

2.**脾以升为建** 脾位于人体中焦,是人体气机升降运动的枢纽。脾气的运动特点是以上升为主。若脾气升,则运化健旺;反之,脾气不升,则运化失司。

(三)脾的生理联系

1.**脾合胃** 脾与胃同属中焦,以膜相连,以经脉相互络属,构成表里关系。

2.**在体合肉、主四肢** 《素问》说:"脾主身之肌肉。"脾主肌肉是指脾能维持肌肉的正常功能。脾主运化水谷精微和津液,以化生气血,并将其输送布散到全身各处的肌肉中去,以供应肌肉的营养,使肌肉发达丰满,壮实有力。若脾的运化功能失职,肌肉失去滋养,则肌肉逐渐消瘦,甚则痿软松弛。四肢,又称"四末",也需要脾气输送水谷精微,以维持其正常生理活动。脾气健运,营养物质充足,则四肢肌肉丰满,活动有力。若脾虚,运化功能失职,四肢肌肉失养,则肌肉痿软,四肢无力,甚则产生痿证。

3.**开窍于口,其华在唇** 脾开窍于口,是指人的饮食、口味等与脾的生理功能有关。若脾气健运,则食欲旺盛、口味正常。反之,若脾有病变,则容易出现食欲的改变和口味的异常,如食欲不振、口淡乏味等。若湿困脾气,则可出现口甜、口黏的感觉。脾主肌肉,又为气血生化之源,口唇亦由肌肉所组成。因此,口唇的色泽不但是全身气血盛衰的反映,又与脾运化功能是否正常有密切的关系。脾失健运,气血旺盛,则口唇红润,有光泽。若脾虚不运,气血不足,则唇淡白不泽,或者萎黄。

4. 在志为思 思,即思考、思虑,是人体精神意识思维活动的一种状态。正常思考问题,对机体的生理活动并无不良影响,但思虑过度则伤脾。《素问》说:"思则气结。"脾气结滞,则见不思饮食,脘腹胀闷,影响运化、升清和化生气血的功能,而导致头目眩晕、烦闷、健忘、手足无力等。

5. 在液为涎 涎具有保护口腔黏膜,润泽口腔的作用,在进食时分泌较多,有助于食品的吞咽和消化。在正常情况下,涎液上行于口,但不溢于口外。若脾胃不和,则往往导致涎液分泌急剧增加,而发生口涎自出等现象,故说脾在液为涎。

四、肝

肝在五行属木,阴阳属性为"阴中之阳"。肝为魂之处,血之藏,筋之宗,主动主升,称为"将军之官"。位于腹腔,膈膜之下,右胁之内,左右两叶,其色紫赤,下附有胆。《素问·刺禁论》有"肝生于左,肺藏于右"之说,这里是肝和肺的生理功能特点,肝体居右,其气自左而升,肺居膈上,其气自右而降。

(一)肝的生理功能

1. 主疏泄 疏,即疏通;泄,即发泄、升发。肝的疏泄功能反映了肝为刚脏,主升、主动的生理特点。肝的疏泄功能,主要表现在以下四个方面:

(1)调畅气机:气机,即气的升降出入运动。机体的脏腑、经络、器官等的活动,全赖于气的升降出入运动。由于肝的生理特点是主升、主动,这对于气机的疏通、畅达,是一个重要的因素。因此,肝的疏泄功能是否正常,对于气升降出入的平衡协调,起着调节作用。肝的疏泄功能正常,则气机调畅,气血和调,经络通利,脏腑、器官等的活动正常。如果肝的疏泄功能异常,则可出现两个方面的病理现象;一是肝的疏泄功能减退,即是肝失疏泄,则气的升发就显现不足,气机的疏通和畅达就会受到阻碍,从而形成气机不畅、气机郁结的病理变化,出现胸胁、两乳或少腹等处胀痛不适等病理现象;二是肝的升发太过,则气的升发就显现过亢,从而形成肝气上逆的病理变化,出现头目胀痛、面红目赤、易怒等病理表现。气升太过,则血随气逆,而导致吐血、咯血等病理变化。甚则可以导致卒然昏不知人,称为气厥。亦即《素问·生气通天论》所说的"阳气者,大怒则形气绝,而血菀于上,使人薄厥"。

(2)调节情志:情志即情感、情绪。情志活动,虽由心所主,但亦与肝的疏泄功能密切相关。肝的疏泄功能正常,则气机调畅、气血和调、心情开朗;肝的疏泄功能减退,则情志抑郁不舒、郁郁不乐、欲哭、寡言少欢、多疑善虑;肝的疏泄功能太过,则情志亢奋、急躁易怒、失眠多梦。反之,外界事物引起的精神刺激,特别是怒,可引起肝疏泄功能异常,气机不畅,见胸胁胀满,头胀,头晕目眩等症状,所以有"肝喜条达而恶郁"及"暴怒伤肝"的理论。后世章潢在《图书编·养肝法》中言:"肝属木,藏血,魂所居焉,人之七情,唯怒为甚……善养肝脏者,莫切于戒暴怒。"

(3)促进脾胃消化:肝主疏泄促进脾胃消化功能主要体现在两个方面。

一是胆汁的分泌。胆汁为肝之余气而成,藏于胆中,再注入于小肠,促进消化。胆汁的形成、分泌与排泄均与肝的疏泄功能密不可分,肝的疏泄正常,则胆汁能正常分泌和排泄,有助于脾胃的运化功能。肝气郁结,则可影响胆汁的分泌和排泄,而出现胁下胀满、疼痛、口苦、纳食不化,甚则黄疸等症状。

二是维持脾胃气机的正常升降。脾与胃同居中焦,脾主升,胃主降,只有脾升胃降协调,饮食的消化过程才能正常。而脾胃的正常升降不仅与脾胃本身的生理活动有关,而且还与肝主疏泄、调畅气机的功能活动有密切联系。肝的疏泄功能正常,则脾胃正常升降,若肝的疏泄功能异常,则会导致脾胃的升降机能紊乱。此时,既可出现脾气不升的腹胀、便溏之症状,又可出现胃不降浊的嗳气呕恶、脘痞纳呆之症状。

(4)调理性功能:男子排精、女子月经与肝主疏泄也有密切关系。男子精液的正常排泄,是肝肾二脏合作的结果,肝疏泄如常则精液排出通畅有度,肝失疏泄,则排精过度或不畅。女子经、带、胎、产与冲任二脉关系密切,冲任二脉与足厥阴肝经相通,肝的疏泄功能正常,冲任二脉通利流畅,则月经周期正常,经行通畅;若肝失疏泄,则月经周期紊乱,经行不畅,或出现痛经。

肝主疏泄的这四个方面,是相互之间密切联系的,是不能孤立看待的,只有互相结合全面去看,才能在临床实践中正确理解肝的疏泄功能。

2. **主藏血** 肝藏血是指肝具有贮藏血液、调节血量、防止出血的作用。

(1)贮藏血液:肝有"血库"之称,能够贮藏一定的血液,以供人体活动所需,发挥其濡养脏腑组织的作用。正如《灵枢·本神》所说:"肝藏血,血舍魂。"《素问·五脏生成》亦云:"故人卧血归于肝,肝受血而能视,足受血而能步,掌受血而能握,指受血而能摄。"

(2)调节血量:肝除了有藏血功能外,还可以调节血量。当机体处于安静休息或睡眠状态时,机体所需的血量减少,部分血液回流入肝并贮藏起来;而当人体在工作或剧烈活动时,机体所需血量增加,血液则由肝脏输送到经脉,以供全身各组织器官所需。

肝藏血功能失常,临床可见两种情况:一是肝血亏虚,血虚目失所养,则两目干涩,头晕眼花,甚至夜盲;血不舍魂,则失眠多梦,或见梦游;血不养筋,则见肢体麻木,手足拘挛,屈伸不利;血海空虚,胞宫失养,则见月经后期,量少色淡,甚或闭经等。二是不能统摄血液,血不循经而妄行,即"肝不藏血",临床可见吐血、衄血,以及月经过多,甚或崩漏等症状。

(二)肝的生理特性

1. **肝为刚脏,体阴而用阳** 所谓"刚",有刚强躁急之意。古人把肝比喻为"将军",用将军刚强躁急、好动不静的性格来形容肝的生理特性。正由于肝为刚脏,所以肝有病变时,其气易动易亢。所谓"体阴",一是指肝为藏血之脏,血属阴;二是说肝属脏,位居于下,故属阴。肝的生理功能,依赖于肝的阴血滋养才能正常。肝为刚脏,非柔润不能正常。所谓"用阳",一是说在生理上,肝内寄相火,为风木之脏,其气主升主动,动者为阳;二是说在病理上,肝阴、肝血易虚,肝阳易亢。当肝有病时,常可见到阳气亢逆及动风之象,如眩晕,筋脉拘挛,甚则抽搐等。另外,肝失疏泄,又可引起气滞血瘀。肝气郁久化火,耗伤肝阴、肝血,肝之阴血虚损又可引起肝阳上亢。一般而言,在病理过程中,诸脏之阳气皆易偏于虚,唯有肝之阳气易亢,而肝阴和肝血又常偏虚。所以又有"肝气、肝阳常有余,肝阴、肝血常不足"的说法。

2. **肝喜条达而恶抑郁** 肝属木,应自然界春生之气,宜保持柔和、舒畅、升发、条达,既不抑郁也不亢奋的冲和之象,才能维持正常的疏泄功能。而暴怒或抑郁的精神状态,低沉的情绪,最易影响肝的疏泄功能。暴怒可致肝阳亢逆,出现面红目赤,头胀头痛;情绪低沉,则肝气郁结,气郁日久,又可化火生热,导致肝火、肝风等病变。

（三）肝的生理联系

1.肝合胆　胆附于肝，经脉相互络属，构成表里关系。

2.肝在体合筋　筋，即筋膜，包括肌腱、韧带等组织结构。筋膜附于骨而聚于关节，是联系关节、肌肉，专司运动的组织。肝主筋，是说全身筋膜的弛张收缩活动与肝有关。肝的血液充盈，筋膜脉得养，功能才能正常，从而使筋力强健，运动有力，关节活动灵活自如。若肝有病变，肝血不足，筋膜失养，可引起肢体麻木，运动不利，关节活动不灵或肢体屈伸不利，筋脉拘急，手足震颤等症状。

3.其华在爪　爪，包括指甲和趾甲。中医学认为，爪甲是筋延续到体外的部分，故又称"爪为筋之余"。肝血的盛衰，常反映于爪甲。肝的阴血充足，筋膜得养，则爪甲坚韧，光泽红润，富有华色。若肝血不足，爪甲失其滋养，则爪甲苍白，软薄，或枯而色夭，容易变形、脆裂。故《素问》说："肝之合筋也，其华在爪。"在临床上即可根据爪甲色泽的荣枯等变化，来推论肝的气血盛衰。而爪甲的病变，也多从肝脏辨证论治。

➡️案例分析：

患者出现两目昏花，肢体麻木，月经量少及筋脉拘急，是由于哪个脏的何种生理功能失调引起的？

辨证：肝血不足。

4.开窍于目　肝的经脉上联于目系，目的视力主要依赖于肝血的滋养。故《素问》指出："肝受血而能视。"由于肝与目有极为密切的关系，所以，肝的生理功能和病理变化常常可以从眼目中反映出来。肝血不足则视物昏花，或夜盲；肝阴亏耗，则双目干涩，视力减退；肝火上炎，可见目赤肿痛；肝阳上亢，可见目眩；肝风内动，可见目睛斜视和目睛上吊；肝胆湿热，可出现巩膜黄染等。

5.在液为泪　肝开窍于目，泪从目出，故泪为肝之液。泪能濡润眼睛，保护眼睛，但不外溢。泪的过多或过少都是病态，且与肝关系密切。如肝阴不足，泪液分泌减少，则两目干涩；肝经风热，可见目眵与眼泪增多。

6.在志为怒　怒为肝之志，怒伤肝。怒这一情志以肝血为基础，与肝之疏泄升发功能也密切相关。

五、肾

肾在五行属水，阴阳属性为"阴中之阴"。肾位于腰部，在脊柱两旁，左右各一，故《素问》说："腰者，肾之府。"100 由于肾藏先天之精，为脏腑阴阳之本，生命之源，故称肾为"先天之本"。

> **知识链接：**
>
> 精 { 广义：构成和维持人体生命活动的一切精微物质。
> 狭义：藏于肾中，具有生殖功能的物质。

（一）肾的生理功能

1. 主藏精　肾所藏的精，包括"先天之精"和"后天之精"两部分。所谓"先天之精"，即禀受于父母的生殖之精；所谓"后天之精"，即指脏腑之精，是饮食水谷所化生的各种精微物质。两者是相互依存、相互补充、相互促进的。肾中所藏之精具有以下生理功能：

（1）促进生长发育：人体的整个生长、发育、衰老、死亡的过程，均和肾中精气的盛衰存在着极其密切的内在联系。人从幼年开始，肾中精气开始充盛，人体生长、发育迅速，生机活泼，在七、八岁时，由于肾中精气的逐渐充盛，出现了齿更发长的生理变化。到了青壮年，肾中精气更加充盛，不仅具备了生殖能力，而且身体强壮，筋骨坚强，精神饱满，牙齿坚固，头发黑亮，处于人生中身体最强壮的时期。进入老年，由于肾中精气开始衰减，人的形体逐渐衰老，不仅生殖机能丧失，而且头发斑白，牙齿动摇，弯腰驼背，步履不稳，耳聋失聪，面憔无华。

因此，当肾中精气不足时，往往出现生长发育方面的异常。如在幼年时期，可致生长、发育迟缓，智力低下，或"五迟"、"五软"；在成年时期，则可未老先衰，表现为发脱齿摇，头晕耳鸣，记忆力减退，性功能衰弱。因此，对于抗衰老的预防，历代医家都极为重视调补肾脏，目前研制的抗衰老药物，尤以补肾者为多。

（2）促进生殖繁衍：《素问·上古天真论》说，女子"二七而天癸至，任脉通，太冲脉盛，月事以时下，故有子……七七，任脉虚，太冲脉衰少，天癸竭，地道不通，故形坏而无子也"，丈夫"二八，肾气盛，天癸至，精气溢泻，阴阳和，故能有子……七八……天癸竭，精少……"人在出生以后，随着肾的精气逐渐充盛，发育到青春期，体内就产生了一种促进生殖机能成熟的物质，称之为"天癸"。所谓天癸，是一种促进性发育成熟并维持生殖功能的物质。它来源于男女之肾精，主要由先天之精所化，又不断得到后天之精的滋养和充盈。天癸能促进人体的生长发育与生殖。当天癸发展到一定水平时，则男子出现排精现象，女子按时排泄月经，男女性机能开始成熟，并已具备生殖能力。此后，随着年龄的变化，肾精由充盛而逐渐衰减，天癸也逐渐减少，生殖能力逐渐减弱，直至丧失。由此可见，人体的生殖机能，主要通过天癸发挥作用，而天癸的盛衰主要依赖于肾中精气的盛衰。所以，当肾中精气衰减时，就会导致性机能和生殖机能的异常。而对于性机能和生殖机能的病变，也往往采用填补肾精的方法治疗。

（3）促进血液生成：肾藏精，精生髓，髓可生血，肾精能化而为血，参与血液的生成，故有"血液之源在于肾"之说。在临床治疗血虚之证时，常从补肾入手。

2. 主水液代谢　"肾者，水脏，主津液"，是指肾脏具有主持和调节人体水液代谢的生理机能。人体水液代谢的调节，虽然与肺、脾、肝、肾等多个脏腑有关，但起主导作用的是肾，肾对水液代谢的调节作用，贯穿在水液代谢过程的始终。具体表现在以下三个方面：

（1）升清降浊：肾位于下焦，接纳肺下输而来的水液，在肾中的阳气蒸腾气化后，分为清者和浊者，然后将清者重新上输于肺，再布散于周身，将浊者转输于膀胱，生成尿液，排出体外。

（2）司膀胱开合：膀胱的主要功能是贮尿、排尿，与肾的气化作用密切相关。贮尿要依靠肾气的固摄能力，排尿也要依靠其控制能力，故称此作用为肾司膀胱开合。开，则使尿液顺利排出体外；合，则使水液保留于体内，无论是开还是合，均赖肾的气化作用来调节。

（3）推动和调节全身的水液代谢过程：肾阳为一身阳气的根本，是各脏腑功能活动的强大动力，只有在肾中阳气的温煦和蒸化作用下，脾运化水湿，肺通调水道，肝疏泄水液，三焦司水道之决渎，以及上述膀胱适度开合等，方能各守其职，协调一致，维持水液代谢的平衡。若肾有病变，失去主水之功能，往往会影响水液代谢，使之发生紊乱，出现尿少，水肿等病理表现。若肾阳不足,失去温化蒸腾作用,则表现为小便清长或尿量明显增多等症状。

3. 主纳气　纳,即固摄、受纳的意思。人体的呼吸虽然由肺所主,但必须有肾的参与才能维持正常。具体来说,肺吸入之清气必须下达于肾,由肾来摄纳,方能保持呼吸运动的深沉和平稳,从而保证体内外气体得以正常交换。只有肺肾协调一致,呼吸功能才会正常。因此,肾的纳气功能正常,则呼吸均匀调和。如果肾的纳气功能减退,摄纳无权,即可出现呼吸表浅,动则气喘,呼多吸少,或呼吸困难等"肾不纳气"之症状。

(二)肾的生理特性

1. 肾主封藏,为固摄之本　《素问·六气藏象论》说:"肾者,主蛰,封藏之本,精之处也。"在五脏之中,肾的位置在最下,而在生理功能方面主藏精。肾精宜藏,最忌耗泄损伤。所以,以潜藏蛰伏之意比喻肾的生理特性。正是由于肾的封藏固摄作用,使体内精微物质得以保留,元阴元阳得以闭藏,人的生命力才能旺盛,身体才能健康。若肾有病变,使肾的封藏、固摄机能失职,就会引起阴精过度耗损妄泄的病证,表现为遗精、带下、滑胎、尿多、尿失禁、大便滑脱等。

➡案例分析:

患者出现大便滑脱、遗精、尿多及滑胎现象,多是由于哪个脏的何种生理功能失调引起?

辨证:肾封藏失职。

2. 肾主一身之阴阳　肾藏精,肾精化生肾气,肾精充足,则肾气旺盛,肾精亏损,则肾气衰弱。肾精与肾气相互为用,故有时将二者合称为精气。从阴阳属性来分,精有形,为阴;气无形,为阳。所以亦称肾精为肾阴,称肾气为肾阳,又称"元阴"和"元阳"。肾阴是一身阴液的本源,对机体各脏腑组织器官起着滋润、濡养作用。肾阳是一身阳气的根本,它对机体各脏腑组织器官起着温煦和推动作用。肾之阴阳是人体各脏腑阴阳的根本,由于阴阳同居肾中,故肾又被称为"水火之宅"。生理状态下,肾阴肾阳相互制约,相互依存,以维持着人体阴阳的平衡。这一平衡状态遭到破坏,则造成阴阳失调的病变。如果肾阴不足,失于滋养,则虚火内生,可见五心烦热,潮热盗汗,口燥咽干,男子遗精,女子梦交;肾阳不足,推动和温煦作用衰减,则可出现精神疲惫,形寒肢冷,小便不利或小便频数,男子阳痿早泄,女子宫冷不孕等。在病理状况下,肾阴肾阳可相互影响,肾阴虚发展到一定程度可以累及肾阳,肾阳虚发展到一定程度也可伤及肾阴,成为阴阳两虚的症状。

(三)肾的生理联系

1. 肾合膀胱　肾下通于膀胱,经脉相互络属,构成表里关系。

2. 肾主骨、生髓、通于脑　肾藏精,精生髓,髓藏于骨,脑为髓之海,因此,脑、骨与肾关系密切。而"齿为骨之余",故"肾主齿"。

3. 其华在发　头发的营养来源于血,所以有"发为血之余"的说法。发的营养虽然来源于血,但其根本源于肾中精气,肾藏精,精能化血而充养头发。因此,发的生长与脱落、荣润与枯槁,随着肾中精气盛衰的变化而变化。青壮年时期,肾的精气旺盛,因而头发乌黑发亮,到了老年,肾中精气渐衰,故头发变白,枯槁少华,容易断落。

4. 开窍于耳及二阴　肾窍和其余四脏之窍不同,它有上窍和下窍之分,在上开窍于耳,在下开窍于二阴。耳是听觉器官,听觉灵敏与否,与肾中精气的盛衰有密切关系。只有肾精充足,才能使听觉灵敏。若肾精不足,则可引起耳的听力减退,甚或耳聋。二阴,包括前阴和后阴。前阴,指外生殖器,有排尿和生殖功能。肾气虚时,会出现小便清长、尿频、少尿、尿闭等症状。后阴,即肛门,主要排泄大便。肾气不固时可见久泻滑脱。

5. 在液为唾　唾生于舌下,有滋润口舌的作用。唾为肾精所化,咽下后又有滋养肾精之功。如多唾或久唾,易耗伤肾精。古代就有叩齿生唾,咽以养肾精的养生之道。

6. 在志为恐　恐为肾之志,恐伤肾。惊恐与肾的功能状态有着较为密切的联系。

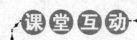

课堂互动

总结五脏各自的生理功能、生理特性及生理联系。

第二节　六　腑

一、胆

胆,居六腑之首,又为奇恒之腑。胆属阳属木,与肝互为表里。胆在右胁之内,附于肝之短叶间,其形若悬瓠,呈囊状,现代称之为"胆囊"。胆内贮藏胆汁,是一种清净、味苦而呈黄绿色的"精汁",亦称"清汁",故称胆为"中精之府","清净之府"。《内经》称之为"中正之官"。

(一)胆的生理功能

1. 贮藏和排泄胆汁　《难经·四十二难》说:胆内"盛精汁三合"。是说胆有贮存胆汁的功能。《东医宝鉴》说:"肝之余气,溢入于胆,聚而成精。"贮藏于胆的胆汁,一方面由肝之余气生成,一方面又在肝的疏泄作用下,使之排泄,注入肠中,以促进饮食物的消化。因此,若肝胆的功能失常,胆的分泌与排泄就会受阻,相应就会影响到脾胃的消化功能,而出现厌食、腹胀、腹泻等消化不良症状。若湿热蕴结肝胆,以致肝失疏泄,胆汁外溢,浸渍肌肤,则发为黄疸,以目黄、身黄、小便黄为特征。胆气以下降为顺,若胆气不利,气机上逆,则可出现口苦,呕吐黄绿苦水等。

2. 胆主决断　胆在精神意识思维活动过程中,具有判断事物、作出决定的作用。胆主决断对于防御和消除某些精神刺激(如大惊大恐)的不良影响,以维持和控制气血的正常运行,确保脏器之间的协调关系有着重要的作用。故曰"胆者,中正之官,决断出焉"(《素问·灵兰秘典论》)胆气虚弱的人,易表现为胆怯易惊、善恐、失眠、多梦等精神情志异常。

(二)胆的生理特性

胆气主升:胆为阳中之少阳,主少阳春升之气,故称胆气主升。胆气主升,实为胆的升发条达之性,与肝喜条达而恶抑郁同义。胆气升发疏泄正常,则脏腑之气机升降出入正常,从而维持其正常的生理功能。故曰:"胆者,少阳春升之气,春气升则万物化安,故胆气春升,则余脏从之。胆气不升,则飧泄、肠澼不一而起矣"(《脾胃论·脾胃虚实传变论》)。

知识链接：

胆为六腑之一　　┐
　　　　　　　　├　胆　┌ 为中空器官，与肝相表里——为六腑之一
胆也是奇恒之腑之一┘　　　└ 内藏精汁（胆汁），不直接受纳水谷——为奇恒之腑之一

二、胃

胃属阳属土，与脾相表里。胃位于膈下，腹腔上部，上接食道，下通小肠。胃腔称为胃脘，分上、中、下三部：胃的上部为上脘，包括贲门；下部为下脘，包括幽门；上下脘之间名为中脘。贲门上接食道，幽门下接小肠，为饮食物出入胃腑的通道。主要功能是受纳腐熟水谷，故《内经》称之为"水谷之海"、"太仓"。脾胃常合称为"后天之本"。饮食消化吸收排泄有七个门户。即"唇为飞门，齿为户门，会厌为吸门，胃为贲门，太仓下口为幽门，大肠、小肠为阑门，下极为魄门（即肛门），故曰七冲门也"。

（一）胃的生理功能

1. 主受纳水谷　受纳是接受和容纳之意。胃主受纳是指胃接受和容纳水谷的作用。饮食入口，经过食道，容纳并暂存于胃腑。胃主受纳功能是胃主腐熟功能的基础，也是整个消化功能的基础。若胃有病变，就会影响胃的受纳功能，而出现纳呆、厌食、胃脘胀闷等症状。

2. 主腐熟水谷　腐熟是饮食物经过胃的初步消化，形成食糜的过程。"中焦者，在胃中脘，不上不下，主腐熟水谷"（《难经·三十一难》）。胃接受由口摄入的饮食物并使其在胃中短暂停留，进行初步消化，依靠胃的腐熟作用，将水谷变成食糜。如果胃的腐熟功能低下，就出现胃脘疼痛、嗳腐食臭等食滞胃脘之候。

胃主受纳和腐熟水谷的功能，必须和脾的运化功能相配合，才能顺利完成。"胃司受纳，脾司运化，一纳一运"（《景岳全书·饮食》），才能使水谷化为精微，以化生气血津液，供养全身，故脾胃合称为后天之本，气血生化之源。

（二）胃的生理特性

1. 胃主通降　胃主通降与脾主升清相对。胃主通降是指胃气宜通畅、下降的特性。饮食物入胃，经过胃的腐熟，初步进行消化之后，必须下行入小肠，再经过小肠的分清泌浊，其浊者下移于大肠，然后变为大便排出体外，从而保证了胃肠虚实更替的状态。这是由胃气通畅下行作用而完成的。故曰："水谷入口，则胃实而肠虚；食下，则肠实而胃虚"（《素问·五脏别论》）。"胃满则肠虚，肠满则胃虚，更虚更满，故气得上下"（《灵枢·平人绝谷》）。所以，脾宜升则健，胃宜降则和，脾升胃降，彼此协调，共同完成饮食物的消化吸收。

胃之通降是降浊，降浊是受纳的前提条件。所以，胃失通降，可以出现纳呆脘闷、胃脘胀满或疼痛、大便秘结等胃失和降之证，或恶心、呕吐、呃逆、嗳气等胃气上逆之候。脾胃居中，为人体气机升降的枢纽。所以，胃气不降，不仅直接导致中焦不和，影响六腑的通降，甚至影响全身的气机升降，从而出现各种病理变化。

2. 喜润恶燥　是指胃喜于滋润恶于燥烈之性。胃为燥土，赖水以济燥，故喜润恶燥。其性

能主要体现在两个方面:一是胃气下降必赖胃阴的濡养,所以,在治疗胃病时,要注意保护胃阴。二是胃之喜润恶燥与脾之喜燥恶湿,阴阳互济,从而保证了脾升胃降的动态平衡。

3.人以胃气为本　所谓胃气,其含义有三:其一,指胃的生理功能和生理特性。其二,指脾胃功能在脉象上的反映,临床上有胃气之脉以和缓有力,不快不慢为特点的说法。其三,泛指人体的精气。"胃气者,谷气也,荣气也,运气也,生气也,清气也,卫气也,阳气也"(《脾胃论》)。

胃气可表现在食欲、舌苔、脉象和面色等方面。一般以食欲如常,舌苔正常,面色荣润,脉象从容和缓,不快不慢,称之为有胃气。临床上,往往以胃气之有无作为判断预后吉凶的重要依据,即有胃气则生,无胃气则死。应做到"勿伤胃气",否则胃气一败,百药难施。

三、小肠

小肠属阳属火,与心相表里。居腹中,上接幽门,与胃相通,下连阑门,与大肠相连,主受盛化物和泌别清浊。《内经》称之为"受盛之官"。

(一) 小肠的生理功能

1.主受盛化物　受盛,即接受,以器盛物之意。化物,即消化食物。小肠的受盛化物功能主要表现在两个方面:一是小肠受盛了由胃下移而来的初步消化的食物,起到容器的作用,即受盛作用;二指经胃初步消化的饮食物,在小肠内必须停留一定的时间,由小肠对其进一步消化和吸收,将水谷化为可以被机体利用的营

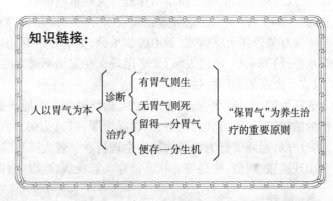

知识链接:

养物质,精微由此而出,糟粕由此下输于大肠,即"化物"作用。在病理上,小肠受盛功能失调,传化停止则气机失于通调,滞而为痛,表现为腹部疼痛等。如化物功能失常,可以导致消化、吸收障碍,表现为腹胀、腹泻、便溏等。

2.主泌别清浊　泌,即分泌。别,即分别。清,即精微物质。浊,即代谢产物。所谓泌别清浊,是指小肠接受胃初步消化的饮食物,在进一步消化的同时,随之进行分别水谷精微和代谢产物的过程。分清,就是将饮食物中的精微进行吸收,再通过脾之升清散精的作用,上输肺,进而输布全身,供给营养。别浊,则体现为两个方面:其一,是将饮食物的残渣糟粕,通过阑门传送到大肠,形成粪便,经肛门排出体外;其二,是将剩余的水分经肾脏气化作用渗入膀胱,形成尿液,经尿道排出体外。因为小肠在泌别清浊过程中,参与了人体的水液代谢,故有"小肠主液"之说。

小肠分清别浊的功能正常,则水液和糟粕各走其道而二便正常。若小肠功能失调,清浊不分,水液归于糟粕,即可出现水谷混杂,便溏泄泻等。因"小肠主液",故小肠分清别浊功能失常不仅影响大便,而且也影响小便,表现为小便短少。所以泄泻初期常用"利小便即所以实大便"的方法治疗。

（二）小肠的生理特性

升清降浊：小肠化物而泌别清浊，将水谷化为精微和糟粕，精微赖脾之升而输布全身，糟粕靠小肠之通降而下传入大肠。升降相因，清浊分别，小肠则司受盛化物之职。否则，升降紊乱，清浊不分，则现呕吐、腹胀、泄泻之候。

四、大肠

大肠属阳属金，与肺相表里。大肠居于下腹中，其上口在阑门处与小肠相接，其下端紧接肛门。《内经》称之为"传导之官"。

（一）大肠的生理功能

1. 传导糟粕　传，即传送。大肠接受经过小肠泌别清浊后所剩下的食物残渣，再吸收其中多余的水液，形成粪便，传送到大肠，经肛门排出体外，故大肠有"传导之官"之称。大肠发生病变，则传导失常，可以出现大便质与量的变化和排便次数的改变，如泄泻或便秘。若湿热蕴结于大肠，大肠气滞血阻，又会出现腹痛、里急后重、下利脓血等。

2. 主津　大肠接受由小肠下注的饮食物残渣和剩余水分之后，将其中的部分水液重新再吸收，使残渣糟粕形成粪便而排出体外。大肠重新吸收水分，参与调节体内水液代谢的功能，称之为"大肠主津"。大肠这种重新吸收水分的功能与体内水液代谢有关。所以，大肠的病变多与津液有关。如大肠虚寒，无力吸收水分，则水谷杂下，出现肠鸣、腹痛、泄泻等。大肠实热，消烁水分，肠液干枯，肠道失润，又会出现大便秘结不通之症状。

（二）大肠的生理特性

通降为用：大肠在脏腑功能活动中，始终处于不断地接受小肠下移的饮食残渣并形成粪便而排泄糟粕，实而不能满的状态，故以降为顺，以通为用。六腑以通为用，以降为顺，尤以大肠为最。所以，通降下行为大肠的重要生理特性。若大肠通降失常，则糟粕内结，肠道壅塞不通，就会出现腹胀、腹痛、便秘等症状。治疗大肠疾病，应以"通降为大法"。

五、膀胱

膀胱属阳属水，与肾相表里。又称净腑、水府、玉海、脬、尿胞。位于下腹部，在脏腑中，居最下处。主贮存尿液及排泄尿液，与肾相表里。《内经》称之为"州都之官"。

（一）膀胱的生理功能

1. 贮存尿液　在人体津液代谢过程中，水液通过肺、脾、肾三脏的作用，布散全身，发挥濡润机体的作用。其被人体利用之后，即是"津液之余"者，下归于肾。经肾的气化作用，升清降浊，清者回流体内，浊者下输于膀胱，变成尿液。所以说："津液之余者，入胞脬则为小便"，"小便者，水液之余也"（《诸病源候论》），说明尿为津液所化。小便与津液常常相互影响，如果津液缺乏，则小便短少；反之，小便过多也会丧失津液。

2. 排泄尿液　尿液贮存于膀胱，达到一定容量时，通过膀胱的气化作用，则尿液可及时排出体外。膀胱气化失司，可以出现尿液排泄异常。如膀胱气化不利，可以引起小便不利或癃闭；膀胱失去约束，又可见尿频、尿失禁、遗尿等。

（二）膀胱的生理特性

肾司膀胱开合：膀胱为人体水液汇聚之所，故称之为"州都之官"。膀胱的贮尿和排尿功能，全赖于肾的固摄和气化功能。所谓膀胱气化，实际上属于肾的气化作用。若肾气的固摄和气化功能失常,则膀胱的气化失司,开合失权,可出现小便不利或癃闭,以及尿频、尿急、遗尿、小便不禁等,故曰:"膀胱不利为癃,不约为遗溺"(《素问·宣明五气》)。所以,膀胱的病变多与肾有关,临床治疗小便异常,常从肾治之。

六、三焦

三焦,是藏象学说中的一个特有名称。三焦是上焦、中焦、下焦的合称,为六腑之一,属脏腑中最大的腑,又称外腑、孤脏。主升降诸气和通行水液,《内经》称之为"决渎之官"。

对三焦解剖形态的认识,历史上有"有名无形"和"有名有形"之争。即使是有形论者,对三焦实质的争论,至今尚无统一看法。但对三焦生理功能的认识,基本上还是一致的。三焦,作为六腑之一,一般认为它是分布于胸腹腔的一个大腑,唯三焦最大,无与匹配,故有"孤腑"之称。正如张景岳所说:"三焦者,确有一腑,盖脏腑之外,躯壳之内,包罗诸脏,一腔之大腑也"(《类经·藏象类》)。关于三焦的形态,作为一个学术问题,可以进一步探讨,但是,这一问题对藏象学说本身来说并不是主要的。因为脏腑概念与解剖学的脏器概念不同,中医学将三焦单独列为一腑,并非仅仅是根据解剖,更重要的是根据生理病理现象的联系而建立起来的一个功能系统。

总观三焦,膈以上为上焦,包括心与肺;横膈以下到脐为中焦,包括脾与胃;脐以下至二阴为下焦,包括肝、肾、大小肠、膀胱、女子胞等。其中肝脏,按其部位来说,应划归中焦,但因它与肾关系密切,故将肝和肾一同划归下焦。三焦的功能实际上是五脏六腑全部功能的总体。

(一)三焦的生理功能

1. 通行元气 元气(又名原气),是人体最根本的气,根源于肾,由先天之精所化,赖后天之精以养,为人体脏腑阴阳之本,生命活动的原动力。元气通过三焦而输布到五脏六腑,充沛于全身,以激发、推动各个脏腑组织的功能活动。所以说,三焦是元气运行的通道。气化运动是生命的基本特征。三焦能够通行元气,元气为脏腑气化活动的动力。因此,三焦通行元气的功能,关系到整个人体的气化作用。故曰:"三焦者,人之三元之气也……总领五脏六腑营卫经络,内外上下左右之气也。三焦通,则内外上下皆通也。其于周身灌体,和调内外,营左养右,导上宣下,莫大于此者也"(《中藏经》)。

2. 运行水谷 "三焦者,水谷之道"(《难经·三十一难》)。三焦具有运行水谷,协助输布精微,排泄废物的作用。其中,"上焦开发,宣五谷味,熏肤,充肌,泽毛"(《灵枢·决气》),有输布精微之功;中焦"泌糟粕,蒸精液,化其精微,上注于肺脉"(《灵枢·营卫生会》),有消化吸收和转输之用;下焦则"成糟粕而俱下于大肠……循下焦而渗入膀胱"(《灵枢·营卫生会》),有排泄粪便和尿液的作用。三焦运化水谷协助消化吸收的功能,是对脾胃、肝肾、心肺、大小肠等脏腑完成水谷消化吸收与排泄功能的概括。

3. 疏通水道 "三焦者,决渎之官,水道出焉"(《素问·灵兰秘典论》)。三焦能"通调水道",调控体内整个水液代谢过程,在水液代谢过程中起着重要作用。人体水液代谢是由多个脏腑参与,共同完成的一个复杂生理过程。其中,上焦之肺,为水之上源,以宣发肃降而通调水道;中焦之脾胃,运化并输布津液于肺;下焦之肾、膀胱,蒸腾气化,使水液上归于脾肺,再参与体内代谢,下形成尿液排出体外。三焦为水液生成敷布、升降出入的道路。三焦气治,则脉络通而水道利。三焦在水液代谢过程中的协调平衡作用,称之为"三焦气化"。三焦通行水液的功能,实际上是对肺、脾、肾等脏腑参与水液代谢功能的总括。

（二）三焦的生理特性

1. **上焦如雾** 雾是形容轻清的水谷精气弥漫的状态。上焦有宣发卫气，敷布精微的作用。上焦接受来自中焦脾胃的水谷精微，通过心肺的宣发敷布，布散于全身，发挥其营养滋润作用，若雾露之溉，故称"上焦如雾"。因上焦接纳精微而布散，故又称"上焦主纳"。

2. **中焦如沤** 沤是形容水谷腐熟成为乳糜的状态。指脾胃运化水谷，化生气血的作用。胃受纳腐熟水谷，由脾之运化而形成水谷精微，以此化生气血，并通过脾的升清转输作用，将水谷精微上输于心肺以濡养周身。因为脾胃有腐熟水谷、运化精微的生理功能，故喻之为"中焦如沤"。因中焦运化水谷精微，故称"中焦主化"。

3. **下焦如渎** 渎是沟渠、水道的意思。指肾、膀胱、大小肠等脏腑主分别清浊，排泄废物的作用。下焦将饮食物的残渣糟粕传送到大肠，变成粪便，从肛门排出体外，并将体内剩余的水液，通过肾和膀胱的气化作用变成尿液，从尿道排出体外。这种生理过程具有向下疏通，向外排泄之势，故称"下焦如渎"。因下焦疏通二便，排泄废物，故又称"下焦主出"。

> **课堂互动**
>
> 　　对比五脏与六腑的功能特点，讨论"五脏者，藏精气而不泻"，"六腑者，传化物而不藏"的异同。

综上所述，三焦关系到饮食水谷受纳、消化吸收与输布排泄的全部气化过程，所以三焦是通行元气，运行水谷的通道，是人体脏腑生理功能的综合，为"五脏六腑之总司"（《类经附翼》）。

第三节　奇恒之腑

奇恒之腑，即脑、髓、骨、脉、胆、女子胞。其共同特点是它们同是一类相对密闭的组织器官，却不与水谷直接接触，即似腑非腑；但具有类似于五脏贮藏精气的作用，即似脏非脏。奇恒之腑，除胆属六腑外，都没有和五脏的表里配属关系。

一、脑

脑又名髓海，深藏于头部，居颅腔之中，内为脑髓，是精髓和神明汇集发出之处，又称为元神之府。《素问·五脏生成》说："诸髓者皆属于脑。"《灵枢·海论》说："脑为髓之海。"

（一）脑的生理功能

1. **主宰生命活动** "脑为元神之府"（《本草纲目》），是生命的枢机，主宰人体的生命活动。元神存则生命在，元神败则生命逝。得神则生，失神则死。

2. **主精神意识** 人的精神活动，包括思维意识和情志活动等，都是客观外界事物反映于脑的结果。脑主精神意识的功能正常，则精神饱满，意识清楚，思维灵敏，记忆力强，语言清晰，情志正常。否则，便出现精神思维及情志方面的异常。

3. **主感觉运动** 眼、耳、口、鼻、舌等五脏外窍，皆位于头面，与脑相通。人的视、听、言、动等，皆与脑有密切关系。总之，脑髓充则神全，神全则气行，气行则有生机、感觉和运动。"脑者人身之大主，又曰元神之府"，"脑气筋入五官脏腑，以司视听言动"，"人身能知觉运动，及能记忆古今，应对万物者，无非脑之权也"（《医易一理》）。

（二）脑的生理联系

1. 脑与肾精的关系　脑由精髓汇集而成，与脊髓相通，而髓由精化，精由肾藏，故脑与肾的关系密切。肾精充盈，则脑髓充满，故脑能正常发挥其各种功能。

2. 脑与五脏的关系　精神活动虽由脑与心主司，但尚有"五神脏"之说，即精神活动分由五脏主司。如《素问·宣明五气》说："心藏神，肺藏魄，肝藏魂，脾藏意，肾藏志。"神虽分藏于五脏，但总由脑所主的元神和心所主的神来调节和控制。

二、髓

髓是分布于骨腔内的一种膏脂样物质。由于髓所在的部位不同，而名称也不相同。充于骨腔内的称骨髓；居于脊椎管内的称脊髓；藏于脑内的称脑髓。脊髓与脑髓上下相通，故合称为脑脊髓。髓的生成和先天之精、后天之精有关。从根本上来说，髓由肾精所化生，即肾藏精，精生髓。另外，饮食物所化生的精微，经过骨孔而补益骨髓，骨髓又不断补益脑髓。所以，先天之精或后天之精都与髓的生成有密切关系。

（一）髓的生理功能

1. 充养脑髓　脑为髓之海，髓充盈于脑中，以维持脑的正常生理功能。若肾精不足，不能生髓充脑，可以导致髓海空虚，出现头晕耳鸣、两眼昏花、健忘等症状。

2. 滋养骨骼　髓藏骨中，滋养骨骼。骨骼得到骨髓的充养，则生长发育正常，保持其坚刚之性。若骨髓不充，骨骼失养，小儿则骨骼发育不良，身材短小；成人则骨骼脆弱，容易发生骨折。

3. 化生血液　肾藏精，精生髓，髓生血。因此，在临床上对于某些血液系统疾病，如再生障碍性贫血，其根本在于肾虚，故运用补肾阴、填肾精的方法治疗，可取得一定效果，这也是以髓能化生血液为理论依据的。

（二）髓的生理联系

骨髓、脑髓、脊髓均为肾中精气所化生。因此，肾中精气的盛衰，直接影响到髓的生成，在治疗时应注意从肾着手。

三、骨

骨，泛指人体的骨骼，是构成人体的支架。骨具有贮藏骨髓，支持形体和保护内脏的功能，与肾的关系最为密切。

（一）骨的生理功能

1. 贮藏骨髓　"骨者，髓之府"（《素问·脉要精微论》）。骨为髓府，髓藏骨中，所以说骨有贮藏骨髓的作用。

2. 支持形体　骨具坚刚之性，为人身之支架，能支持形体，保护脏腑，故云："骨为干"（《灵枢·经脉》）。人体以骨骼为主干，骨支撑身形，使人体维持一定的形态，并防卫外力对内脏的损伤，从而发挥保护作用。

3. 主管运动　骨是人体运动系统的重要组成部分。肌肉和筋的收缩弛张，促使关节屈伸或旋转，从而表现为躯体的运动。在运动过程中，骨及由骨组成的关节起到了支点、支撑、具体实施动作等重要作用。所以一切运动都离不开骨。

（二）骨的生理联系

1. 肾主骨　因为肾藏精，精生髓而髓又能养骨，所以骨骼的生理功能与肾精有密切关系。髓藏于骨骼之中，称为骨髓。肾精充足，则骨髓充盈，骨骼得到骨髓的滋养，才能强劲坚固。总之，肾精具有促进骨骼的生长、发育、修复的作用，故称"肾主骨"。如果肾精虚少，骨髓空虚，就出现骨骼软弱无力，甚至骨骼发育障碍。所以小儿囟门迟闭、骨软无力，以及老年人的骨质脆弱、易于骨折等均与肾精不足有关。

齿为骨之余，齿与骨同出一源，也是由肾精所充养，故曰："齿者，肾之标，骨之本也"（《杂病源流犀烛》）。牙齿的生长、脱落与肾精的盛衰有密切关系。所以，小儿牙齿生长迟缓，成人牙齿松动或早期脱落，都是肾精不足的表现，常用补益肾精的方法治疗。

2. 奇经之督脉与骨　脊即脊椎，由颈椎、胸椎、腰椎、骶骨和尾骨组成。脊内有督脉，"督脉者，起于下极之俞，并于脊里，上至风府，入属于脑"（《难经·二十八难》）。故"督脉为病，脊强反折"（《素问·骨空论》），"督脉之为病，脊强而厥"（《难经·二十九难》）。所以，奇经之督脉与骨有密切关系。

四、脉

脉即脉管，又称血脉、血府，为气血运行的通道。脉是相对密闭的管道系统，它遍布全身，无处不到，环周不休，外而肌肤皮毛，内而脏腑体腔，形成一个密布全身上下内外的网络。脉与心肺有着密切的联系，三者相互为用，既分工又合作，共同完成气血的运行。

（一）脉的生理功能

1. 运行气血　气血在人体的脉中运行不息，而循环贯注周身。脉能促进气血运行。

2. 约束血行　"壅遏营气，令无所避，是谓脉"（《灵枢·决气》）。脉可以约束血液，使血液在脉中正常运行而不溢出脉外。若因火热炽盛、外力所伤或气虚不固而损伤脉道，则会出现各种出血症状。

（二）脉的生理联系

1. 心主脉　心主脉的机制有二：一是因为心与脉在结构上直接相连，息息相通，即"心之合脉也"之意。二是脉中的血液循环往复，运行不息，主要依靠心气的推动。因此，心不仅主血，而且也主脉。全身的血和脉均由心所主，故曰："心主身之血脉"（《素问·痿论》）。所以，心的功能正常，则血脉流畅；心的功能异常，则血行障碍。如心气不足，鼓动乏力，则脉象虚弱；心气不足，血脉不充，则脉来细小；心脉瘀阻，血运不畅，则发绀，胁下痞块，脉律不整。

2. 肺、肝、脾与脉　肺朝百脉；肝主藏血，调节血量，防止出血；脾主统血，使血液不溢于脉外。所以，脉的生理功能与肺、肝、脾等亦有密切关系。若肺、脾、肝的功能失常，则可导致脉络损伤，使血液不循常道，而形成出血、血瘀之候。

3. 反应五脏的功能　脉为气血运行的通道，人体各脏腑组织与血脉息息相通。脉与心密切相连。心脏推动血液在脉管中流动时产生的搏动，谓之脉搏，脉象是脉动应指的形象。脉象的形成，不仅与血、心、脉有关，而且与全身脏腑机能活动也有密切关系。因此，人体气血之多少，脏腑功能之盛衰，均可通过脉象反映出来。所以，通过切脉来推断病理变化，可以诊断疾病。

五、女子胞

女子胞,又名胞宫、胞脏、子宫、子脏,为奇恒之腑之一。位于小腹部,居膀胱之后,直肠之前,下口与阴道相连,外形如倒置的梨。主月事和孕育胎儿。从现代生理学来看,它应包括妇女整个内生殖器官。

(一)女子胞的生理功能

1. **主月经** 月经来源于女子胞。女子十四岁左右,肾中精气充盛,产生天癸,冲任二脉通,女子胞发育成熟,月经按时来潮。到了四十九岁,肾中精气渐衰,天癸竭,冲任不通,则绝经。月经的产生,是脏腑气血作用于胞宫的结果。胞宫的功能正常与否直接影响月经的来潮,所以胞宫有主持月经的作用。

2. **主孕育胎儿** 胞宫是女性孕产的器官。女子在发育成熟后,月经应时来潮,便有受孕生殖的能力。此时,两性交媾,两精相合,就构成了胎孕。"阴阳交媾,胎孕乃凝,所藏之处,名曰子宫"(《类经·藏象类》)。受孕之后,月经停止来潮,脏腑经络气血皆下注于冲任,到达胞宫以养胎。

(二)女子胞的生理联系

1. **女子胞与脏腑** 女子以血为本,经水为血所化,而血来源于脏腑。在五脏之中,女子胞与肝、脾、肾的关系尤为密切。

(1)女子胞与肝:肝主疏泄而藏血,为全身气血调节之枢。女子胞的主要生理作用在于血的藏与泄。肝为血海,主藏血,为妇女经血之本。肝血充足,藏血功能正常,肝血下注血海,则冲脉盛满,血海充盈。肝主疏泄,调畅气机,肝气条达,疏泄正常,则气机调畅而任脉通,太冲脉盛,月事以时下。因此,肝与女子胞的关系主要体现在月经方面。女子以血为体,以气为用。女子的经、孕、胎、产、乳无不与气血相关,无不依赖于肝之藏血和疏泄功能,故有"女子以肝为先天"(《临证指南医案》)之说。

(2)女子胞与脾:脾主运化,主生血统血,为气血生化之源。血者水谷之精气,和调于五脏,洒陈于六腑,在女子则上为乳汁,下为月经。女子胞与脾的关系,主要表现在经血的化生与经血的固摄两个方面。脾气健旺,化源充足,统摄有权,则经血藏与泄正常。

(3)女子胞与肾:肾为先天之本,主藏精,生髓。肾中精气的盛衰,主宰着人体的生长发育和生殖能力。肾与女子胞的关系主要体现在天癸的至竭和月经孕育方面。"天癸者,阴精也,盖男女之精皆主肾水,故皆可称为天癸也",因此,女子到了青春期,肾精充盈,在天癸的作用下,胞宫发育成熟,月经应时来潮,就有了生育能力,为孕育胎儿准备了条件。反之,进入老年,由于肾精衰少,天癸由少而至衰竭,于是月经闭止,生育能力也随之而丧失了。

2. **女子胞与经络** 女子胞与冲、任、督、带,以及十二经脉,均有密切关系。其中,以冲、任、督、带为最。

(1)女子胞与冲脉:冲脉上渗诸阳,下灌三阴,与十二经脉相通,为十二经脉之海。冲脉又为五脏六腑之海。脏腑经络之气血皆下注冲脉,故称冲为血海。因为冲为血海,蓄溢阴血,胞宫才能泄溢经血,孕育胎儿,完成其生理功能。

(2)女子胞与任脉:任有妊养之义。任脉为阴脉之海,蓄积阴血,为人体妊养之本。任脉通畅,月经正常。月经如常,方能孕育胎儿。因一身之阴血经任脉聚于胞宫,妊养胎儿,故称"任主胞胎"。任脉气血通盛是女子胞主持月经、孕育胎儿的生理基础。冲为血海,任主胞胎,二者相资,方能有子。所以,胞宫的作用与冲任二脉的关系更加密切。

(3)女子胞与督脉:督脉为"阳脉之海",督脉与任脉,同起于胞中,一行于身后,一行于身前,交会于龈交,其经气循环往复,沟通阴阳,调摄气血,以维持胞宫正常的经、孕、产的生理活动。

(4)女子胞与带脉:"带脉下系于胞宫,中束人身,居身之中央"(《血证论·崩带》),既可约束、统摄冲任督三经的气血,又可固摄胞胎。

(5)女子胞与十二经脉:十二经脉的气血通过冲脉、任脉、督脉灌注于胞宫之中,而为经血之源,胎孕之本。女子胞直接或间接与十二经脉相通,禀受脏腑之气血,泄而为经血,藏而育胎胞,从而完成其生理功能。

第四节 脏腑之间的关系

一、脏与脏的关系

脏与脏之间的关系,即五脏之间的关系。"五脏之气,皆相贯通"(《侣山堂类辨》)。心、肺、脾、肝、肾五脏各具不同的生理功能和特有的病理变化,但脏与脏之间不是孤立的而是彼此密切联系着的。脏与脏之间的关系不单是表现在形态结构方面,更重要的是它们在生理和病理上的联系。脏与脏之间相互滋生,相互制约。

(一)心与肺的关系

心肺同居上焦。心肺在上,心主血,肺主气;心主行血,肺主呼吸。这就决定了心与肺之间的关系,实际上就是气和血的关系。

心主血脉,上朝于肺,肺主宗气,贯通心脉,两者相互配合,保证气血的正常运行,维持机体各脏腑组织的新陈代谢。气属阳,血属阴,血的运行虽为心所主,但必须依赖肺气的推动;而只有正常的血液循行,才能维持肺主气功能的正常进行。心与肺,血与气,是相互依存的。气行则血行,血至气亦至。所以,若血无气的推动,则血失统帅而瘀滞不行;气无血的运载,则气无所依附而涣散不收。

心与肺在病理上主要表现为:肺的宣肃功能失调,可影响心主行血的功能,而致血液运行失常。反之,心的功能失调,导致血行异常时,也会影响肺的宣发和肃降,从而出现心肺亏虚,气虚血瘀之候等。

(二)心与脾的关系

心主血而行血,脾主生血又统血,心与脾的关系主要表现以下几个方面:

1.血液的生成方面 心主血脉,脾主运化为气血生化之源。心血赖脾气转输的水谷精微以化生,而脾的运化功能又有赖于心血的不断滋养和心阳的推动,并在心神的统率下维持其正常的生理活动。故曰:"脾之所以能运行水谷者,气也。气虚则凝滞而不行,得心火以温之,乃健运而不息,是为心火生脾土"(《医碥》)。脾气健运,化源充足,则心血充盈;心血旺盛,脾得濡养,则脾气健运。

2.血液运行方面 血液在脉内循行,既赖心气的推动,又靠脾气的统摄,方能循经运行而不溢于脉外。

心与脾在病理上主要表现在血液的生成和运行功能失调,以及运化无权等,形成心脾两虚之候,可见心悸、失眠、食少、肢倦、面色五华等症状。

(三)心与肝的关系

心主血,肝藏血;心主神志,肝主疏泄,调节精神情志。所以,心与肝的关系,主要是主血和藏血,主神明与调畅情志两个方面。

1. 血液方面　心主血,心是一身血液运行的枢纽;肝藏血,肝是贮藏和调节血液的重要脏腑。两者相互配合,共同维持血液的运行,所以说:"肝藏血,心行之。"全身血液充盈,肝有所藏,才能发挥其贮藏血液和调节血量的作用,以适应机体活动的需要,心亦有所主。心血充足,肝血亦旺,肝所藏之阴血,具有濡养肝体、制约肝阳的作用。所以,肝血充足,肝体得养,则肝之疏泄功能正常,使气血疏通,血液不致瘀滞,有助于心主血脉功能正常进行。

2. 神志方面　心主神志,肝主疏泄。人的精神、意识和思维活动,虽然主要由心主宰,但与肝的疏泄功能亦密切相关。血液是神志活动的物质基础。心血充足,肝有所藏,则肝之疏泄正常,气机调畅,气血和平,精神愉快。肝血旺盛,制约肝阳,使之勿亢,则疏泄正常,使气血运行无阻,心血亦能充盛,心得血养,神志活动正常。由于心与肝均依赖血液的濡养滋润,阴血充足,两者功能协调,才能精神饱满,情志舒畅。

心与肝在病理上主要表现为:阴血不足和神志不安两个方面,表现为心肝血虚和心肝火旺之候等。

(四)心与肾的关系

心居胸中,属阳,在五行属火;肾在腹中,属阴,在五行属水。心肾之间相互依存,相互制约的关系,称之为心肾相交,又称水火相济。心肾这种关系遭到破坏,形成了病理状态,称之为心肾不交。

心与肾之间,在生理状态下,是以阴阳、水火、精血的动态平衡为重要条件的。具体体现在以下三个方面。

1. 水火既济　从阴阳、水火的升降理论来说,在上者宜降,在下者宜升,升已而降,降已而升。心位居于上而属阳,主火,其性主动;肾位居于下而属阴,主水,其性主静。心火必须下降于肾,与肾阳共同温煦肾阴,使肾水不寒。肾水必须上济于心,与心阴共同涵养心阳,使心火不亢。肾无心之火则水寒,心无肾之水则火炽。这称为水火既济,心肾相交的关系。

2. 精血互生　心主血,肾藏精,精和血都是维持人体生命活动的必要物质。精血之间相互滋生,相互转化,血可以化而为精,精亦可化而为血。

3. 精神互用　心主神志,肾藏精、生髓、通于脑。精是神的物质基础,神是精的外在表现。

心与肾在病理上主要表现为:心与肾之间的水火、阴阳、精血动态平衡失调,称之为心肾不交,表现为心肾阴虚、水气凌心、心肾阳虚之候等。

(五)肺与脾的关系

脾主运化,为气血生化之源;肺司呼吸,主一身之气。脾主运化,为肺行其津液;肺主行水,通调水道。所以,脾和肺的关系主要表现于气的生成和津液的代谢两个方面。

1. 气的生成方面　脾主运化,为气血生化之源,但脾所化生的水谷之气,必须依赖肺气的宣降才能敷布全身。肺在生理活动中所需要的气,又要靠脾运化的水谷精微来充养,故脾能助肺益气。因此,肺气的盛衰在很大程度上取决于脾气的强弱,故有"肺为主气之枢,脾为生气之源"之说。

2. 水液代谢方面　肺主行水而通调水道,脾主运化水湿,为调节水液代谢的重要脏器。人体的津液由脾上输于肺,通过肺的宣发和肃降而布散至周身并下输膀胱。脾之运化水湿赖肺气宣降的协助,而肺之宣降靠脾之运化以资助。脾肺两脏互相配合,共同参与水液代谢过程。

肺于脾在病理上主要表现为:气的生成不足和水液代谢失常两个方面,常表现为脾肺两虚、痰湿阻肺之候等。

(六)肺与肝的关系

肝主升发,肺主肃降,肝升肺降,气机调畅,气血流行,脏腑安和,所以肝和肺的关系主要体现于气机升降和气血运行两个方面。

1. 气机升降 "肝生于左,肺藏于右"(《素问·刺禁论》)。肺居膈上,其气肃降;肝居膈下,其气升发。肝从左而升,肺从右而降,"左右者,阴阳之道路也"(《素问·阴阳应象大论》)。肝从左升为阳道,肺从右降为阴道,肝升才能肺降,肺降才能肝升,升降得宜,出入交替,则气机舒展。

2. 气血运行 肝肺的气机升降,实际上也是气血的升降。肝藏血,调节全身之血;肺主气,治理调节一身之气。肺调节全身之气的功能又需要得到血的濡养,肝向周身各处输送血液又必须依赖于气的推动。总之,全身气血的运行,虽赖心所主,但又须肺主治节及肝主疏泄和藏血作用的制约,故两脏对气血的运行也有一定的调节作用。

肝与肺在病理上主要表现为:气机升降失常和气血运行不畅方面,如肝火犯肺等。

(七)肺与肾的关系

肺属金,肾属水,金生水,故肺肾关系称之为金水相生,又名肺肾相生。肺为水上之源,肾为主水之脏;肺主呼气,肾主纳气。所以肺与肾的关系,主要表现在水液代谢和呼吸运动两个方面。

1. 呼吸方面 肺司呼吸,肾主纳气。人体的呼吸运动,虽然由肺所主,但需要肾的纳气作用来协助。只有肾气充盛,吸入之气才能经过肺之肃降而下纳于肾。肺肾相互配合,共同完成呼吸的生理活动。所以说:"肺为气之主,肾为气之根。"

2. 水液代谢方面 肺为水之上源,肾为主水之脏。肺主行水而通调水道,水液只有经过肺的宣发和肃降,才能使精微津液布散到全身各个组织器官中去,而浊液下归于肾。下归于肾之水液,通过肾的气化,使清者升腾,通过三焦回流体内;浊者变成尿液而输入膀胱,从尿道排出体外。肺肾两脏密切配合,共同参与对水液代谢的调节。但是,两者在调节水液代谢过程中肾主水液的功能居于重要地位。所以说:"其本在肾,其标在肺。"

3. 阴液方面 肺与肾之间的阴液也是互相滋生的。肺属金,肾属水,金能生水,肺阴充足,输精于肾,使肾阴充盛,保证肾的功能旺盛。水能润金,肾阴为一身阴液之根本,肾阴充足,循经上润于肺,保证肺气清宁,宣降正常。故曰:"肺气之衰旺,全恃肾水充足,不使虚火炼金,则长保清宁之体"(《医医偶录》)。

肺与肾在病理上主要表现为:呼吸异常、水液代谢失调和阴液亏损等方面,出现肺肾阴虚和肺肾气虚等肺肾两虚之候,往往须肺肾同治而获效。故又有"肺肾同源"、"金水同源"之说。

(八)肝与脾的关系

肝主疏泄,脾主运化;肝藏血,脾生血统血。因此,肝与脾的关系主要表现为疏泄与运化、藏血与统血两个方面。

1. 消化方面 肝主疏泄,分泌胆汁,输入肠道,帮助脾胃对饮食物的消化。所以,脾得肝之疏泄,运化功能健旺。脾主运化,为气血生化之源。脾气健运,水谷精微充足,才能不断地输送滋养于肝,肝才能得以发挥正常的作用。

2.血液方面　血液的循行,虽由心所主,但与肝、脾有密切的关系。肝主藏血,脾主生血统血。脾之运化,赖肝之疏泄,而肝藏之血,又赖脾之化生。脾气健运,血液的化源充足,则生血统血机能旺盛。脾能生血统血,则肝有所藏,肝血充足,方能根据人体生理活动的需要来调节血液。此外,肝血充足,则疏泄正常,气机调畅,使气血运行无阻。所以,肝脾相互协作,共同维持血液的生成和循行。

肝与脾在病理上主要表现为:饮食水谷的消化吸收和血液方面,这种关系往往通过肝与脾之间的病理传变反映出来。或为肝病及脾,肝木乘脾而肝脾不调,肝胃不和;或为脾病传肝,土反侮木,而土壅木郁。

(九)肝与肾的关系

肝藏血,肾藏精;肝主疏泄,肾主闭藏。肝肾之间的关系称之为肝肾同源,又称乙癸同源。肝与肾的关系主要表现在精与血之间相互滋生和相互转化的关系。

1.阴液互养　肝在五行属木,肾在五行属水,水能生木。肝主疏泄和藏血,体阴用阳。肾阴能涵养肝阴,使肝阳不致上亢,肝阴又可资助肾阴的再生。在肝阴和肾阴之间,肾阴是主要的,只有肾阴充足,才能维持肝阴与肝阳之间的动态平衡。就五行学说而言,水为母,木为子,这种母子相生关系,称为水能涵木。

2.精血互生　肝藏血,肾藏精,精血相互滋生。在正常生理状态下,肝血依赖肾精的滋养。肾精又依赖肝血的不断补充,肝血与肾精相互滋生相互转化。精与血都化源于脾胃消化吸收的水谷精微,故称"精血同源"。

3.藏泄互用　肝主疏泄,肾主封藏,二者之间存在着相互为用、相互制约、相互调节的关系。肝之疏泄与肾之闭藏是相反相成的。肝气疏泄可使肾气闭藏而开合有度,肾气封藏又可制约肝之疏泄太过,也可助其疏泄不及。这种关系主要表现在女子月经生理和男子排精功能方面。

肝与肾病理上主要表现为:阴阳失调、精血失调和藏泄失司等方面。临床上,肝或肾不足,或相火过旺,常常肝肾同治,或用滋水涵木,或用补肝养肾,或用泻肝肾之火的方法,都是以肝肾同源理论为依据的。

(十)脾与肾的关系

脾为后天之本,肾为先天之本,脾与肾在生理上的关系主要反映在先天、后天相互滋生和水液代谢方面。

1.先天、后天相互滋生　脾主运化水谷精微,化生气血,为后天之本;肾藏精,为先天之本。"先天为后天之根"(《医述》)。脾的运化,必须得肾阳的温煦蒸化,始能健运。"脾为后天,肾为先天,脾非先天之气不能化,肾非后天之气不能生"(《傅青主女科·妊娠》)。肾精又赖脾运化水谷精微的不断补充,才能充盛。这充分说明了先天温养后天,后天补养先天的关系。

2.水液代谢方面　脾主运化水湿,须有肾阳的温煦作用;肾主水,司开合,使水液的吸收和排泄正常。但这种开合作用,又赖脾气的制约,即所谓"土能制水"。脾肾两脏相互协作,共同完成水液的新陈代谢。

脾与肾病理上主要表现为:如肾阳不足,不能温煦脾阳,致脾阳不振或脾阳久虚,进而损及肾阳,引起肾阳亦虚,最终均可导致脾肾阳虚。临床上主要表现在消化机能失调和水液代谢紊乱方面。

二、腑与腑的关系

胆、胃、大肠、小肠、膀胱、三焦六腑的生理功能虽然不同,但它们都是化水谷,行津液的器官。饮食入胃,经胃的腐熟和初步消化,下传于小肠而泌别清浊,其清者为水谷之精微,通过脾的转输,上输于肺及周身。其浊者,分为废水及食物残渣两部分。其中,多余的水液渗入膀胱,通过肾的气化作用,生成尿液排出体外。而食物残渣则下降到大肠,大肠吸收其多余的水分进行燥化,形成粪便排出于体外。在饮食物的消化吸收过程中,还需依靠胆汁排入肠中以助消化,三焦为水谷运行的道路,为气化的场所。

在生理特点上,六腑以传化水谷为主,泻而不藏,以通为顺,只有六腑保持通畅,饮食物才能得以正常的消化吸收和排泄。由于六腑传化水谷,需要不断地受纳排空,虚实更替,故有"六腑以通为用"的说法。

六腑在病理上相互影响,如胃有实热,津液被灼,必致大便燥结,大肠传导不利。而大肠传导失常,肠燥便秘也可引起胃失和降,胃气上逆,出现嗳气、呕恶等症状。又如胆火炽盛,常可犯胃,可现呕吐苦水等胃失和降之证,而脾胃湿热,熏蒸于胆,胆汁外溢,则现口苦、黄疸等。

三、脏与腑的关系

脏与腑的关系,实际上就是脏腑阴阳表里配合关系。由于脏属阴、腑属阳,脏为里、腑为表,一脏一腑,一表一里,一阴一阳,相互配合,组成心与小肠、肺与大肠、脾与胃、肝与胆、肾与膀胱等脏腑的表里关系。

一脏一腑的表里配合关系,其根据有四:一是经脉络属,即属脏的经脉络于所合之腑,属腑的经脉络于所合之脏。二是结构相连,如胆附肝叶之间,脾与胃以膜相连,肾与膀胱之目有"系"(输尿管)相通。三是气化相通,脏行气于腑,脏腑之间通过经络和营卫气血的正常运行而保持生理活动的协调。六腑传化水谷的功能,是受五脏之气的配合才能完成。如胃的纳谷需脾气的运化,膀胱的排尿赖肾的气化作用等。四是病理相关,如肺热壅盛,肺失肃降,可致大肠传导失职而大便秘结等;反之,大肠热结,腑气不通,亦可影响肺气宣降,导致胸闷、喘促等。五脏不平,六腑闭塞;反之,六腑闭塞,五脏亦病。

脏腑表里关系,不仅说明它们在生理上的相互联系,而且也决定了它们在病理上的相互影响,脏病及腑,腑病及脏,最终导致脏腑同病。因而在治疗上也相应地有脏病治腑,腑病治脏,脏腑同治等方法。

(一)心与小肠的关系

心为脏,属阴;小肠为腑,属阳。心主血脉,为血液循行的动力;小肠为受盛之官,承受由胃腑下移的饮食物进一步消化,分清别浊。心阳下移于小肠,则小肠受盛化物,分别清浊的功能得以正常进行。小肠在分别清浊过程中,将清者吸收,通过脾气升清而上输肺,化赤为血,使心血不断地得到补充。

病理上,心与小肠相互影响,心火可下移于小肠,"心主于血,与小肠合,若心家有热,结于小肠,故小便血也"(《诸病源候论》)。小肠实热亦可上熏于心。

(二)肺与大肠的关系

肺为脏,属阴,大肠为腑,属阳。肺主气,主行水,大肠主传导,主津,故肺与大肠的关系主要表现在传导和呼吸方面。

1. 传导方面　大肠的传导功能,有赖于肺气的清肃下降。肺气清肃下降,大肠之气亦随之而降,以发挥其传导功能,使大便排出通畅。此外,肺主行水、通调水道,与大肠主津、重新吸收剩余水分的作用相互协作,参与了水液代谢的调节,使大肠既无水湿停留之患,又无津枯液竭之害,从而保证了大便的正常排泄。

2. 呼吸方面　肺司呼吸,肺气以清肃下降为顺。大肠为六腑之一,六腑以通为用,其气以通降为贵。肺与大肠之气化相通,故肺气降则大肠之气亦降,大肠通畅则肺气亦宣通。

肺与大肠在病理上的相互影响,主要表现在肺失宣降和大肠传导功能失调方面。

(三)脾与胃的关系

脾为脏,属阴,胃为腑,属阳。脾与胃在五行属土,位居中焦,以膜相连,经络互相联络而构成脏腑表里配合关系。脾胃为后天之本,在饮食物的受纳、消化、吸收和输布的生理过程中起主要作用。脾与胃之间的关系,具体表现在纳与运、升与降、燥与湿几个方面。

1. 纳运相得　胃的受纳和腐熟,为脾之运化奠定基础;脾主运化,消化水谷,转输精微,为胃纳食提供能源。两者密切合作,才能完成消化饮食、输布精微,发挥供养全身之用。"胃司受纳,脾主运化,一运一纳,化生精气"(《景岳全书·脾胃》)。

2. 升降相因　脾胃居中,为气机上下升降之枢纽。脾的运化功能,不仅包括消化水谷,而且还包括吸收和输布水谷精微。脾的这种生理作用,主要是向上输送到肺,并借助肺的作用以供养全身。所以说:"脾气主升。"胃主受纳腐熟,以通降为顺。胃将受纳的饮食物初步消化后,向下传送到小肠,并通过大肠使糟粕浊秽排出体外,从而保持肠胃虚实更替的生理状态,所以说:"胃气主降"。"纳食主胃,运化主脾,脾宜升则健,胃宜降则和"(《临证指南医案》)。故脾胃健旺,升降相因,是胃主受纳、脾主运化的正常生理状态。

3. 燥湿相济　脾为阴脏,以阳气用事,脾阳健则能运化,故喜燥而恶湿。胃为阳腑,赖阴液滋润,胃阴足则能受纳腐熟,故喜润而恶燥。故曰:"太阴湿土,得阳始运,阳明燥土,得阴自安。以脾喜刚燥,胃喜柔润故也"(《临证指南医案》)。燥湿相济,脾胃功能正常,饮食水谷才能消化吸收。胃津充足,才能受纳腐熟水谷,为脾之运化吸收水谷精微提供条件。脾不为湿困,才能健运不息,从而保证胃的受纳和腐熟不断进行。由此可见,胃润与脾燥的特性是相互为用、相互协调的。

因此,脾胃在病变过程中,往往相互影响,主要表现在纳运失调、升降反常和燥湿不济。

(四)肝与胆的关系

肝为脏,属阴,胆为腑,属阳。肝位于右胁,胆附于肝叶之间。肝与胆在五行均属木,经脉又互相络属,构成脏腑表里。肝与胆在生理上的关系,主要表现在消化功能和精神情志活动方面。

1. 消化功能方面　肝主疏泄,分泌胆汁;胆附于肝,贮藏、排泄胆汁。二者共同合作使胆汁疏泄到肠道,以帮助脾胃消化食物。所以,肝的疏泄功能正常,胆才能贮藏排泄胆汁,胆之疏泄正常,胆汁排泄无阻,肝才能发挥正常的疏泄作用。

2. 精神情志方面　肝主疏泄,调节精神情志;胆主决断,与人之勇怯有关。肝胆两者相互配合,相互为用,人的精神意识思维活动才能正常进行。故曰:"胆附于肝,相为表里,肝气虽强,非胆不断,肝胆相济,勇敢乃成"(《类经·藏象类》)。

肝与胆在病变过程中主要表现在胆汁疏泄不利和精神情志异常两个方面。

（五）肾与膀胱的关系

肾为脏,属阴,膀胱为腑,属阳。肾为水脏,膀胱为水腑,在五行同属水。两者密切相连,又有经络互相络属,构成脏腑表里相合的关系。

肾司开合,为主水之脏,主津液,开窍于二阴,膀胱贮存尿液,排泄小便,而为水腑。膀胱的气化功能,取决于肾气的盛衰,肾气司开合以控制尿液的排泄。肾气充足,固摄有权,则尿液能够正常地生成,并下注于膀胱,贮存而不漏泄,膀胱开合有度,则尿液能够正常地贮存和排泄。肾与膀胱密切合作,共同维持体内水液代谢。

肾与膀胱在病理上主要表现在水液代谢和膀胱的贮尿和排尿功能失调方面。如肾阳虚衰,气化无权,影响膀胱气化,则出现小便不利、癃闭、尿频尿多、小便失禁等症状。

实践 3-1　五脏之间的联系

（一）准备

1. 指导教师准备典型案例。

2. 学生认真复习五脏的生理功能、特性、联系及五脏之间的关系。

（二）实践过程

1. 指导教师对案例进行分析,对脏腑之间通过生理功能所表现出来的特点联系在一起,进行举例分析。

2. 学生分组讨论并根据相关案例进行分析。

3. 教师根据学生的案例进一步分析,明确五脏之间在生理上相互促进,在病理上相互影响的特点。

（三）注意事项

1. 案例一定要准确。

2. 选择案例要具有代表性。

（四）结果和讨论

1. 通过实验课加深学生对五脏功能、特性及联系的认识。

2. 通过实验课使学生明确五脏之间的联系。

实践 3-2　六腑之间的联系

（一）准备

1. 指导教师准备典型案例。

2. 学生复习六腑各自的生理功能、生理特性及六腑之间的关系。

（二）实践过程

1. 指导教师对案例进行分析,对六腑在生理上及病理上的表现进行举例分析。

2. 学生分组讨论并根据相关案例进行分析。

3. 教师根据学生的案例进一步分析,明确六腑关系。

（三）注意事项

1. 案例一定要准确。

2.选择案例要具有代表性。

（四）结果和讨论

通过实验课加深学生对六腑关系的记忆。

实践3-3　脏腑之间的联系

（一）准备

1.指导教师准备典型案例。

2.学生复习脏腑关系。

（二）实践过程

1.指导教师对案例进行分析,对脏与腑在生理上及病理上的表现进行举例分析。

2.学生分组讨论并根据相关案例进行分析。

3.教师根据学生的案例进一步分析,明确脏腑关系。

（三）注意事项

1.案例一定要准确。

2.选择案例要具有代表性。

（四）结果和讨论

通过实验课加深学生对脏腑关系的记忆。

 **达标与评价**

【A型题】

1.藏象的正确含义是指

A.内脏的形象　　　　　　　　B.藏于人体内的内脏器官所表现于外的生理、病理现象

C.内在组织器官的表象　　　　D.五脏的生理现象　　　　E.五脏六腑的形象

2.具有"藏精气而不泻"特点的是

A.五脏　　　　　B.六腑　　　　　C.脏腑　　　　D.奇恒之腑　　　　E.经络

3.称为"君主之官"的是

A.肺　　　　　B.脾　　　　　C.心　　　　D.肝　　　　E.肾

4.心主血脉的生理功能主要依赖于

A.心血的作用　　　　　　　　B.心神的作用　　　　　　　　C.心阴的作用

D.血脉的作用　　　　　　　　E.心气的作用

5.神志活动最主要的物质基础是

A.津液　　　　　B.血液　　　　　C.精液　　　　D.阴液　　　　E.营气

6.下列哪项与心主血脉的功能关系不大

A.面部　　　　　B.舌色　　　　　C.皮肤　　　　D.脉象　　　　E.胸部感觉

7.与小肠相表里的是

A.肺　　　　　B.脾　　　　　C.肝　　　　D.肾　　　　E.心

8. 心对何种邪气具有易感性

A. 寒邪　　　　B. 火邪　　　　C. 湿邪　　　　D. 风邪　　　　E. 燥邪

9. 具有"华盖"之称的是

A. 心　　　　B. 肺　　　　C. 脾　　　　D. 肝　　　　E. 肾

10. 肺通调水道的功能,主要依赖于

A. 肺气宣发　　　　　　　B. 肺气肃降　　　　　　　C. 肺气宣发和肃降

D. 肺主气　　　　　　　　E. 肺朝百脉

11. 称为"相傅之官"的是

A. 心　　　　B. 肺　　　　C. 脾　　　　D. 肝　　　　E. 肾

12. 肺主一身之气的作用,主要取决于

A. 肺的呼吸功能　　　　　　B. 生成宗气　　　　　　C. 宣发卫气

D. 调节全身气机　　　　　　E. 吸入清气

13. 肺的生理功能不包括

A. 主气　　　　B. 朝百脉　　　　C. 宣发和肃降　　　　D. 通调水道　　　　E. 在液为汗

14. 洁净呼吸道是肺的

A. 宣发作用　　B. 肃降作用　　C. 呼吸作用　　D. 朝百脉作用　　E. 通调水道作用

15. 肺的生理功能是

A. 主气　　　　B. 生气　　　　C. 纳气　　　　D. 载气　　　　E. 调气

16. 咳嗽、气喘多是因为

A. 肺主气的功能失常　　　　B. 肺的宣发肃降失常　　　　C. 肺朝百脉的功能失常

D. 肺通调水道的功能失常　　E. 肺主卫气的功能失常

17. 以下哪一项不是肺宣发作用的体现

A. 呼出浊气　　　　　　　　B. 宣散卫气　　　　　　　C. 将水谷精微向外布散

D. 将津液输布于全身,外达皮毛　E. 使全身血液聚会于肺

18. 称为"娇脏"的是

A. 心　　　　B. 肺　　　　C. 脾　　　　D. 肝　　　　E. 肾

19. 称为"气血生化之源"的是

A. 心　　　　B. 肺　　　　C. 脾　　　　D. 肝　　　　E. 肾

20. 脾的所有生理功能中,最基本的是

A. 主运化　　B. 主生气　　C. 主升清　　D. 主统血　　E. 主生血

21. 内脏下垂多责之

A. 心　　　　B. 肺　　　　C. 肝　　　　D. 肾　　　　E. 脾

22. 脾统血的机理是

A. 气的固摄作用　　　　　　B. 气的温煦作用　　　　　　C. 气的防御作用

D. 气的气化作用　　　　　　E. 气的推动作用

23. 喜燥恶湿的脏腑是

A. 心　　　　B. 肺　　　　C. 胃　　　　D. 脾　　　　E. 肝

24. 脾气的运动特色是

A. 入　　　　B. 出　　　　C. 升　　　　D. 降　　　　E. 散

25.肌肉四肢壮实与否主要取决于

A.心主血脉　　　B.脾主运化　　　C.肝藏血　　　D.肺主气　　　E.肾藏精

26.脾在志为

A.喜　　　B.忧　　　C.思　　　D.怒　　　E.恐

27.称为"后天之本"的脏腑是

A.心　　　B.脾　　　C.肝　　　D.肺　　　E.肾

28.肝主疏泄的中心是

A.调畅气机　　　　　　B.调节情志　　　　　　C.促进脾胃消化

D.调节性功能　　　　　E.分泌排泄胆汁

29.急躁易怒多责之

A.神不守舍　　　B.髓海空虚　　　C.肝不藏血　　　D.肝疏泄不及　　　E.肝疏泄太过

30.称为"血之府库"的是

A.心　　　B.肺　　　C.女子胞　　　D.肝　　　E.脉

31.哪脏的病理特点是"阳常有余,阴血常不足"

A.肝　　　B.肺　　　C.脾　　　D.心　　　E.肾

32.当人体休息时,大量血液归于

A.肺　　　B.肝　　　C.心　　　D.脾　　　E.肾

33."血之藏,魂之居,筋之宗"是指

A.心　　　B.肺　　　C.肝　　　D.脾　　　E.肾

34.下列哪一项不属于肝系统

A.胆　　　B.筋　　　C.爪　　　D.目　　　E.肉

35.具有"主升、主动"运动特点的是

A.肝气　　　B.脾气　　　C.胃气　　　D.肺气　　　E.肾气

36.两目干涩,视物昏花,多是由于

A.肝火上炎　　　　　　B.肝经风热　　　　　　C.肝阴血不足

D.肝阳上亢　　　　　　E.肝失疏泄

37.《内经》称为"罢极之本"的是

A.骨　　　B.筋　　　C.肝　　　D.脾　　　E.肾

38.称为"水火之宅"的是

A.肾　　　B.心　　　C.肝　　　D.肺　　　E.脾

39."天癸"来源于

A.肝血　　　B.肺津　　　C.肾精　　　D.营气　　　E.心阴

40.主一身之阴阳的是

A.心　　　B.肺　　　C.脾　　　D.肝　　　E.肾

41.小儿发育迟缓,成人未老先衰,多责之于

A.心血不足　　　　　　B.肺阴不足　　　　　　C.脾气不足

D.肝血不足　　　　　　E.肾精不足

42.对水液代谢起主宰作用的是

A.小肠　　　B.肾　　　C.脾　　　D.肝　　　E.肺

43. 肾主水的功能是通过什么完成的

A. 肾的封藏　　　　　　　B. 肾的气化　　　　　　　C. 肾的滋养

D. 肾的温煦　　　　　　　E. 肾的下潜

44. "肾之府"在

A. 胁　　　　B. 腰　　　　C. 腹　　　　D. 胸　　　　E. 命门

45. 呼吸要保持一定深度需要哪脏的功能

A. 心　　　　B. 肺　　　　C. 脾　　　　D. 肝　　　　E. 肾

46. 肾主纳气必须依靠肾的什么作用完成

A. 肾气的推动　　　　　　B. 肾阳的温煦　　　　　　C. 肾精的营养

D. 肾气的气化　　　　　　E. 肾气的摄纳

47. 心悸、失眠、食少、肢倦、面色无华等可诊断为

A. 心肝血虚　　　　　　　B. 心肾不交　　　　　　　C. 心肺两虚

D. 心脾两虚　　　　　　　E. 水气凌心

48. 肾在液为

A. 涎　　　　B. 泪　　　　C. 唾　　　　D. 汗　　　　E. 涕

49. 下列哪一项不属"肾失封藏"的表现

A. 头发脱落　　B. 遗精　　C. 遗尿　　D. 滑胎　　E. 带下不止

50. 既属六腑,又为奇恒之腑的是

A. 胃　　　　B. 胆　　　　C. 小肠　　　　D. 大肠　　　　E. 膀胱

51. 胆汁的生成在

A. 脾　　　　B. 肝　　　　C. 胆　　　　D. 肾　　　　E. 大肠

52. 六腑中与精神意识思维活动有关的是

A. 大肠　　　　B. 小肠　　　　C. 三焦　　　　D. 膀胱　　　　E. 胆

53. 称为"水谷之海"的是

A. 胃　　　　B. 小肠　　　　C. 大肠　　　　D. 脾　　　　E. 膀胱

54. 胃的生理功能是

A. 受盛化物　　　　　　　B. 泌别清浊　　　　　　　C. 受纳腐熟水谷

D. 传导糟粕　　　　　　　E. 运化水谷

55. 喜润恶燥的脏腑是

A. 脾　　　　B. 肾　　　　C. 肺　　　　D. 胃　　　　E. 小肠

56. 临床上治泄泻采用"利小便"治疗的理论依据是

A. 脾的运化功能　　　　　B. 肺的通调水道功能　　　　C. 肾主水功能

D. 小肠化物功能　　　　　E. 小肠泌别清浊功能

57. 《内经》称为"传导之官"的是

A. 小肠　　　　B. 大肠　　　　C. 膀胱　　　　D. 胃　　　　E. 三焦

58. 大肠的生理功能是

A. 传导糟粕　　　　　　　B. 运化水谷　　　　　　　C. 腐熟水谷

D. 受盛化物　　　　　　　E. 泌别清浊

59. 膀胱的贮尿、排尿功能全赖于

A. 肾的气化作用　　　　　　B. 肺的通调水道作用　　　　　C. 脾的运化作用

D. 肝的疏泄作用　　　　　　E 膀胱的气化作用

60. 称为"孤府"的是

A. 胆　　　　B. 三焦　　　　C. 膀胱　　　　D. 小肠　　　　E. 女子胞

61.《灵枢·营卫生会》称下焦如

A. 沤　　　　B. 雾　　　　C. 渎　　　　D. 露　　　　E. 权

62. 称为"水火既济"的是

A. 心与肝　　　B. 心与肺　　　C. 肝与肾　　　D. 心与肾　　　E. 心与脾

63. "血之余"指的是

A. 爪　　　　B. 皮　　　　C. 肉　　　　D. 发　　　　E. 骨

64. 爪甲的荣枯,主要取决于

A. 肝血　　　B. 心血　　　C. 肝气　　　D. 肺津　　　E. 肾精

65. 牙齿的生长与脱落,与下列哪项关系最为密切

A. 脾气脾阳　　B. 肝阴肝血　　C. 肾中精气　　D. 肾阴肾阳　　E. 肺气肺阴

66. 筋与下列哪脏的关系密切

A. 心　　　　B. 肝　　　　C. 肺　　　　D. 脾　　　　E. 胃

67. 面、舌、脉与下列哪个脏腑关系最为密切

A. 肝　　　　B. 脾　　　　C. 心　　　　D. 肺　　　　E. 肾

68. 四肢肌肉萎缩不仁不用,主要与下列哪组脏腑相关

A. 脾肾　　　B. 心脾　　　C. 肝脾　　　D. 肺脾　　　E. 脾肾

【B 型题】

(69 ~ 71 题共用备选答案)

A. 心　　　　B. 肝　　　　C. 肾　　　　D. 脾　　　　E. 肺

69. 称为"仓廪之官"的是

70. 称为"将军之官"的是

71. 称为"相傅之官"的是

(72 ~ 74 题共用备选答案)

A. 发　　　　B. 爪　　　　C. 面　　　　D. 唇　　　　E. 毛

72. 肺其华在

73. 心其华在

74. 肾其华在

(75 ~ 77 题共用备选答案)

A. 肝　　　　B. 心　　　　C. 脾　　　　D. 肾　　　　E. 肺

75. 气之主是

76. 气之根是

77. 五脏六腑之大主要是

(78 ~ 80 题共用备选答案)

A. 心　　　　B. 肝　　　　C. 脾　　　　D. 肺　　　　E. 肾

78. 失眠、健忘、昏迷,病在

79. 腹胀、便溏、食少,病在

80. 发落、遗精、尿多,病在

(81～83题共用备选答案)

A. 肾　　　　　B. 胃　　　　　C. 心　　　　　D. 三焦　　　　　E. 大肠

81. 主一身阴阳的是

82. 主传导糟粕的是

83. 主运行水液的是

【X型题】

84. 心主血脉功能是否正常可从下述哪些方面反映出来

A. 脉象　　　　B. 面色　　　　C. 舌色　　　　D. 肌肉　　　　E. 胸部感觉

85. 血液正常运行,依靠于哪些脏腑的主要功能

A. 肝主疏泄　　B. 心主血脉　　C. 肾主气化　　D. 肺朝百脉　　E. 脾主统血

86. 五脏的共同功能特点是

A. 化生精气　　B. 受盛水谷　　C. 排泄糟粕　　D. 贮藏精气　　E. 传导水谷

87. 肺的"宣发"功能失调,可见

A. 鼻塞　　　　B. 咳嗽　　　　C、胸闷　　　　D. 无汗　　　　E. 尿少

88. 肺主气的功能包括

A. 主呼出浊气　　　　　B. 主生成宗气　　　　　C. 主吸入清气

D. 主调节全身气机　　　E. 主气的摄纳

89. 肺主"肃降"是指肺具有

A. 下降功能　　B. 洁净功能　　C. 内吸功能　　D. 发散功能　　E. 肃清功能

90. 脾运化水谷,体现在对饮食物的

A. 消化　　　　B. 吸收　　　　C. 输布　　　　D. 排泄　　　　E. 下传

(杨　频)

>> 第四章 **精气血津液学说**

目标与任务

◎ **目标**

1. 掌握精、气、血、津液的概念、组成及功能,掌握气与血的关系。

2. 熟悉精、气、血、津液各自的特点。

3. 熟悉气的分类及其运动。

4. 了解精、气、血、津液之间的关系。

◎ **任务**

1. 通过学习精、气、血、津液的概念,知道物质与功能之间的关系。

2. 通过学习精、气、血、津液的组成及功能,知道脏腑功能活动。

精、气、血、津液是构成人体和维持人体生命活动的基本物质。精、气、血、津液是人体生命活动的物质基础,其运动变化也是人体生命活动的规律。其生成和代谢,有赖于脏腑经络等组织器官的生理活动,而脏腑经络等组织器官的生理活动,又必须依靠气的推动、温煦等作用,精、血、津液的滋养和濡润。因此,精、气、血、津液与脏腑经络等组织器官的生理和病理有着密切关系。

第一节　精

一、精的基本概念

(一)精的哲学含义

中医学精、气、血、津液学说中精的概念,源于中国古代哲学气一元论中的"精气说"。在中国古代哲学思想发展史上,在气的概念的演变过程中,以《管子》为代表,将气的范畴规定为精、精气,提出了精气说,认为精气是最细微而能变化的气、是最细微的物质存在、是世界的本原、是生命的来源。

(二)精的医学含义

精(精气)在中医学上,其义有五:

1. 精泛指构成人体和维持生命活动的一切精微物质 "夫精者,身之本也"(《素问·金匮真言论》)。精包括先天之精和后天之精。禀受于父母,充实于水谷,归藏于肾者,谓之先天之精;由饮食物经脾胃所化生的精,称为水谷之精。即后天之精。

2. 精指生殖之精 即先天之精。系禀受于父母,与生俱来,为生育繁殖,构成人体的原始物质。"两神相搏,合而成形,常先身生,是谓精"(《灵枢·决气》)。

3. 精指脏腑之精 即后天之精。脏腑之精来源于摄入的饮食物,通过脾胃的运化及脏腑的生理活动,化为精微,并转输到五脏六腑,故称为五脏六腑之精。

4. 精是指精、血、津、液的统称 "精有四:曰精也,曰血也,曰津也,曰液也"(《读医随笔·气血精神论》)。实为生命物质气、血、精、津、液的概称。

5. 精指人体正气 "邪气盛则实,精气夺则虚"(《素问·通评虚实论》),"邪气有微甚,故邪盛则实;正气有强弱,故精夺则虚"(《类经·疾病类》)。

总之,在中医学的精、气、血、津液学说中,精或称精气是一种有形的、多是液态的精微物质。其基本含义有广义和狭义之分。广义的精,泛指构成人体和维持生命活动的一切精微物质,包括精、血、津、液在内。狭义的精,指肾藏之精,即生殖之精,是促进人体生长、发育和生殖功能的基本物质。

二、精的生成

人之精根源于先天而充养于后天,"人之始生,本乎精血之原;人之既生,由乎水谷之养。非精血,无以充形体之基;非水谷,无以成形体之壮"(《景岳全书·脾胃》)。从精的来源言,则有先天与后天之分。

(一)先天之精

人之始生,秉精血以成,借阴阳而赋命。父主阳施,犹天雨露,母主阴受,若地滋生,男女媾精,胎孕乃成。

所谓"人始生,先成精"(《灵枢·经脉》),"精合而形始成,此形即精,精即形也"(《景岳全书》)。父母生殖之精结合形成胚胎之时,便转化为胚胎自身之精,它禀受于父母以构成脏腑组织的原始生命物质。胚胎形成之后,在母体摄取的水谷之精所化生的营养物质充养下,在女子胞中发育成熟。因此,先天之精实际上包括原始生命物质,以及从母体所获得的各种营养物质,主要藏于肾中。

(二)后天之精

胎儿月足离怀,出生之后,赖母乳以长气血,生精神,益智慧。脾胃为水谷之海,气血之父。脾胃运化水谷之精微,输布到五脏六腑而成为五脏六腑之精,以维持脏的生理活动,其盈者藏于肾中。

➡案例分析:

一幼儿,7个月时早产,出生后发育迟缓,智力低下的原因是什么?

此为先天之精与后天之精共同作用的结果。

先天之精与后天之精都藏于肾中,融合为一,不可分离,统称为"肾精"。二者相互促进、相互滋生,先天之精依赖后天之精的不断培育和充养,才能保持充盈;后天之精又需要先天之精的活力资助,方可不断化生,故有"先天生后天,后天养先天"之说。临床上无论是先天之精匮乏或后天之精不足,均可导致肾精不足。

三、精的功能

精是构成人体和维持人体生命活动的精微物质,其生理功能如下:

(一)繁衍生殖

生殖之精是生命的原始物质,是生身之本,具有生殖繁衍的作用。男子二八天癸至,精气溢泄;女子二七天癸至,月事以时下。男女具备了生殖机能,此时若男女媾精,阴阳和调,胎孕方成。由此可见,精是繁衍生命的物质基础,肾精充足,则生殖功能强盛;肾精不足,则生殖功能障碍。故补肾填精是临床治疗不孕、不育等疾病的重要方法。

(二)生长发育

人出生之后,从婴儿至青年生长成熟时期,均依赖肾精的充养。随着肾中精气的盛衰变化,人体则呈现出生、长、壮、老、已的生命运动规律。如果肾精不足,则出现小儿生长发育迟缓或障碍,以及成人早衰等病理变化。因此,临床上常以滋补肾精法来治疗小儿五迟、五软等生长发育障碍和防治成人早衰。

(三)生髓化血

肾藏精,精生髓,髓充脑。肾精充盛,脑海充盈则脑自健,脑健则生智慧,强意志,利耳目,轻身,延年益寿。若肾精亏虚,不能生髓充脑,髓海不足,则头晕耳鸣,两眼昏花,智力减退,健忘等。故防治老年性痴呆多从补益肾精着手。

肾精生髓充养骨骼,肾精充盛,骨骼得养而坚固有力,运动自如。反之,肾精不足,骨髓空虚,骨骼失养,则表现出小儿囟门迟闭,骨软无力,老年人则常发生骨质疏松、脆弱,易于骨折等病理变化。

精生髓,髓生血,故精足则骨髓充,血液生化有源,故有"精血同源"之说。此外,水谷之精微是血液化生的物质基础,脏腑之精也不断融合于血中以发挥化血作用。精化血理论是补益精髓法治疗血虚之证的理论依据。

(四)濡润脏腑

人以水谷为本,饮食物经脾胃消化吸收,转化为水谷精微,水谷精微输布到全身各组织器官之中,起着滋养作用,以维持人体的生理活动。

第二节　气

一、气的概念

气是人体内一种活力很强、运动不息且无形可见的极细微物质,是构成人体和维持人体生命活动的基本物质之一。

古代哲学家认为,气是构成天地万物的最基本物质,而人是自然界发展到一定阶段的必然产物,也就是"天地之气"的产物,因此,人体的构成也是以气为最基本的物质基础。"人以天地之气生,四时之法成","气聚则形成,气散则形亡"(《医门法律》)。中医学在强调"天地之气"是构成人体最基本的物质基础的同时,又进一步指出人体是由父母之精气直接构成的,父母之精气相合,形成胚胎,转化为自身之精气,这种精气源于父母,先身而生,成为人体生长发育和繁衍新生命的物质基础。

气又是维持人体生命活动的基本物质。"天食人以五气,地食人以五味"(《素问·六节藏象论》)。人是自然界的产物,自然界中存在着人类赖以生存的物质条件。人进行各种生命活动都需要从自然界中摄取营养物质(水谷之气)和吸入清气(呼吸之气),同时,人体内客观存在的气又不断地进行升降出入运动以推动和调控人体内的新陈代谢,维系着人体的生命活动。所以,气又是维持人体生命活动的基本物质。

二、气的来源及生成

人体之气,就生命形成而论,"生之来谓之精",有了精才能形成不断发生升降出入气化作用的机体,则精在气先,气由精化。其中,先天之精可化为先天之气;后天之精所化之气与肺吸入的自然界的清气相合而为后天之气。先天之气与后天之气相合而为人体一身之气。

人体的气,源于先天之精气和后天摄取的水谷精气与自然界的清气,通过肺、脾胃和肾等脏腑生理活动作用而生成。

(一)气的来源

气来源于三个方面:一是来源于父母的先天之精;二是来源于脾胃所化生的水谷精微;三是来源于自然界的清气。先天之精气,因其先身而生,禀受于父母的生殖之精而得名,它是构成胚胎的原始物质。水谷之精气和自然界的清气都是人在出生以后从后天获得的,它是人类赖以生存的物质基础。

(二)气的生成过程

人体的气,从其本源看,是由先天之精气、水谷之精气和自然界的清气三者相结合而成的。气的生成有赖于全身各脏腑组织的综合作用,其中与肺、脾、胃和肾等脏腑的关系尤为密切。

1. 肺为气之主 肺为体内体外之气交换的场所,通过肺的呼吸,吸入自然界的清气,呼出体内的浊气,实现体内外之气的交换。肺在气的生成过程中主要生成宗气。人体通过肺的呼吸运动,把自然界的清气吸入于肺,与脾胃所运化的水谷精气在肺内结合而积于胸中形成人体的宗气。宗气走息道以行呼吸,贯心脉而行气血,通达内外,周流一身,以维持脏腑组织的正常生理功能,从而又促进了全身之气的生成。

肺通过呼吸运动,吐故纳新,吸清呼浊,化生宗气,进而生成一身之气,并总统一身之气机的升降出入运动,从而保证了气之生生不息。故有"肺主一身之气","肺为气之主"之说。

2. 脾胃为气血生化之源 胃司受纳,脾司运化,一纳一运,生化精气。脾升胃降,纳运相得,将饮食化生为水谷精气,靠脾之转输和散精作用,把水谷精气上输于肺,再由肺通过经脉而布散全身,以营养五脏六腑、四肢百骸,维持正常的生命活动。在气的生成过程中,脾胃的腐熟运化功能尤为重要。"人之所受气者谷也,谷之所注者胃也"(《脾胃论·脾胃虚实传变论》),人在出生之后,依赖食物的营养以维持生命活动,而机体从饮食物中摄取营养物质又依赖于脾胃的受纳和运化功能。因此,脾胃被称为"后天之本","气血生化之源"。

3. **肾为气之根**　肾有贮藏精气的作用,肾所藏之精,包括先天之精和后天之精。肾精是化生元气的物质基础,而元气是人体最根本、最原始的气。肾中精气充足则气的化生不竭;反之肾精不足,元气不充,则人体之气衰少。

(三)气生成的条件

气生成的条件主要有两个:一是物质来源充足,即先天精气、水谷精气和自然界清气的供应充足;二是脏腑生理功能正常,尤其是肾、脾、胃、肺,若肾、脾、胃、肺的生理功能失常,则会影响气的生成,形成气虚等病理变化。

三、气的功能

(一)推动作用

气是活力很强的精微物质,能激发和促进人体的生长发育及各脏腑、经络等组织器官的生理功能,能推动血液的生成、运行,以及津液的生成、输布和排泄等。

人体的生长发育有赖于肾气的推动;脏腑经络赖气的推动以维持其正常的机能;血液在经脉中运行于周身,其动力来源于气,"气为血之帅,血随之而运行"(《血证论·吐血》);津液的输布和排泄赖气的推动,气行则水行,气滞则水滞。

因此,当气的推动作用减弱时,会影响人体的生长、发育,或出现小儿发育不良,或成人早衰;会使脏腑、经络等组织器官的生理活动减退;还会出现血液和津液的运行迟缓,输布、排泄障碍等病理变化。

(二)温煦作用

"气主煦之"(《难经·二十二难》)。气是机体热量的来源,是体内产生热量的物质基础。其温煦作用是通过激发和推动各脏腑器官生理功能,促进机体的新陈代谢来实现的。气的温煦作用主要表现为:人体的体温,需要气的温煦作用来维持;各脏腑、经络的生理活动,需要在气的温煦作用下进行;血得温则行,血和津液等液态物质,都需要在气的温煦作用下,才能正常循行。

如果气虚而温煦作用减弱,则可现畏寒肢冷、脏腑功能衰退、血液和津液的运行迟缓等寒性病理变化。

(三)防御作用

护卫肌表,抵御外邪。皮肤具有屏障作用,肺合皮毛,肺宣发卫气于皮毛,"卫气者,为言护卫周身,温分肉,肥腠理,不使外邪侵袭也"(《医旨绪余》)。卫气行于脉外,达于肌肤,而发挥防御外邪侵袭的作用。

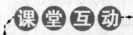

课堂互动

"气有余便是火"是指气的哪一项功能失常?

辨证:温煦作用。

正邪交争,驱邪外出。邪气侵入机体之后,机体的正气奋起与之抗争,正盛邪祛,邪气迅即被驱除到体外,如是疾病便不能发生。

(四)固摄作用

气的固摄作用,指气对血、津液、精液等液态物质的统摄,以防止无故流失的作用。气能摄血,约束血液,使之循行于脉中,而不至于逸出脉外;气能摄津,约束汗液、尿液、唾液、胃肠液等,调控其分泌量或排泄量,防止其异常丢失;气能固摄精液,使之不因妄动而频繁遗泄;气能固摄脏腑经络之气,使之不过于耗失,以维持脏腑经络的正常功能活动。

（五）营养作用

气的营养作用,指气为机体脏腑功能活动提供营养物质的作用。

人以水谷为本,水谷精微为化生气血的主要物质基础。气血是维持全身脏腑经络机能的基本物质。因此说,水谷精气为全身提供生命活动所必需的营养物质。

气通过卫气以温养肌肉、筋骨、皮肤、腠理,通过营气化生血液,以营养五脏六腑、四肢百骸。

气通过经络之气,起到输送营养,濡养脏腑经络的作用。

（六）气化作用

气化泛指气的运行产生的变化。气化是在气的作用下,脏腑的功能活动,精气血津液等不同物质之间的相互化生,以及物质与功能之间的转化,包括了体内物质的新陈代谢,以及物质转化和能量转化等过程。总之,人体的生命活动全靠气化作用,气化是生命活动的本质所在。如果气的气化作用失常,则能影响整个物质代谢过程。如:影响饮食物的消化吸收,影响气、血、津液的生成、输布,影响汗液、尿液和粪便的排泄等,从而形成各种复杂的病变。

四、气的运动

（一）气机的概念

气的运动称为气机。气的运动是自然界一切事物发生发展变化的根源,故称气的运动为气机。人体的气处于不断的运动之中,它流行于全身各脏腑、经络,无处不在,时刻推动和激发着人体的各种生理活动。气的升降出入运动一旦停止,就失去了维持生命活动的作用,人的生命活动也就终止了。

（二）气机的形式

升降出入是气机的运动形式。升,指气行向上;降,指气行向下;出是气由内而外;入是气由外而内。气的升降出入之间是互为因果、联系协调的。故曰:"无升降则无以为出入,无出入则无以为升降。升降出入,互为其枢者也"(《读医随笔》)。升降出入是万物变化的根本,是气化运动的规律,是生命活动的体现。一旦升降出入失去协调平衡,就会出现各种病理变化,而升降出入止息,则生命活动也就终止了。

从脏腑气机升降的一般规律一般说来,五脏贮藏精气,宜升;六腑传导化物,宜降。就五脏而言,心肺在上,在上者宜降;肝肾在下,在下者宜升;脾居中而通连上下,为升降的枢纽。左右为阴阳之道路,肝主升发,从左而升,肺主肃降,从右而降,肝左肺右,犹如两翼,为气机升降的道路。六腑传化物而不藏,以通为用,宜降,但在饮食物的消化和排泄过程中,也有吸收水谷精微、津液的作用,如胃之腐熟水谷、小肠之泌别清浊、大肠之主津液等等。可见,六腑的气机运动是降中寓升。不仅脏与脏、腑与腑、脏与腑之间处于升降的统一体中,而且每一脏腑本身也是升与降的统一,即升降中复有升降。总之,脏腑的气机升降运动,在生理状态下是有一定规律的,一般可体现出升已而降,降已而升,升中有降,降中有升的特点。

五、气的分类

（一）元气

1.**基本含义**　又称原气,为生命本始之气。在胚胎中已经形成,藏于肾中,为先天之气。所以,元气是人体最根本、最原始、源于先天而根于肾的气,是人体生命活动的原动力。

2. 生成与分布

(1)生成:元气根于肾,其组成以肾所藏的精气为主,依赖于肾中精气所化生。肾中精气,以先天之精为基础,赖后天水谷精气的培育。李东垣说:"元气之充足,皆由脾胃之气无所伤,而后能滋养元气。若胃气之本弱,饮食自倍,则脾胃之气即伤,而元气亦不能充。"(《脾胃论·脾胃虚实传变论》)总之,元气根源于肾,由先天之精所化生,并赖后天之精以充养而成。

(2)分布:元气发于肾间(命门),通过三焦,沿经络系统和腠理间隙循行全身,内达五脏六腑,外达肌肤腠理,无处不到。可见肾为元气之根,元气从肾发出,经三焦循经脉而行。

3. 主要功能 元气是构成人体和维持人体生命活动的本始物质,有推动人体的生长和发育,温煦和激发脏腑、经络等组织器官生理功能的作用,为人体生命活动的原动力。如果元气亏少,会影响到人体的生长发育,出现生长发育障碍,如发育迟缓、筋骨萎软等,成年则现未老先衰,齿摇发落等。

(二)宗气

1. 基本含义 宗气又名大气,"膻中者,大气之所在也。大气亦谓之宗气"(《靖盦说医》)。由肺吸入的清气与脾胃化生的水谷精气结合,形成于肺,聚于胸中者,谓之宗气。宗气在胸中积聚之处,称作"上气海",又名膻中。

2. 生成与分布

(1)生成:宗气是由水谷精微和自然界的清气所生成的。饮食物经过脾胃的受纳、腐熟,化生为水谷精气,水谷精气赖脾之升清而转输于肺,与由肺吸入的清气相结合而化生为宗气。肺和脾胃在宗气的形成过程中起着重要的作用。故曰:"膻中宗气主上焦息道,恒与肺胃关通"(《医门法律》)。因此,肺的呼吸功能和脾胃之运化功能正常与否,直接影响着宗气的盛衰。

(2)分布:宗气积聚于胸中,贯注于心肺之脉。其向上出于肺,循喉咙而走息道,经肺的作用而布散于胸中上气海。所谓"其大气之抟而不行者,积于胸中,命曰气海"(《灵枢·五味》)。其向下赖肺之肃降而蓄于丹田(下气海),并注入足阳明之气街(相当于腹股沟部位)而下行于足。所以说:"宗气流于海,其下者注于气街,其上者走于息道"(《灵枢·刺节真邪》)。

3. 主要功能 宗气的主要生理功能有三个方面。

(1)走息道、司呼吸:宗气上走息道,推动肺的呼吸,即"助肺司呼吸",所以,凡言语、声音、呼吸的强弱,均与宗气的盛衰有关。故临床上将语声低微,呼吸微弱,脉软无力之候,称为肺气虚弱或宗气不足。

(2)贯心脉、行气血:宗气贯注入心脉之中,帮助心脏推动血液循环,即"助心行血",所以,气血的运行与宗气盛衰有关。由于宗气具有推动心脏的搏动、调节心率和心律等功能,所以,临床上常常以虚里(左乳下心尖搏动处)的搏动和脉象状况来测知宗气的旺盛与衰少。宗气不足,不能助心行血,就会引起血行瘀滞,所谓"宗气不下,脉中之血,凝而留止"(《灵枢》)。

(3)人体的视、听、言、动等机能与之相关:"宗气者,动气也。凡呼吸、言语、声音,以及肢体运动,筋力强弱者,宗气之功用也"(《读医随笔》)。

(三)营气

1. **基本含义** 营气,是血脉中的具有营养作用的气,因其富于营养,故称为营气。所以说:"营气者,出于脾胃,以濡筋骨、肌肉、皮肤,充满推移于血脉之中而不动者也"(《读医随笔》)。由于营气行于脉中,而又能化生血液,故常常"营血"并称。营气与卫气相对而言,属于阴,故又称为"营阴"。

2. **生成与分布**

(1)生成:营气是由来自脾胃运化的水谷精气中的精粹部分和肺吸入的自然界清气相结合所化生的。所以说:"荣者,水谷之精气也,和调于五脏,洒陈于六腑,乃能入于脉也,故循脉上下,贯五脏,络六腑也"(《素问·痹论》)。

(2)分布:营气通过十二经脉和任督二脉而循行于全身,贯五脏而络六腑。

3. **主要功能** 营气的主要生理功能包括化生血液和营养全身两个方面。

(1)化生血液:营气经肺注入脉中,成为血液的组成成分之一。营气者,"上注于肺脉,乃化而为血"(《灵枢·营卫生会》)。

(2)营养全身:营气循脉流注全身,为脏腑、经络等生理活动提供营养物质。营运全身上下内外,流行于中而滋养五脏六腑,布散于外而浇灌皮毛筋骨。

(四)卫气

1. **基本含义** 卫,有"护卫"、"保卫"之义,卫气是行于脉外之气。卫气与营气相对而言,属于阳,故又称"卫阳"。"盖阳气为卫,卫气者,所以温分肉,充皮毛,肥腠理,司开合,此皆卫外而为固也"(《卫生宝鉴》)。卫气,其性慓疾滑利,活动力强,流动迅速。所以说:"卫者,水谷之悍气也"(《素问·痹论》)。

2. **生成与分布**

(1)生成:卫气同营气一样,也是由水谷精微和肺吸入的自然界清气所化生。所以说:"人受气于谷,谷入于胃,以传于肺,五脏六腑,皆以受气,其清者为营,浊者为卫,营在脉中,卫在脉外,营周不休,五十而复大会,阴阳相贯,如环无端"(《灵枢·营卫生会》)。

(2)分布:附行于脉外,循皮肤之中,分肉之间,熏于肓膜,散于胸腹。

3. **主要功能** 表现在防御、温煦和调节三个方面。

(1)护卫肌表,防御外邪入侵:卫气的这一作用是气的防御功能的具体体现。卫气既可以抵御外邪的入侵,又可驱邪外出。故曰:"卫气者,为言护卫周身,温分肉,肥腠理,不使外邪侵犯也"(《医旨绪余·宗气营气卫气》)。

(2)温养脏腑、肌肉、皮毛:卫气的这一作用是气的温煦作用的具体体现。卫气可以保持体温,维持脏腑进行生理活动所适宜的温度。卫气对肌肉、皮肤等的温养,使肌肉充实,皮肤润滑。

课堂互动

营气与卫气有何相同点和不同点?

(3)调节控制肌腠的开合、汗液的排泄:卫气的这一作用是气的固摄作用的具体体现。卫气根据人体生命活动的需要,通过有规律地调节肌腠的开合来调节人体的水液代谢和体温,以维持人体内环境与外环境的平衡。

第三节　血

一、血的基本概念

血，即血液，是循行于脉中的富有营养的红色的液态物质，是构成人体和维持人体生命活动的基本物质之一。血主于心、藏于肝、统于脾、布于肺、根于肾，有规律地循行于脉管之中，在脉内营运不息，充分发挥灌溉一身的生理作用。脉是血液循行的管道，又称"血府"。

二、血的生成

(一)血液化生的物质基础

1. 水谷精微　水谷精微是化生血液的最基本的物质。由于脾胃化生的水谷精微是血液生成的最基本物质，所以有脾胃为"气血生化之源"的说法。饮食营养的优劣，脾胃运化功能的强弱，直接影响着血液的化生。"盖饮食多自能生血，饮食少则血不生"(《医门法律·虚劳论》)。因此，长期饮食营养摄入不足，或脾胃的运化功能长期失调，均可导致血液的生成不足而形成血虚的病理变化。

2. 营气　营气是血液的组成部分，"夫生血之气，营气也。营盛即血盛，营衰即血衰，相依为命，不可分离也"(《读医随笔》)。

3. 精　"肾为水脏，主藏精而化血"(《侣山堂类辨》)。"肾藏精，精者，血之所成也"(《诸病源候论》)。肾藏精，精生髓，髓生血，因此，精也是化生血液的基本物质。

4. 津液　"营气者，泌其津液，注之于脉，化以为血"(《灵枢·邪客》)。"中焦出气如露，上注谿谷而渗孙脉，津液和调，变化而赤为血"(《灵枢·痈疽》)。津液可以化生为血，不断补充血液量，以使血液满盈，并维持和调节血液的浓度，所以，血液的盈亏与津液有密切关系。

综上所述，水谷精微、营气、津液、精均为生成血液的物质基础。但津液和营气都来自于饮食物经脾和胃的消化吸收而生成的水谷精微。所以，就物质来源而言，水谷精微和精是血液生成的主要物质基础。

(二)血液生成与脏腑的关系

1. 心　心主血脉，一则行血以输送营养物质，使全身各脏腑获得充足的营养，维持其正常的功能活动，从而也促进血液的生成。二则水谷精微通过脾的转输升清作用，上输于心肺，在肺吐故纳新之后，复注于心脉化赤而变成新鲜血液。所以说："血乃中焦之汁，流溢于中以为精，奉心化赤而为血"(《侣山堂类辨》)。

2. 肺　肺主一身之气，参与宗气的生成和运行。气能生血，气旺则血充，气虚则血少。肺通过主一身之气的作用，使脏腑之功能旺盛，从而促进了血液的生成。肺在血液生成中的作用，主要是通过肺朝百脉、主治节的作用而实现的。"中焦亦并胃中，出上焦之后，此所受气者，泌糟粕，蒸津液，化其精微，上注于肺脉，乃化而为血"(《灵枢·营卫生会》)。脾胃消化吸收的水谷精微，化生为营气和津液等营养物质，通过经脉而汇聚于肺，赖肺的呼吸，在肺内进行气体交换之后，化而为血。

3. 脾　脾为后天之本，气血生化之源。脾胃所化生的水谷精微是化生血液的最基本物质。

"血者水谷之精也,源源而来,而实生化于脾"(《景岳全书》)。若中焦脾胃虚弱,不能运化水谷精微,化源不足,往往导致血虚。可见,中医学已认识到血液与营养物质的关系,也已认识到脾是一个造血器官。

4. 肝　肝主疏泄而藏血。肝脏是一个贮血器官。因精血同源,肝血充足,故肾亦有所藏,精有所资,精充则血足。

5. 肾　肾藏精,精生髓。精也是化生血液的基本物质,故有"血之源头在于肾"之说。

综上所述,血液是以水谷精微和精髓为主要物质基础,在脾胃、心肺、肝肾等脏腑的共同作用下而生成的。故临床上常用补养心血、补益心脾、滋养肝血和补肾益髓等法以治血虚之候。

三、血的循行

(一)血液循行的方式

脉为血之府,脉管是一个相对密闭、如环无端、自我衔接的管道系统。血液在脉管中运行不息,流布于全身,环周不休,以营养人体的周身内外上下。血液循行的方式为"阴阳相贯,如环无端","营周不休"。故曰:"营在脉中,卫在脉外,营周不休,五十而复大会,阴阳相贯,如环无端"(《灵枢·营卫生会》)。

(二)血液运行的条件

血液正常循行必须具备两个条件:一是脉管系统的完整性,二是全身各脏腑发挥正常生理功能,特别是与心、肺、肝、脾四脏的关系尤为密切。

1. 心主血脉　"人心动,则血行诸经"(《医学入门·脏腑》)。心为血液循行的动力,脉是血液循行的通路,血在心的推动下循行于脉管之中。心脏、脉管和血液构成了一个相对独立的系统。心主血脉,心气是维持心的正常搏动,从而推动血液循行的根本动力。全身的血液,依赖心气的推动,通过经脉而输送到全身,发挥其濡养作用。心气充沛与否,心脏的搏动是否正常,在血液循环中起着十分关键的作用。

2. 肺朝百脉　心脏的搏动是血液运行的基本动力,而血非气不运,血的运行,又依赖气的推动,随着气的升降而运至全身。肺司呼吸而主一身之气,调节着全身的气机,辅助心脏,推动和调节血液的运行。

3. 脾主统血　五脏六腑之血全赖脾气统摄,脾之统血,与脾为气血生化之源密切相关。脾气健旺,气血旺盛,则气之固摄作用也就健全,而血液就不会逸出脉外,也就不会引起各种出血证。

4. 肝主藏血　肝主藏血,具有贮藏血液和调节血流量的功能。根据人体动静的不同情况,调节脉管中的血液流量,使脉中循环血液维持在一个恒定水平上。此外,肝的疏泄功能能调畅气机,一方面保障着肝本身的藏血功能,另一方面也保证了血液通畅循行。

知识链接:

与血液运行相关的脏腑功能

　心主血脉——心气推动血液在脉内运行。

　肺朝百脉——肺气的宣发肃降,生成宗气,助心行血。

　肝 { 主疏泄——调节气机,调节血液的运行。

　　　藏血——调节血量,防止血液外逸。

　脾主统血——统摄血液,防止血液逸出脉外。

　肾主一身阴阳——封藏精血。

从上可以看出,血液正常地循行需要两种力量:推动力和固摄力。推动力是血液循环的动力,具体体现在心主血脉,肺助心行血及肝的疏泄功能等方面。另一方面是固摄的力量,它保障血液不溢出脉外,具体体现在脾统血和肝藏血的功能方面。这两种力量的协调平衡维持着血液的正常循行。若推动力量不足,则可出现血液流速缓慢、滞涩,甚者有血瘀等改变。若固摄力量不足,则可导致血液外溢,出现各种出血证。综上所述,血液循行是在心、肺、肝、脾等脏腑相互配合下进行的。因此,其中任何一个脏腑生理功能失调,都会引起血行失常。

四、血的生理功能

(一)营养滋润全身

血沿脉管循行于全身,为全身各脏腑组织的功能活动提供营养。《难经》将血的这一作用概括为"血主濡之"。全身各部(内脏、五官、九窍、四肢、百骸)无一不是在血的濡养作用下而发挥功能的。如鼻能嗅,眼能视,耳能听,喉能发音,手能摄物等都是在血的濡养作用下完成的。所以,血,"目得之而能视,耳得之而能听,手得之而能摄,掌得之而能握,足得之而能步,脏得之而能液,腑得之而能气。是以出入升降,濡润宣通者,由此使然也"(《金匮钩玄》)。

血的濡养作用可以从面色、肌肉、皮肤、毛发等方面反映出来。血的濡养作用正常,则面色红润,肌肉丰满壮实,肌肤和毛发光滑。当血的濡养作用减弱时,机体除脏腑功能低下外,还可见到面色不华或萎黄、肌肤干燥、肢体或肢端麻木、运动不灵活等临床表现。

(二)神志活动的物质基础

血是神志活动的物质基础,无论何种原因形成的血虚或运行失常,均可以出现不同程度的神志方面的症状。心血虚常有惊悸、失眠、多梦等神志不安的表现,失血甚者还可出现烦躁、恍惚、癫狂、昏迷等神志失常的改变。可见血液与神志活动有着密切关系,所以说"血者,神气也"(《灵枢》)。

第四节　津　液

一、津液的概念

津液是人体一切正常水液的总称。津液包括各脏腑组织的正常体液和正常的分泌物:胃液、肠液、唾液、关节液等,习惯上也包括代谢产物中的尿、汗、泪等。故曰:"汗与小便,皆可谓之津液,其实皆水也。"津液以水分为主体,含有大量营养物质,是构成人体和维持人体生命活动的基本物质。

津液广泛地存在于脏腑、形体、官窍等器官组织之内和组织之间,起着滋润濡养作用。同时,津能载气,全身之气以津液为载体,运行全身并发挥其生理作用。津液又是化生血液的物质基础之一,与血液的生成和运行也有密切关系。所以,津液不但是构成人体的基本物质,也是维持人体生命活动的基本物质。

二、津液的代谢

(一)津液的生成

知识链接：

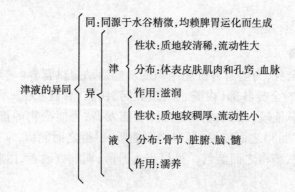

二者在运行代谢过程中可相互补充,相互转化,津液并称,病理上相互影响,伤津与脱液的严重程度不同。

津液的生成、输布和排泄,是一个涉及多个脏腑的复杂的生理过程。"饮入于胃,游溢精气,上输于脾,脾气散精,上归于肺,通调水道,下输膀胱。水精四布,五经并行"(《素问·经脉别论》),是对津液代谢过程的简要概括。

津液来源于饮食,是通过脾、胃、小肠和大肠消化吸收饮食中的水分和营养而生成的。其具体过程是:

1.脾主运化　赖脾气之升清,将胃肠吸收的谷气与津液上输于心肺,而后输布于全身。故曰:"津液与气入于心,贯于肺,充实皮毛,散于百脉"(《脾胃论》)。

2.小肠主液　小肠泌别清浊,吸收饮食物中大部分的营养物质和水分,上输于脾,而布散全身,并将水液代谢产物经肾输入膀胱,把糟粕下输于大肠。

3.大肠主津　大肠接受小肠下注的饮食物残渣和多余的水分,将其中部分水分重新吸收,大肠通过其主津功能参与人体内津液的生成。

津液的生成,是在脾的主导下,由胃、小肠、大肠参与而共同完成的,但与其他脏腑也不无关系。

总之,津液的生成取决于两方面的因素:其一是充足的水饮类食物,这是生成津液的物质基础;其二是脏腑功能正常,特别是脾胃、大小肠的功能正常。其中任何一方面因素的异常,均可导致津液生成不足,引起津液匮乏的病理变化。

(二)津液的输布

津液的输布虽与五脏皆有密切关系,但主要是由脾、肺、肾和三焦来完成的。

1.脾气散精　脾主运化水谷精微,通过其转输作用,一方面将津液上输于肺,由肺的宣发和肃降,使津液输布全身而灌溉脏腑、形体和诸窍。另一方面,又可直接将津液向四周布散至全身,即脾有"灌溉四旁"之功能,所谓"脾主为胃行其津液"(《素问·厥论》)的作用。

2.肺主行水　肺主行水,通调水道,为"水之上源"。肺接受从脾转输而来的津液之后,一方面通过宣发作用将津液输布至人体上部和体表,另一方面,通过肃降作用,将津液输布至肾。

3.肾主津液　"肾者水脏,主津液"(《素问》)。肾对津液输布起着主宰作用,主要表现在两个方面:一是肾中阳气的蒸腾气化作用,是胃"游溢精气"、脾的散精、肺的通调水道,以及小肠的分别清浊等作用的推动力,推动着津液的输布。二是由肺下输至肾的津液,在肾的气化作用下,清者蒸腾,经三焦上输于肺而布散于全身,浊者化为尿液注入膀胱。

4.肝主疏泄　肝主疏泄,使气机调畅,三焦气治,气行则津行,促进了津液的输布环流。

5.三焦决渎　三焦为"决渎之官",三焦对水液有通调决渎之功,是津液在体内运行输布的通道。

(三)津液的排泄

津液的排泄与津液的输布一样,主要依赖于肺、脾、肾等脏腑的综合作用,其具体排泄途径为:

1.汗、呼气　肺气宣发,将津液输布到体表皮毛,被阳气蒸腾而形成汗液,由汗孔排出体外。肺主呼吸,肺在呼气时也带走部分津液(水分)。

2.尿液　为津液代谢的最终产物,其形成虽与肺、脾、肾等脏腑密切相关,但尤以肾为最。肾之气化作用与膀胱的气化作用相配合,共同形成尿液并排出体外。肾在维持人体津液代谢平衡中起着关键作用,所以说:"水为至阴,其本在肾"。

3.粪　大肠排出的水谷糟粕所形成的粪便中亦带走一些津液。腹泻时,大便中含水多,带走大量津液,易引起伤津。

综上所述,津液代谢的生理过程,需要多个脏腑的综合调节,其中尤以肺、脾、肾三脏为要,故曰:"盖水为至阴,故其本在肾;水化于气,故其标在肺;水唯畏土,故其制在脾"(《景岳全书·肿胀》)。若三脏功能失调,则可影响津液的生成、输布和排泄等过程,破坏津液代谢的平衡,从而导致津液生成不足,或环流障碍、水液停滞,或津液大量丢失等病理改变。其中,尤以肾的功能最为关键。故曰:"肾者水脏,主津液"(《素问·逆调论》)。

三、津液的功能

津液的功能主要包括滋润濡养、化生血液、调节阴阳和排泄废物等。

(一)滋润濡养

津液以水为主体,具有很强的滋润作用,富含多种营养物质,具有营养功能。分布于体表的津液,能滋润皮肤,温养肌肉,使肌肉丰润,毛发光泽;体内的津液能滋养脏腑,维持各脏腑的正常功能;注入孔窍的津液,使口、眼、鼻等九窍滋润;流入关节的津液,能温利关节;渗入骨髓的津液,能充养骨髓和脑髓。

(二)化生血液

津液经孙络渗入血脉之中,成为化生血液的基本成分之一。

(三)调节阴阳

在正常情况下,人体阴阳之间处于相对的平衡状态。津液作为阴精的一部分,对调节人体的阴阳平衡起着重要作用。人体根据体内的生理状况和外界环境的变化,通过津液的自我调节使机体保持正常状态,以适应外界的变化。如寒冷的时候,皮肤汗孔闭合,津液不能借汗液排出体外，而下降入膀胱，使小便增多;夏暑季节，汗多则津液减少下行，使小便减少。当体内丢失水液后，则多饮水以增加体内的津液。"水谷入于口，输于肠胃，其液别为五，天寒衣薄，则为溺与气，天热衣厚，则为汗"(《灵枢·五癃津液别》)，由此调节机体的阴阳平衡，从而维持人体的正常生命活动。

（四）排泄废物

津液在其自身的代谢过程中，能把机体的代谢产物通过汗、尿等方式不断地排出体外，使机体各脏腑的气化活动正常。若这一作用受到损害和发生障碍，就会使代谢产物潴留于体内，而产生痰、饮、水、湿等多种病理变化。

第五节　精、气、血、津液之间的相互关系

精、血、津液、气等均是构成人体和维持人体生命活动的基本物质，均赖脾胃化生的水谷精微来化生。在脏腑组织功能正常时，它们之间相互渗透、相互促进、相互转化。在生理功能上，又存在着相互依存、相互制约和相互为用的密切关系。

一、气与血的关系

气属阳，主动，主煦之;血属阴，主静，主濡之。这是气与血在属性和生理功能上的区别。但两者都源于脾胃化生的水谷精微和肾中精气，在生成、输布（运行）等方面关系密切，故曰:"气中有血，血中有气，气与血不可须臾相离，乃阴阳互根，自然之理也"(《难经本义》)。气和血的这种关系可概括为"气为血之帅，血为气之母"。

（一）气为血之帅

气为血之帅包含着三方面的意义:气能生血，气能行血，气能摄血。

1. 气能生血　气能生血是指气的运动变化是血液生成的动力。从摄入的饮食物转化成水谷精微，从水谷精微转化成营气和津液，从营气和津液转化成赤色的血，其中每一个转化过程都离不开气的运动变化，而气的运动变化又是通过脏腑的功能活动表现出来的。气的运动变化能力旺盛，则脏腑的功能活动旺盛，化生血液的功能强;气的运动变化能力减弱，则脏腑功能活动衰退，化生血液的功能弱。气旺则血充，气虚则血少。故在临床治疗血虚疾患时，常配合补气药，就是补益生血的动力。

2. 气能行血　气能行血指气的推动作用是血液循行的动力。气一方面可以直接推动血行，另一方面又可促进脏腑的功能活动，通过脏腑的功能活动推动血液运行。"运血者即是气"(《血证论》)，"气行乃血流"(《素问》)。故气之正常运动，对保证血液的运行有着重要意义。气行则血行，气止则血止，气有一息之不运，则血有一息之不行。所以，临床上治疗血行失常，常以调气为上，调血次之。

3. 气能摄血　气能摄血即气对血的统摄作用。气的固摄作用使血液正常循行于脉管之中而不逸出脉外。气不摄血则可见各种出血之候，故治疗时，必须用补气摄血之法，方能达到止血的目的。

（二）血为气之母

血为气之母是指气在生成和运行中始终离不开血，它包含着两方面的意义:血能生气，血能载气。

1.**血能生气**　气存血中,血不断地为气的生成和功能活动提供水谷精微。水谷精微是全身之气的生成和维持其生理功能的主要物质基础。而水谷精微又赖血以运之,借以为脏腑的功能活动不断地供给营养,使气的生成与运行正常进行。所以,血盛则气旺,血衰则气少。

2.**血能载气**　"守气者即是血","载气者,血也"(《血证论·阴阳水火气血论》)。气存于血中,赖血之运载而达全身。血为气之守,气必依附于血而静谧。故云:"气阳而血阴,血不独生,赖气以生之;气无所附,赖血以附之"(《医论三十篇》)。否则,血不载气,则气将飘浮不定,无所归附。所以,在临床上,每见大出血之时,气亦随之而涣散,形成气随血脱之候。

综上所述,气与血,一阴一阳,互相维系,气为血之帅,血为气之母。"一身气血,不能相离,气中有血,血中有气,气血相依,循环不已"(《不居集》)。若血气不和,则百病丛生。

二、气与精的关系

(一)气对精的作用

精包括先天之精和后天之精。精依气生,气化为精。精之生成源于气,精之生理功能赖于气之推动和激发。如肾精之封藏,赖元气固护于外。气聚则精盈,气弱则精走。元气亏损,肾失封藏,每见失精之害。"精乃气之子",精与气,本自互生,精气充足,则神自旺。

(二)精对气的作用

"精化为气,元气由精而化也"(《类经·阴阳类》)。精藏于肾,肾精充盛,盛乃能泄,不断地供给五脏六腑,以促进脏腑的生理活动。五脏六腑的功能正常,则元气方能化生不已。精盈则气盛,精少则气衰。故元精失则元气不生,元阳不充。所以,失精者每见少气不足以息,动辄气喘,肢倦神疲,懒于语言等气虚之证。

三、气与津液的关系

气属阳,津液属阴,这是气和津液在属性上的区别,但两者均源于脾胃所运化的水谷精微,在其生成和输布过程中有着密切的关系。在病理上,病气即病水,病水即病气。所以,在治疗上,治气即是治水,治水即是治气。

(一)气对津液的作用

气对津液的作用表现为气能生津、行津、摄津三个方面。

1.**气能生津**　气是津液生成与输布的物质基础和动力。津液源于水谷精气,而水谷精气赖脾胃之腐熟运化而生成。气推动和激发脾胃的功能活动,使中焦之气机旺盛,运化正常,则津液充足。"水化于气"(《血证论》),所以,津液的生成、输布和排泄均离不开气的作用。

2.**气能行津**　气能行津指气的运动变化是津液输布排泄的动力。脾、肺、肾、肝等脏腑通过升降出入运动完成了津液在体内的输布、排泄过程,即所谓"气行水亦行"(《血证论》)。当气的升降出入运动异常时,津液输布、排泄过程也随之受阻。由气虚、气滞而导致的津液停滞,称为气不行水。

3.**气能摄津**　气能摄津是指气的固摄作用控制着津液的排泄。体内的津液在气的固摄作用控制下维持着一定的量。若气的固摄作用减弱,则体内津液经汗、尿等途径外流,出现多汗、漏汗、多尿、遗尿的病理现象,临床治疗时应注意补气固津。

（二）津液对气的作用

1. 津可化气　"气生于水"（《血证论》）。水谷化生的津液，通过脾气升清，上输于肺，再经肺之宣降通调水道，下输于肾和膀胱。在肾阳的推动下，化而为气，升腾敷布于脏腑，发挥其滋养作用，以保证脏腑组织的正常生理活动，故云："水精四布，五经并行"（《素问·经脉别论》）。

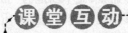

课堂互动

"见痰休治痰而治气"的理论基础是什么？过用发汗之法会出现气短乏力之象的原因是什么？

2. 津能载气　气必须依附于津液而存在，否则就将涣散不定而无所归。因此，津液的丢失，必导致气的耗损。如暑病伤津耗液，不仅口渴喜饮，且津液虚少无以化气，而见少气懒言、肢倦乏力等气虚之候。若因汗、吐太过，使津液大量丢失，则气亦随之而外脱，形成"气随液脱"之危候，故曰："吐下之余，定无完气"（《金匮要略心典》）。

四、血与精的关系

精能化血，血能生精，精血互生，故有"精血同源"之说。

（一）血对精的作用

血能化精。"夫血者，水谷之精气也，和调于五脏，洒陈于六腑，男子化而为精，女子上为乳汁，下为经水"（《赤水玄珠·调经门》）。"精者，血之精微所成"（《读医随笔·气血精神论》）。血液流于肾中，与肾精化合而成为肾所藏之精。由于血能生精，血旺则精充，血亏则精衰，临床上每见血虚之候往往有肾精亏损之征。

（二）精对血的作用

精可生血。精是化生血液的重要物质基础。精足则血足，所以，肾精亏损可导致血虚。在临床上治疗再生障碍性贫血，可用补肾填精之法。以补肾为主治疗血虚，就是以精可化血为理论依据的。

五、血与津液的关系

血与津液均是液态物质，均有滋润和濡养作用，与气相对而言，二者均属于阴，在生理上相互补充，病理上相互影响。

（一）血对津液的作用

血能化津。运行于脉中的血液，渗于脉外便化为有濡润作用的津液。"十二经脉，三百六十五络，其血气皆上于面而走空窍……其气之津液皆上熏于面"（《灵枢》）。当血液不足时，可导致津液的病变。如血瘀津液不能渗于脉外以濡养皮肤肌肉，则肌肤干燥粗糙，甚至甲错。失血过多时，脉外之津液渗入脉中以补偿血容量的不足，因之而导致脉外的津液不足，出现口渴、尿少、皮肤干燥等表现。所以，中医有"夺血者无汗"，"衄家不可发汗"，"亡血者，不可发汗"之说。

（二）津液对血的作用

津能生血。津液和血液同源于水谷精微，被输布于肌肉、腠理等处的津液，不断地渗入孙络，成为血液的组成成分。所以，有"津血同源"之说。汗为津液所化，汗出过多则耗津，津耗则血少，故又有"血汗同源"之说。如果津液大量损耗，不仅渗入脉内之津液不足，甚至脉内之津液还要渗出于脉外,形成血脉空虚、津枯血燥的病变。所以,对于精液大量丢失的患者,不可用破血逐瘀之峻剂,故《灵枢·营卫生会》有"夺汗者无血"之说。

血与津液均是周流于全身的液态物质,不仅同源于水谷精微,而且在运行输布过程中相辅相成,互相交汇,津可入血,血可成津,"水中有血,血中有水","水与血原并行而不悖"(《血证论·阴阳水火气血论》),共同发挥滋养、濡润的作用。在病理上,血与津液又相互影响。水肿可导致血瘀,血瘀亦可导致水肿,这是临证屡见不鲜的。瘀血也可是水肿形成后的病理产物,而水肿则往往有瘀血的症状。"汗出过多则伤血,下后亡津液则伤血,热结膀胱则下血,是水病而累血也"(《血证论·阴阳水火气血论》)。另外,血、水还可以同时发病,例如,妇女经闭水肿、外伤瘀血水肿等。由于血液与津液在病理上常互相影响而并存,故在治疗上应注意水病治血、血病治水、水血兼顾等。

六、精与津液的关系

精与津液之间的关系,主要是指水谷之精与津液的关系而言,水谷之精与津液同时来源于水谷,生成于脾胃,故称其是同生同化的。因为水谷经脾胃消化吸收而生成的水谷精微中,既包含水谷之精,又包含津液在内,两者可分可合,分之则为水谷之精与津液,合之则为水谷精微。

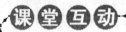

课堂互动

讨论气血关系。举例说明气血之间如何在生理上相互促进,在病理上相互影响。

实践4-1 人体生理病理状态下的气血关系

(一)准备
指导教师准备有代表性的临床常见病例5个。

(二)实践过程
1. 指导教师对病例进行分析。
2. 学生分组讨论病例,并得出讨论结论。
3. 指导教师根据学生讨论的结果进行总结,并通过病例的讲解验证气血之间的关系。

(三)注意事项
1. 对病例的分析一定要准确。
2. 气血之间的关系不仅在生理上相互关联,在病理上也相互影响。

(四)结果和讨论
1. 通过对病例的分析,初步掌握病例的分析步骤及方法。
2. 通过对病例的分析认识气血之间的关系,并由此推出气、血、精、津液之间的关系。

 **达标与评价**

【A 型题】

1. 广义之精指的是

A. 精微物质　　B. 水谷之精　　C. 生殖之精　　D. 五脏六腑之精　　E. 肾精

2. 肾中所藏之精的主要来源是

A. 先天之精　　　　　　B. 水谷之精　　　　　　C. 生殖之精

D. 先天之精和生殖之精　　E. 先天之精和后天之精

3. 与气生成关系最为密切的是

A. 肝　　　　B. 心　　　　C. 脾　　　　D. 肺　　　　E. 肾

4. 关于气机的论述,下列哪一项是不正确的

A. 脾胃同居中焦,为气机升降的枢纽　　　　B. 肝主疏泄,调畅气机

C. 肺主治节,司呼吸运动　　　　　　　　　D. 肾不纳气,卫气不宣

E. 三焦主持诸气,与气机有关

5. "气化"是指

A. 气能升降出入运动　　　　B. 气的温煦作用使水化为气

C. 气能化水又能生气　　　　D. 气能生血,血又能生气

E. 体内精、气、血、津液等物质各自的新陈代谢及相互转化

6. 与人体生长发育关系密切的是气的哪种功能

A. 推动作用　　B. 固摄作用　　C. 温煦作用　　D. 防御作用　　E. 气化作用

7. 积于胸中的气是

A. 元气　　　　B. 宗气　　　　C. 卫气　　　　D. 营气　　　　E. 真气

8. 藏于肾中,并通过三焦流布到全身的气是

A. 元气　　　　B. 宗气　　　　C. 营气　　　　D. 卫气　　　　E. 肾气

9. 卫气的功能,下列不正确的是

A. 温分肉　　　B. 行气血　　　C. 肥腠理　　　D. 充皮肤　　　E. 司开合

10. 能够化生血液的是

A. 元气　　　　B. 宗气　　　　C. 营气　　　　D. 卫气　　　　E. 心气

11. 下列哪一项与中气下陷无关

A. 脱肛　　　　B. 宫坠　　　　C. 胃下垂　　　　D. 二便失禁　　　　E. 腹部坠胀

12. 遗精、滑精和早泄与气的哪项功能减退有关

A. 推动作用　　B. 温煦作用　　C. 防御作用　　D. 固摄作用　　E. 气化作用

13. 出血可由气的哪种功能减退引起

A. 推动作用　　B. 温煦作用　　C. 固摄作用　　D. 防御作用　　E. 气化作用

14. 多汗、多尿或小便失禁可由气的哪项功能减退引起

A. 推动作用　　B. 温煦作用　　C. 固摄作用　　D. 防御作用　　E. 气化作用

15. 气与血的关系不正确的是

A. 气能行血　　B. 气能生血　　C. 气能摄血　　D. 气为血母　　E. 气血同源

16. 与津液的输布排泄关系最为密切的脏是

A. 心肝肾　　B. 心肝脾　　C. 肺脾肾　　D. 肺脾肝　　E. 心脾肾

17. "夺血者无汗,夺汗者无血"的理论依据为

A. 气能生血　　B. 气能行血　　C. 气能生津　　D. 气能行津　　E. 津血同源

18. "吐下之余定无完气"是指

A. 过吐过下,耗伤脾胃,生化无源　　B. 吐下太过,气陷不升

C. 吐下伤津,津不化气　　D. 大吐大泻,气随津脱而耗　　E. 以上都不是

19. 治疗时常于补血药中配以益气之品,主要的理论依据是

A. 气能生血　　B. 气能摄血　　C. 气能行血　　D. 血能生气　　E. 血能载气

20. 可以导致血行加速而致出血的因素是

A. 心气虚衰　　B. 肝不藏血　　C. 脾不统血　　D. 血热　　E. 血寒

21. 以下不符合"气为血帅,血为气母"含义的是

A. 气生血　　B. 血生气　　C. 气行血　　D. 气摄血　　E. 血行气

22. 下列不属于津液范畴的是

A. 胃液　　B. 血液中的水液　　C. 小便　　D. 汗液　　E. 痰液

23. 以下不具有营养作用的物质是

A. 血液　　B. 津液　　C. 营气　　D. 卫气　　E. 精

【B型题】

(24~26题共用备选答案)

A. 心　　B 肝　　C. 脾　　D. 肺　　E. 肾

24. 血液运行的动力主要在于

25. 能助心行血的是

26. 能固摄血液在脉中运行的是

(27~29题共用备选答案)

A. 气滞　　B. 气逆　　C. 气陷　　D. 气闭　　E. 气脱

27. 气的由下向上运动太过,称为

28. 气的上升不及而下降太过,称为

29. 气的由里向外运动太过,称为

【X型题】

30. 气的生成主要与下列哪些脏器有关

A. 肺　　B. 脾　　C. 心　　D. 肝　　E. 肾

31. 血液循行的主要方式是

A. 行于脉中　　B. 行于脉外　　C. 流布全身　　D. 环周不休　　E. 运行不息

32. 血液的运行主要与下列哪些因素有关

A. 血液充盈与否　　B. 脉管的完整和通畅　　C. 血液的寒温

D. 心肺肝脾功能正常与否　　E. 气机调畅与否

33. 气化作用的具体表现为

A. 饮食物转变为水谷精微　　B. 水谷精微化生气血津液

C.气血津液之间相互转化　　D.食物消化吸收后形成食物残渣转化成粪便

E.津液转化为汗液和尿液

34.气的防御作用具体表现在

A.护卫肌表,防御外邪　　　　B.温养脏腑,维持体温

C.抗邪外出,促使康复　　　　D.调节汗孔,控制出汗

E.激发气机,维持生命

35.参与津液代谢的内脏有

A.脾、肺、肾　　B.心肝　　　C.胃、大肠　　　D.膀胱、三焦　　E.胆

36."气为血帅"的具体作用方式包括

A.气生血　　　B.血生气　　　C.气行血　　　D.气摄血　　　E.血载气

37."血为气母"的内涵是

A.气生血　　　B.血养气　　　C.气行血　　　D.气摄血　　　E.血载气

(张元澧)

>> 第五章 经 络

目标与任务

◎ **目标**

1. 掌握经络、奇经八脉的概念,十二经脉走向、交接及分布规律。

2. 熟悉经络系统的组成及经络的生理功能。

3. 熟悉十二经脉体表主要循行路线及奇经八脉的循行特点。

4. 了解十二经脉命名、表里关系及流注顺序。

5. 了解奇经八脉的功能。

◎ **任务**

1. 通过学习经络系统,知道经络系统的组成。

2. 通过学习经脉、奇经八脉的循行路线及循行特点,能够在中医学中的正确应用经络理论诊治疾病。

第一节 经络的概念和经络系统的组成

经络学说是中医学理论体系的重要组成部分,是针灸学的理论核心。是研究人体经络系统的生理功能、病理变化及其与脏腑相互关系的一门学说。是中医学分析人体生理、病理和对疾病进行诊疗的主要依据之一。《灵枢·脉经》曰:"经脉者,所以能决死生,处百病,调虚实,不可不通。"

一、经络的概念

经络是运行气血,联络脏腑肢节,沟通上下内外的通路。

经络包括经脉和络脉。经,有路径的含义,指直行的主干。经脉贯通上下,沟通内外,是经络系统的主干。络,有网络之意,指经络中细小的部分。络脉纵横交错,遍布全身。

所谓经气即经络之气,概指经络运行之气及其功能活动。经气活动的主要特点是循环流注、如环无端、昼夜不休。

经络内属于脏腑,入络于肢节,沟通于脏腑与体表之间,将人体脏腑、组织、器官联结成为一个有机的整体,并借此行气血、营阴阳,使人体各部的功能活动得以保持协调和相对平衡。

二、经络系统的组成

经络系统,由经脉、络脉、十二经筋和十二皮部所组成。经络在内能连属于脏腑,在外则连属于筋肉、皮肤。

经脉分为正经和奇经两大类。正经包括手足三阴经和手足三阳经,合称"十二经脉",是气血运行的主要通道。奇经有八条,即任脉、冲脉、督脉、带脉、阴跷脉、阳跷脉、阴维脉、阳维脉,合称"奇经八脉",有统帅、联络和调节十二经脉的作用。十二经别是从十二经脉别出的经脉,有加强十二经脉中相为表里两经之间联系的作用。

络脉是经脉的分支,有别络、浮络、孙络之分。其中别络是较大较主要的络脉。十二经脉都有相应的别络,加上任脉、督脉及脾之大络,合称"十五络"。作用是加强表里经脉在体表的联系。浮络是浮行于体表的络脉,孙络是最细小的络脉。

十二经筋是十二经脉之气"结、聚、散、络"于筋肉、关节的体系,有着联络四肢百骸,主司关节运动的作用。

十二皮部是十二经脉的功能活动反映于体表的部位。具有保卫机体,防御外邪,反映疾病的作用(图5-1)。

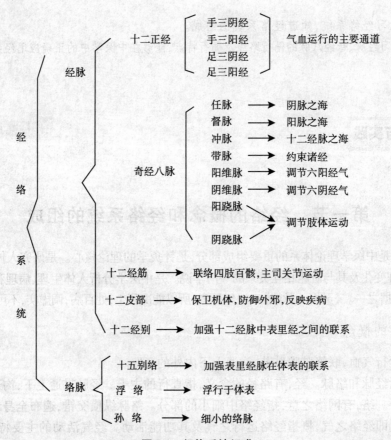

图5-1 经络系统组成

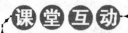

经络系统包括哪些？络脉包括哪些？十二经筋的功能是什么？

第二节　十二经脉

十二经脉是手三阴经(手太阴肺经、手厥阴心包经、手少阴心经)、手三阳经(手阳明大肠经、手少阳三焦经、手太阳小肠经)、足三阴经(足太阴脾经、足厥阴肝经、足少阴肾经)和足三阳经(足阳明胃经、足少阳胆经、足太阳膀胱经)的总称,是经络学说的重要组成部分。

一、十二经脉的命名

十二经脉的名称是由阴阳、手足、脏腑三个方面而定的。十二经脉以阴阳来表明它的属性,凡是与脏相连,循行于四肢内侧的经脉叫做阴经;与腑相连,循行于四肢外侧的经脉叫做阳经。手足,表明经脉在四肢的分布不同,手经表示其外行路线分布于上肢;足经表示其外行路线分布于下肢。十二经脉隶属于十二脏腑,如肺经表示该经属于肺脏。那么,我们就可以知道手少阴心经是循行于上肢内侧,隶属于心脏的经脉。

二、十二经脉的走向与交接规律

(一)十二经脉的走向

十二经脉在体内的走向和交接是遵循一定规律的,正如《灵枢·逆顺肥瘦》所云:"手之三阴,从脏走手;手之三阳,从手走头;足之三阳,从头走足,足之三阴,从足走腹"。也就是说,手三阴经从胸腔走向手指末端交手三阳经;手三阳经从手指末端走向头面部交足三阳经;足三阳经从头面部走向足趾末端交足三阴经;足三阴经从足趾末端走向腹腔、胸腔。

(二)交接规律

1. 阴经与阳经(表里经)在四肢部交接　手太阴肺经在食指与手阳明大肠经交接;手少阴心经在小指与手太阳小肠经交接;手厥阴心包经在无名指与手少阳三焦经交接;足阳明胃经在足大趾与足太阴脾经交接;足太阳膀胱经在足小趾与足少阴肾经交接;足少阳胆经在足大趾丛毛处与足厥阴肝经交接。

2. 阳经与阳经(同名经)在头面交接　手阳明大肠经与足阳明胃经在鼻旁交接;手太阳小肠经与足太阳膀胱经在目内眦交接;手少阳三焦经与足少阳胆经在目外眦交接。

3. 阴经与阴经在胸部交接　足太阴脾经与手少阴心经在心中交接;足少阴肾经与手厥阴心包经在胸中交接;足厥阴肝经与手太阴肺经在肺中交接(图5-2)。

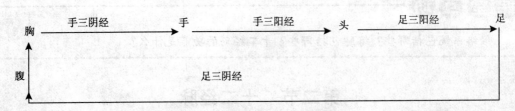

图 5-2　十二经脉走向交接规律简图

三、十二经脉的分布规律

十二经脉在体表的循行分布也有规律：

头面部,阳明经行于面部、额部;太阳经行于面颊、头后部;少阳经行于头侧部。

在躯干部,阳明经行于前(胸腹面)、少阳经行于侧面、太阳经行于后(背面)。足三阴经均行于胸腹部,自前正中线向外依次为:足少阴肾经、足阳明胃经、足太阴脾经、足厥阴肝经。

在四肢部,阴经分布于四肢的内侧,阳经多分布于四肢的外侧。手足三阳经的排列顺序是:阳明在前,少阳居中,太阳在后;手足三阴经的排列顺序是:太阴在前,厥阴在中,少阴在后(内踝上八寸以下为厥阴在前,太阴在中,少阴在后)(见表5-1)。

表 5-1　十二经脉表里经在四肢的分布

	阴经 (属脏)	阳经 (属腑)	循行部位(阴经行于内侧,阳经行于外侧)	
手	手太阴肺经	手阳明大肠经	上肢	前缘
	手厥阴心包经	手少阳三焦经		中线
	手少阴心经	手太阳小肠经		后缘
足	足太阴脾经	足阳明胃经	下肢	前缘
	足厥阴肝经	足少阳胆经		中线
	足少阴肾经	足太阳膀胱经		后缘

在内踝上8寸以下,足厥阴肝经在前,足太阴脾经在中,足少阴肾经在后

四、十二经脉表里关系及流注次序

(一)十二经脉的表里关系

十二经脉互为表里的阴经与阳经在体内存在有络属关系,阴经属脏络腑,阳经属腑络脏。十二经脉的表里关系是足太阳膀胱经与足少阴肾经为表里,足少阳胆经与足厥阴肝经为表里,足太阴脾经与足阳明胃经为表里。手太阳小肠经与手少阴心经为表里,手少阳三焦经与手厥阴心包经为表里,手阳明大肠与手太阴肺经为表里。

十二经脉的表里关系,不仅为互为表里的两条经脉加强了联系,并且由于同络属于一个脏

腑,因而使相为表里的 脏一腑在生理上互相配合,在病理上互相影响。

(二)流注次序

十二经脉通过手足阴阳表里经而逐经相传,从手太阴肺经开始,经过手阳明大肠经等依次传至足厥阴肝经,再传至手太阴肺经,首尾相连,环流不止。其流注次序如图5-3所示:

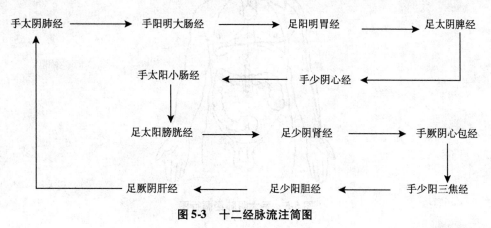

图5-3 十二经脉流注简图

五、十二经脉循行路线

1. **手太阴肺经** 起始于中焦胃部,向下络于大肠,回过来沿着胃上口,穿过膈肌,属于肺脏。从肺系沿气管、喉咙部横出腋下(中府、云门),下循上臂内侧,走手少阴,手厥阴经之前(天府、侠白),下向肘中(尺泽),沿前臂内侧桡骨边缘(孔最),进入寸口,即桡动脉搏动处(经渠、太渊),上向大鱼际部,沿边际(鱼际),出大指的末端(少商)。它的支脉从腕后(列缺)走向食指内(桡)侧,出其末端,接手阳明大肠经(图5-4、图5-5)。

> **知识链接:**
> 　　手太阴肺经可以治疗胸、肺系疾患,还能治疗喉部病证。

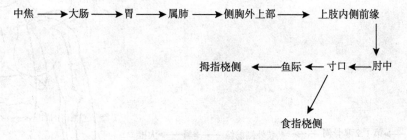

图5-4 手太阴肺经循行简图

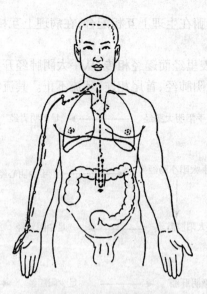

图5-5 手太阴肺经循行图

2. 手阳明大肠经的循行 起于食指桡侧端（商阳穴），经过手背行于上肢伸侧前缘，上肩，至肩关节前缘，向后与督脉在大椎穴处相会，再向前下行入锁骨上窝（缺盆），进入胸腔络肺，通过膈肌下行，入属大肠。其分支从锁骨上窝上行，经颈部至面颊，入下齿中，回出夹口两旁，左右交叉于人中，至对侧鼻翼旁，经气于迎香穴处与足阳明胃经相接（图5-6、图5-7）。

> **知识链接：**
> 《阴阳十一脉灸经》将手阳明大肠经称为齿脉，即手阳明大肠经经穴可治疗齿部疾病。

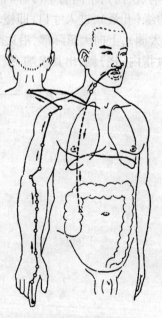

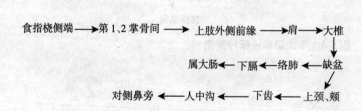

食指桡侧端 → 第1、2掌骨间 → 上肢外侧前缘 → 肩 → 大椎

属大肠 ← 下膈 ← 络肺 ← 缺盆

对侧鼻旁 ← 人中沟 ← 下齿 ← 上颈、颊

图5-6 手阳明大肠经循行简图　　　图5-7 手阳明大肠经循行图

3. 足阳明胃经　起于鼻翼两旁迎香穴,夹鼻上行,至鼻根部,与足太阳膀胱经相交于目内眦,向下沿鼻柱外侧,入上齿中,还出,环绕嘴唇,在颏唇沟承浆穴处左右相交,退回沿下颌骨后下缘经下颌角上行过耳前,沿发际,到额前神庭穴。其下行支脉沿喉咙向下后行,左右交会

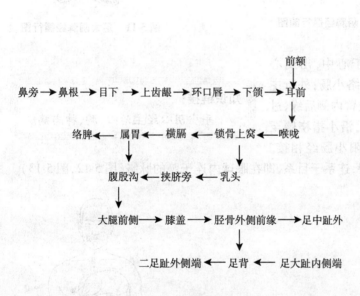

知识链接:
　　足阳明胃经可以治疗胃肠病及头面、五官疾病,还能治疗神志病和热病。

并与督脉在大椎穴处相会,折向前行,入缺盆,深入体腔,下行穿过膈肌,属胃,络脾。其直行主干从缺盆出体表,沿乳中线下行,夹脐两旁旁开2寸,下行至腹股沟处的气街穴,沿大腿前侧,至膝髌,沿下肢胫骨前缘下行至足背,入足第二趾外侧端厉兑穴。另一分支从足背上冲阳穴分出,前行入足大趾内侧端,经气于隐白穴与足太阴脾经相接(图5-8、图5-9)。

前额

鼻旁 → 鼻根 → 目下 → 上齿龈 → 环口唇 → 下颌 → 耳前

络脾 ← 属胃 ← 横膈 ← 锁骨上窝 ← 喉咙

腹股沟 ← 挟脐旁 ← 乳头

大腿前侧 → 膝盖 → 胫骨外侧前缘 → 足中趾外

二足趾外侧端 ← 足背 ← 足大趾内侧端

图5-8　足阳明胃经循行简图

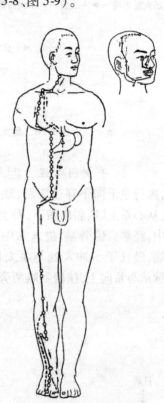

图5-9　足阳明胃经循行图

4. 足太阴脾经　起于足大趾内侧端隐白穴,沿内侧赤白肉际上行,过内踝的前缘,沿小腿内侧正中线上行,在内踝上8寸处,交出足厥阴肝经之前,上行沿大腿内侧前缘,进入腹部,属脾,络胃。向上穿过膈肌,沿食道两旁,连舌本,散舌下。其分支从胃别出,上行通过膈肌,注入心中,经气于此与手少阴心经相接(图5-10,图5-11)。

知识链接:
　　脾经除了能治疗脾胃病还能治疗妇科病、前阴病。

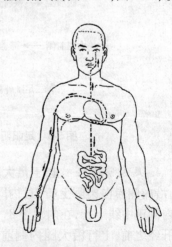

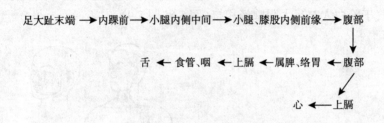

足大趾末端 → 内踝前 → 小腿内侧中间 → 小腿、膝股内侧前缘 → 腹部

舌 ← 食管、咽 ← 上膈 ← 属脾、络胃 ← 腹部

心 ← 上膈

图 5-10 足太阴脾经循行简图

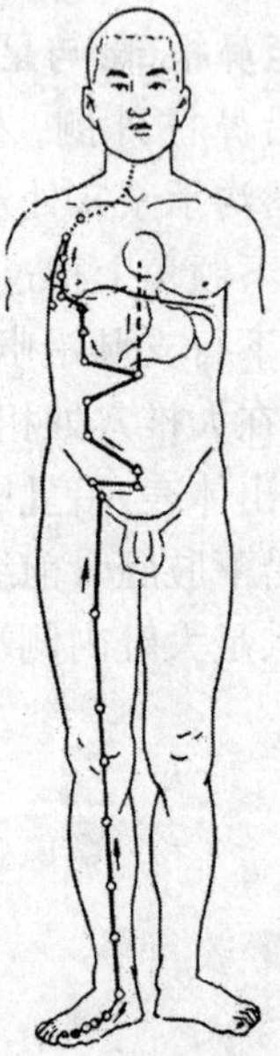

图 5-11 足太阴脾经循行图

5. **手少阴心经** 起于心中,出属心系,内行主干向下穿过膈肌,联络小肠;外行主干,从心系上肺,斜出腋下,沿上臂内侧后缘,过肘中,经掌后锐骨端,进入掌中,沿小指桡侧至末端,经气于少冲穴处与手太阳小肠经相接。

> **知识链接:**
> 手少阴心经主治心、胸、神志病。

支脉从心系向上,挟着咽喉两旁,连系于目系,即在眼球内连于脑的脉络(图 5-12,图 5-13)。

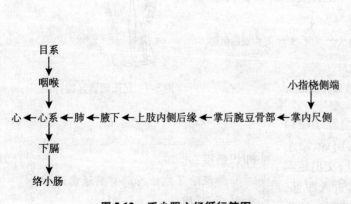

目系

咽喉

心 ← 心系 ← 肺 ← 腋下 ← 上肢内侧后缘 ← 掌后腕豆骨部 ← 掌内尺侧

下膈

络小肠

小指桡侧端

图 5-12 手少阴心经循行简图

图 5-13 手少阴心经循行图

6. **手太阳小肠经** 起于手小指尺侧端少泽穴,沿手背、上肢外侧后缘,过肘部,到肩关节后面,绕肩胛部,左右交会并与督脉在大椎穴处相会,前行入缺盆,深入体腔,络心,沿食道,穿过膈肌,到达胃部,下行,属小肠。其分支从面颊部分出,向上行于眼下,至目内眦,经气于睛明穴与足太阳膀胱经相接(图5-14,图5-15)。

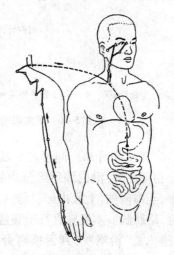

> **知识链接:**
>
> 《阴阳十一脉灸经》将手太阳小肠经称为肩脉,主治头、项、五官及神志病、热病。

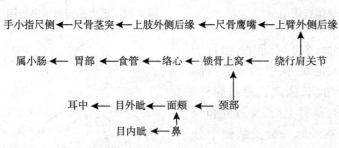

图5-14 手太阳小肠经简图

图5-15 手太阳小肠经图

7. **足太阳膀胱经** 从头顶部分别向后行至枕骨处,进入颅腔,络脑,回出分别下行到项部,下行交会于大椎穴,再分左右沿肩胛内侧,脊柱两旁,到达腰部,进入脊柱两旁的肌肉,深入体腔,络肾,属膀胱。本经脉一分支从腰部分出,沿脊柱两旁下行,穿过臀部,从大腿后侧外缘下行至腘窝中。另一分支从项部分出下行,经肩胛内侧,从附分穴挟脊下行至髀枢,经大腿后侧至腘窝中,与前一支脉会合,然后下行穿过腓肠肌,出走于足外踝后,沿足背外侧缘至小趾外侧端,交于足少阴肾经(图5-16,图5-17)。

> **知识链接:**
>
> 足太阳膀胱经由于在躯干后正中线有两条侧线,所以是人体中循行路线最长的经脉。

耳上方 ↓ 颠顶

目内眦←额←颠顶←联络脑 肩胛骨内缘←脊旁2线←臀部←大腿外后侧

项部

肩胛骨内侧←脊旁1线←腰部←臀部←

络肾、属膀胱

小趾外侧端←第5跖骨粗隆←外踝后←小腿肚←腘窝

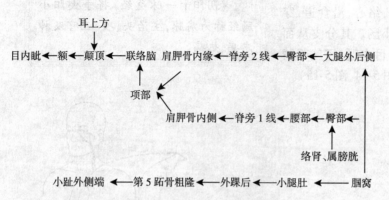

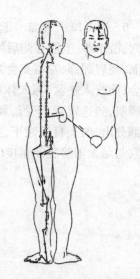

图 5-16 足太阳膀胱经循行简图

图 5-17 足太阳膀胱经循行图

8. *足少阴肾经* 起于足小趾下面，斜行于足心，出行于舟骨粗隆之下，沿内踝后缘分出进入足跟，向上沿小腿内侧后缘，至腘内侧，上股内侧后缘入脊内（长强穴），穿过脊柱，属肾，络膀胱。本经脉直行于腹腔内，从肾上行，穿过肝和膈肌，进入肺，沿喉咙，到舌根两旁。本经脉一分支从肺中分出，络心，注于胸中，交于手厥阴心包经（图 5-18，图 5-19）。

> **知识链接：**
>
> 足少阴肾经可以治疗妇科、前阴病及肺、咽喉部疾患。

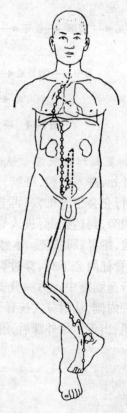

足小趾之下→足心→舟骨粗隆→内踝后足跟→小腿内侧→腘窝内侧

舌本←喉咙←肺←肝、膈←属肾←脊柱←大腿内后侧

心→胸中 络膀胱

图 5-18 足少阴肾经循行简图

图 5-19 足少阴肾经循行图

9. 手厥阴心包经　起于胸中，出属心包络，向下穿过膈肌，络于上、中、下三焦。其分支从胸中分出，出胁部当腋下 3 寸处天池穴，向上至腋窝下，沿上肢内侧中线入肘，过腕部，入掌中，沿中指桡侧至末端中冲穴。另一分支从掌中分出，沿无名指尺侧端行，经气于关冲穴与手少阳三焦经相接（图 5-20、图 5-21）。

知识链接：

手厥阴心包经主治胃、心、胸及神志疾患。

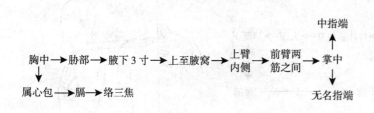

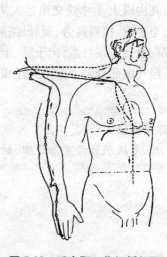

图 5-20　手厥阴心包经循行简图

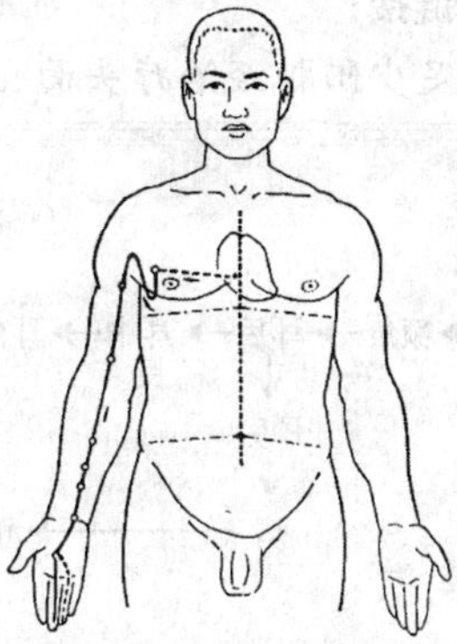

图 5-21　手厥阴心包经循行图

10. 手少阳三焦经　起自无名指尺侧端，上出于四、五两指之间，沿手背至腕部，向上经尺、桡两骨之间通过肘尖部，沿上臂后到肩部，在大椎穴处与督脉相会。又从足少阳胆经后，前行进入锁骨上窝，分布在两乳之间，脉气散布联络心包，向下贯穿膈肌，统属于上、中、下三焦。其分支从两乳之间处分出，向上浅出于锁骨上窝，经颈至耳后，上行出耳上角，然后屈曲向下至面颊及眼眶下部。另一支脉从耳后进入耳中，出行至耳前，在面颊部与前条支脉相交，到达外眼角。脉气由此与足少阳胆经相接（图 5-22、图 5-23）。

知识链接：

《阴阳十一脉灸经》将手少阳三焦经称为耳脉。

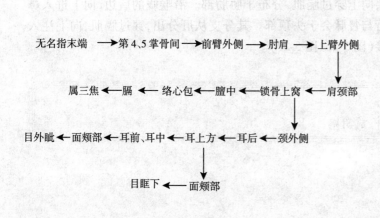

图 5-22　手少阳三焦经循行简图

图 5-23　手少阳三焦经循行图

11. 足少阳胆经　起于目外眦,斜下耳前,上头角,绕耳后,折回前额,经颞部,下枕行于斜方肌与胸锁乳突肌之间,经肩上,沿胁肋腰间,下行至臀,循下肢外侧中间,经外踝前过足背,止于足第四趾外侧端。支脉从足背至足大趾外侧端,与足厥阴肝经相交接(图 5-24、图 5-25)。

知识链接:
　　足少阳胆经治疗头面、五官病及神志病、热病。

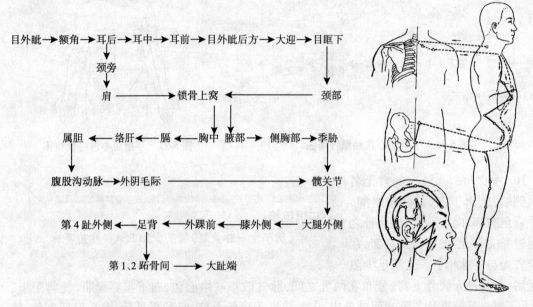

图 5-24　足少阳胆经循行简图　　　　　图 5-25　足少阳胆经循行图

12. 足厥阴肝经　起于足大趾爪甲后丛毛处,向上沿足背至内踝前 1 寸处,向上沿胫骨内缘,在内踝上 8 寸处交出足太阴脾经之后,上行过膝内侧,沿大腿内侧中线进入阴毛中,绕阴器,至小腹,挟胃两旁,属肝,络胆,向上穿过膈肌,分布于胁肋部。沿喉咙的后边,向上进入鼻咽部,上行连接目系,出于额,上行与督脉会于头顶部。其分支从肝分出,穿过膈肌,向上注入肺,经气由此处与手太阴肺经相接(图 5-26、图 5-27)。

知识链接:
　　足厥阴肝经主治肝胆、妇科、前阴病。

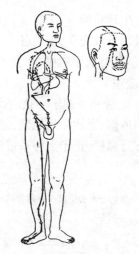

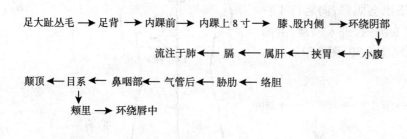

足大趾丛毛 → 足背 → 内踝前 → 内踝上 8 寸 → 膝、股内侧 → 环绕阴部 → 小腹 → 挟胃 → 属肝 → 膈 → 流注于肺

络胆 → 胁肋 → 气管后 → 鼻咽部 → 目系 → 颠顶

目系 → 颊里 → 环绕唇中

图 5-26　足厥阴肝经循行简图

图 5-27　足厥阴肝经循行图

课堂互动

1. 十二经脉中每条经脉都相为表里，请问手太阴肺经与哪条经相表里？
2. 请问同名阳经在哪里交接？
3. 在流注次序中手少阴心经在何处交何条经脉？

第三节　奇经八脉

奇经八脉是任脉、督脉、冲脉、带脉、阴跷脉、阳跷脉、阴维脉、阳维脉的总称。它们与十二正经不同，既不直属脏腑，又无表里配合关系，其循行“别道奇行”，故称奇经。

一、奇经八脉的循行部位及功能

1. 任脉　起于小腹内，下出会阴部，向前上行经阴毛部，沿腹内前正中线向上到达咽喉部，再上行环绕口唇，经面部进入目眶下（图 5-28、图 5-29）。

知识链接：

任脉主治头面、胸腹及相应内脏疾患。

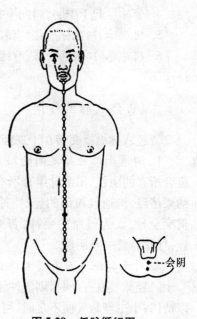

起于小腹内 → 会阴部 → 阴毛部 → 前正中线 → 咽喉部 → 环绕口唇 → 面部 → 目眶下

图 5-28　任脉循行简图

图 5-29　任脉循行图

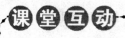

生理功能:行于腹面正中线,其脉多次与手足三阴及阴维脉交会,能总任一身之阴经,故称:"阴脉之海"。任脉起于胞中,与女子妊娠有关,故有"任主胞胎"之说。

2. 督脉　起于小腹内,下出会阴部,向后行于脊柱的内部,上达项后风府,进入脑内,进入颠顶,沿前额下行鼻柱,止于上唇系带处(图5-30、图5-31)。

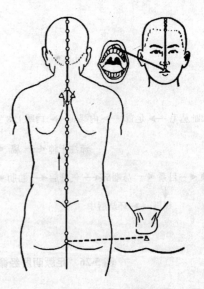

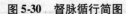

起于小腹内 → 会阴部 → 尾骨端 → 脊柱内 → 项后风府 → 脑内

　　　　　　　　　　　　　　　　　　　　　　　　　↓

上唇系带 ← 鼻柱 ← 前额 ← 颠顶

图5-30　督脉循行简图　　　　　　　图5-31　督脉循行图

生理功能:行于背部正中,其脉多次与手足三阳经及阳维脉交会,能总督一身之阳经,故称为"阳脉之海"。督脉行于脊里,上行入脑,并从脊里分出属肾,它与脑、脊髓、肾又有密切联系。

> **知识链接:**
> 　　督脉作为阳脉之海主治头项、背、腰骶及相应内脏疾患。

3. 冲脉　上至于头,下至于足,贯穿全身,成为气血的要冲,能调节十二经气血,故称"十二经脉之海",又称"血海"。同妇女的月经有关。

4. 带脉　起于季胁,斜向下行到带脉穴,绕身一周,如腰带,能约束纵行的诸脉。

5. 阴跷脉、阳跷脉　跷,有轻健跷捷之意。有濡养眼目、司眼睑开合和下肢运动的功能。

6. 阴维脉、阳维脉　维,有维系之意。阴维脉的功能是"维络诸阴";阳维脉的功能是"维络诸阳"。

二、奇经八脉的作用

奇经八脉纵横交错在十二经脉之间,具有如下两方面的作用:

1. 沟通十二经脉之间的联系　如阴维脉组合所有的阴经,阳维脉组合所有的阳经;带脉约束诸经,沟通腰腹部的经脉;冲脉通行上下,贯穿全身,成为气血的要冲;督脉总督一身阳经,任脉总督一身阴经。

2. 对十二经气血有蓄积渗灌等调节作用
十二经脉气血有余时,则流注于奇经八脉,蓄以待用;十二经脉气血不足时,可有奇经八脉溢出,给予补充。

课堂互动

1. 奇经八脉中循行前正中线的是?

2. 奇经八脉的作用有哪些?

第四节　经络的生理功能及在中医学中的应用

一、经络的生理功能

中医把经络的生理功能称为"经气"。其生理功能主要表现在沟通表里上下,联系脏腑器官;通行气血,濡养脏腑组织;感应传导;调节脏腑器官的机能活动等方面。

1.沟通内外、联系脏腑　由于十二经脉及其分支的纵横交错,如里出表,通上达下,相互络属各脏腑;奇经八脉沟通十二正经;十二经筋、十二皮部联络筋脉皮肉,使人体的各个脏腑组织器官有机联系起来,构成一个表里、上下彼此间紧密联系的统一整体。

经络联络沟通全身脏腑组织器官,具体表现在以下几个方面:

(1)脏腑与肢节之间的联系:十二经脉与五脏六腑络属,通过经筋、皮部使皮肤与筋肉组织同脏腑联系起来。正如《灵枢·海论》所言:"夫十二经脉者,内属于腑脏,外络于支节。"

(2)脏腑与脏腑之间的联系:十二经脉中每一条经脉都有络属的脏或腑,从而加强了相为表里的脏腑之间的联系,并且有的经脉还联系多个脏腑,这样就构成了脏腑之间的多种联系。

(3)脏腑与五官九窍之间的联系:耳、目、鼻、口、舌、前阴、后阴,都是经脉循行所过的部位,而经脉内属脏腑。这样,五官九窍通过经脉与脏腑相联系。

(4)经脉与经脉之间的联系:十二正经之间不但有阴阳表里联系,并且还存在一定的连接和流注次序;奇经八脉与十二正经之间纵横交错;奇经八脉之间又彼此联系,从而构成了经脉与经脉之间的联系。

2.运行气血,濡养全身　人体的组织器官,需要气血的濡养才能发挥正常的生理功能,而气血只有依赖于经脉的传输才能通达全身,营养组织器官,防御外邪,保卫机体。正如《灵枢·本藏》曰:"经脉者,所以行血气而营阴阳,濡筋骨,利关节者也。"

3.感应传导　经络系统对针刺或其他刺激具有感觉传导的作用。

4.调节脏腑器官的机能　经络具有运行气血和协调阴阳的作用,从而使阴阳平衡。当机体出现气血不和或阴阳偏盛偏衰时,可通过经络系统进行调节。

二、经络学说的应用

1.阐述病理变化　在正常生理状态下,经络是运行气血,沟通内外,贯通上下的通道。但在生理功能失调时,经络系统又是传递病邪和反映病变的途径。当体表感受外邪侵袭,经络成为外邪由表及里,由浅入深,内传脏腑的传变途径,脏腑之间有经脉沟通联系,所以经络又是脏腑之间病变相互影响的途径。此外,经络也是脏腑与体表组织器官之间病变相互影响的渠道。

➡**案例分析:**

李某,男,45岁。以发热、前额痛、流涕1天就诊。舌淡苔白,脉浮。此属何证?

辨证:前额痛病在阳明,为风寒感冒。

------

2. 指导疾病的诊断　由于经络有各自络属的脏腑和循行路线,所以可以反映出所属脏腑的病证,因而在临床上常常根据疾病发生的部位,结合经络循行的部位及所联系的脏腑,作为疾病诊断的依据。如头痛这一症状,痛在前额,多与阳明经有关;痛在两侧,多与少阳经有关;痛在后头部及项部,多与太阳经有关。

3. 指导临床治疗　经络学说早已广泛用于临床各科的治疗,特别体现在针灸、按摩和中药处方等方面。针灸中的"循经取穴法",就是经络学说的具体应用。如胃病,根据循经取穴的方法,常远取足三里穴进行治疗。中药治疗也通过经络这一通道,使药达病所,发挥其治疗作用。如麻黄入肺、膀胱经,故能发汗、平喘和利尿。金元四大家中的张洁古、李杲还根据经络学说,创立了"引经报使药"理论。如治疗头痛这一症状,属于少阳经病的多用柴胡,而属太阳经病的多选用羌活。

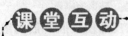

1. 经络的联络功能,具体表现在哪几个方面?
2. 经络学说的应用表现在哪几个方面?

实践5-1　手太阴肺经的循行路线

（一）准备
指导教师准备针灸挂图、针灸模型或针灸课件。
（二）实践过程
1. 指导教师运用挂图、模型或课件演示手太阴肺经的循行路线。
2. 学生分组标记手太阴肺经的体表标志。
3. 教师根据学生找到的体表标志帮助学生确立肺经的循行路线。
（三）注意事项
1. 体表标志一定要定位准确。
2. 注意表里脏腑之间的联系。
（四）结果和讨论
1. 通过实验课进行练习,对肺经的循行进行记忆。
2. 通过实验课帮助学生准确找出体表标志。
3. 帮助学生正确记忆经络循行线路。

实践5-2　手阳明大肠经的循行路线

（一）准备
指导教师准备针灸挂图、针灸模型或针灸课件。
（二）实践过程
1. 指导教师运用挂图、模型或课件演示手阳明大肠经的循行路线。
2. 学生分组标记手阳明大肠经的体表标志。

3.教师根据学生找到的体表标志帮助学生确立大肠经的循行路线。

（三）注意事项

1.体表标志一定要定位准确。

2.注意表里脏腑之间的联系。

（四）结果和讨论

1.通过实验课进行练习,对大肠经的循行进行记忆。

2.通过实验课帮助学生准确找出体表标志。

3.帮助学生正确记忆经络循行线路。

实践5-3　足阳明胃经的循行路线

（一）准备

指导教师准备针灸挂图、针灸模型或针灸课件。

（二）实践过程

1.指导教师运用挂图、模型或课件演示足阳明胃经的循行路线。

2.学生分组标记足阳明胃经的体表标志。

3.教师根据学生找到的体表标志帮助学生确立胃经的循行路线。

（三）注意事项

1.体表标志一定要定位准确。

2.注意表里脏腑之间的联系。

（四）结果和讨论

1.通过实验课进行练习,对胃经的循行进行记忆。

2.通过实验课帮助学生准确找出体表标志。

3.帮助学生正确记忆经络循行线路。

实践5-4　足太阴脾经的循行路线

（一）准备

指导教师准备针灸挂图、针灸模型或针灸课件。

（二）实践过程

1.指导教师运用挂图、模型或课件演示足太阴脾经的循行路线。

2.学生分组标记足太阴脾经的体表标志。

3.教师根据学生找到的体表标志帮助学生确立脾经的循行路线。

（三）注意事项

1.体表标志一定要定位准确。

2.注意表里脏腑之间的联系。

（四）结果和讨论

1.通过实验课进行练习,对脾经的循行进行记忆。

2.通过实验课帮助学生准确找出体表标志。

3.帮助学生正确记忆经络循行线路。

实践5-5 手少阴心经的循行路线

（一）准备

指导教师准备针灸挂图、针灸模型或针灸课件。

（二）实践过程

1.指导教师运用挂图、模型或课件演示手少阴心经的循行路线。

2.学生分组标记手少阴心经的体表标志。

3.教师根据学生找到的体表标志帮助学生确立心经的循行路线。

（三）注意事项

1.体表标志一定要定位准确。

2.注意表里脏腑之间的联系。

（四）结果和讨论

1.通过实验课进行练习,对心经的循行进行记忆。

2.通过实验课帮助学生准确找出体表标志。

3.帮助学生正确记忆经络循行线路。

实践5-6 手太阳小肠经的循行路线

（一）准备

指导教师准备针灸挂图、针灸模型或针灸课件。

（二）实践过程

1.指导教师运用挂图、模型或课件演示手太阳小肠经的循行路线。

2.学生分组标记手太阳小肠经的体表标志。

3.教师根据学生找到的体表标志帮助学生确立小肠经的循行路线。

（三）注意事项

1.体表标志一定要定位准确。

2.注意表里脏腑之间的联系。

（四）结果和讨论

1.通过实验课进行练习,对小肠经的循行进行记忆。

2.通过实验课帮助学生准确找出体表标志。

3.帮助学生正确记忆经络循行线路。

实践5-7 足太阳膀胱经的循行路线

（一）准备

指导教师准备针灸挂图、针灸模型或针灸课件。

（二）实践过程

1.指导教师运用挂图、模型或课件演示足太阳膀胱经的循行路线。

2.学生分组标记足太阳膀胱经的体表标志。

3.教师根据学生找到的体表标志帮助学生确立膀胱经的循行路线。

（三）注意事项

1.体表标志一定要定位准确。

2.注意表里脏腑之间的联系。

（四）结果和讨论

1.通过实验课进行练习,对膀胱经的循行进行记忆。

2.通过实验课帮助学生准确找出体表标志。

3.帮助学生正确记忆经络循行线路。

实践5-8 足少阴肾经的循行路线

（一）准备

指导教师准备针灸挂图、针灸模型或针灸课件。

（二）实践过程

1.指导教师运用挂图、模型或课件演示足少阴肾经的循行路线。

2.学生分组标记足少阴肾经的体表标志。

3.教师根据学生找到的体表标志帮助学生确立肾经的循行路线。

（三）注意事项

1.体表标志一定要定位准确。

2.注意表里脏腑之间的联系。

（四）结果和讨论

1.通过实验课进行练习,对肾经的循行进行记忆。

2.通过实验课帮助学生准确找出体表标志。

3.帮助学生正确记忆经络循行线路。

实践5-9 手厥阴心包经的循行路线

（一）准备

指导教师准备针灸挂图、针灸模型或针灸课件。

（二）实践过程

1.指导教师运用挂图、模型或课件演示手厥阴心包经的循行路线。

2.学生分组标记手厥阴心包经的体表标志。

3.教师根据学生找到的体表标志帮助学生确立心包经的循行路线。

（三）注意事项

1.体表标志一定要定位准确。

2.注意表里脏腑之间的联系。

(四)结果和讨论

1. 通过实验课进行练习,对心包经的循行进行记忆。

2. 通过实验课帮助学生准确找出体表标志。

3. 帮助学生正确记忆经络循行线路。

实践5-10 手少阳三焦经的循行路线

(一)准备

指导教师准备针灸挂图、针灸模型或针灸课件。

(二)实践过程

1. 指导教师运用挂图、模型或课件演示手少阳三焦经的循行路线。

2. 学生分组标记手少阳三焦经的体表标志。

3. 教师根据学生找到的体表标志帮助学生确立三焦经的循行路线。

(三)注意事项

1. 体表标志一定要定位准确。

2. 注意表里脏腑之间的联系。

(四)结果和讨论

1. 通过实验课进行练习,对三焦经的循行进行记忆。

2. 通过实验课帮助学生准确找出体表标志。

3. 帮助学生正确记忆经络循行线路。

实践5-11 足少阳胆经的循行路线

(一)准备

指导教师准备针灸挂图、针灸模型或针灸课件。

(二)实践过程

1. 指导教师运用挂图、模型或课件演示足少阳胆经的循行路线。

2. 学生分组标记足少阳胆经的体表标志。

3. 教师根据学生找到的体表标志帮助学生确立足少阳胆经的循行路线。

(三)注意事项

1. 体表标志一定要定位准确。

2. 注意表里脏腑之间的联系。

(四)结果和讨论

1. 通过实验课进行练习,对足少阳胆经的循行进行记忆。

2. 通过实验课帮助学生准确找出体表标志。

3. 帮助学生正确记忆经络循行线路。

实践 5-12 足厥阴肝经的循行路线

（一）准备

指导教师准备针灸挂图、针灸模型或针灸课件。

（二）实践过程

1. 指导教师运用挂图、模型或课件演示足厥阴肝经的循行路线。

2. 学生分组标记足厥阴肝经的体表标志。

3. 教师根据学生找到的体表标志帮助学生确立足厥阴肝经的循行路线。

（三）注意事项

1. 体表标志一定要定位准确。

2. 注意表里脏腑之间的联系。

（四）结果和讨论

1. 通过实验课进行练习，对足厥阴肝经的循行进行记忆。

2. 通过实验课帮助学生准确找出体表标志。

3. 帮助学生正确记忆经络循行线路。

实践 5-13 任脉的循行路线

（一）准备

指导教师准备针灸挂图、针灸模型或针灸课件。

（二）实践过程

1. 指导教师运用挂图、模型或课件演示任脉的循行路线。

2. 学生分组标记任脉的体表标志。

3. 教师根据学生找到的体表标志帮助学生确立任脉的循行路线。

（三）注意事项

1. 体表标志一定要定位准确。

2. 注意表里脏腑之间的联系。

（四）结果和讨论

1. 通过实验课进行练习，对任脉的循行进行记忆。

2. 通过实验课帮助学生准确找出体表标志。

3. 帮助学生正确记忆经络循行线路。

实践 5-14 督脉的循行路线

（一）准备

指导教师准备针灸挂图、针灸模型或针灸课件。

（二）实践过程

1. 指导教师运用挂图、模型或课件演示督脉的循行路线。

2. 学生分组标记督脉的体表标志。

3. 教师根据学生找到的体表标志帮助学生确立督脉的循行路线。

(三)注意事项

1. 体表标志一定要定位准确。

2. 注意表里脏腑之间的联系。

(四)结果和讨论

1. 通过实验课进行练习,对督脉的循行进行记忆。

2. 通过实验课帮助学生准确找出体表标志。

3. 帮助学生正确记忆经络循行线路。

 达标与评价

【A 型题】

1. 十二经脉的命名,主要包含了下列哪些内容

A. 阴阳　五行　脏腑　　　　B. 五行　手足　阴阳　　　　C. 手足　阴阳　脏腑

D. 脏腑　手足　五行　　　　E. 以上都不对

2. 下列经脉名称正确的是

A. 手太阴心经　　　　　　B. 手阳明胃经　　　　　　C. 手少阴心包经

D. 足少阴肾经　　　　　　E. 手阳明肺经

3. 十五络脉是指十二经脉之别络,加上

A. 带脉之络　冲脉之络　脾之大络　　　　B. 任脉络　督脉络　冲脉之络

C. 任脉络　督脉络　脾之大络　　　　　　D. 任脉络　督脉络　胃之大络

E. 任脉络 督脉络 带脉络

4. 手三阳的循行走向规律是

A. 从胸走手　　B. 从足走胸　　C. 从手走头　　D. 从头走足　　E. 从足走头

5. 足三阴经的循行走向规律是

A. 从胸走手　　B. 从足走腹　　C. 从手走头　　D. 从头走足　　E. 从胸走足

6. 十二经脉中阳经与阳经的交接部位是

A. 头面部　　B. 上肢部　　C. 四肢末端　　D. 胸腹部　　E. 下肢部

7. 手太阴肺经与手阳明大肠经在何处交接

A. 拇指　　B. 食指　　C. 中指　　D. 无名指　　E. 小指

8. 手足三阳经在四肢的分布规律是

A. 阳阴在前　太阳在中　少阳在后　　　　B. 阳明在前　少阳在中　太阳在后

C. 少阳在前　太阳在中阳明在后　　　　　D. 太阳在前　少阳在中　阳明在后

E. 太阳在前　阳明在中　少阳在后

9. 行于人体后正中线的经脉是

A. 带脉　　B. 任脉　　C. 冲脉　　D. 督脉　　E. 阳维脉

10. 以下哪组经脉属于表里关系

A. 手太阴肺经与手阳明大肠经　　B. 足少阴肾经与足少阳胆经

C. 手少阴心经与手少阳三焦经　　D. 足太阴脾经与足太阳膀胱经

E. 足阳明胃经与手阳明大肠经

11. 十二经脉中循行路线最长的经脉是

A. 足太阳膀胱经　　　　　　　B. 足阳明胃经　　　　　　　　C. 足少阳胆经

D. 足太阴脾经　　　　　　　　E. 手太阴肺经

12. 下列何经循行到达巅顶

A. 手少阴心经　　　　　　　　B. 足少阴肾经　　　　　　　　C. 手厥阴心包经

D. 足厥阴肝经　　　　　　　　E. 足太阳膀胱经

13. 阴经之海是指

A. 督脉　　　　B. 任脉　　　　C. 冲脉　　　　D. 带脉　　　　E. 足少阴肾经

14. 督脉的生理作用主要是

A. 通调冲任　　　　　　　　　B. 调节任督　　　　　　　　　C. 总调奇经八脉

D. 调节阳经经气E. 以上都不是

15. 下列哪一项不能正确说明奇经八脉与十二正经的不同之处

A. 没有十二正经那样的循环流注关系　　B. 没有专属的腧穴

C. 无表里配合　　　　　　　　　　　　D. 其走向除带脉横行外,都是自下而上运行

E. 以上都对

【B 型题】

(16~18 题共用备选答案)

A. 任脉　　　　B. 冲脉　　　　C. 督脉　　　　D. 阴维脉　　　　E. 阳维脉

16. 称为"阴脉之海"是

17. 称为"阳脉之海"是

18. 称为"十二经脉之海"是

(19~21 题共用备选答案)

A. 巅顶头痛　　　B. 后头痛　　　C. 侧头痛　　　D. 前额痛　　　E. 头项痛

19. 与厥阴经有关的头痛是

20. 与少阳经有关的头痛是

21. 与阳明经有关的头痛是

【X 型题】

22. 足三阳经是指

A. 大肠经　　　B. 胆经　　　C. 小肠经　　　D. 膀胱经　　　E. 胃经

23. 手三阴经是指

A. 肺经　　　B. 大肠经　　　C. 心经　　　D. 心包经　　　E. 肝经

24. 与经脉有关的头痛是

A. 前额头痛　　　B. 两侧头痛　　　C. 发热头痛　　　D. 后脑头痛　　　E. 隐隐头痛

25. 循行于下肢内侧的有

A. 手三阴经　　　B. 足三阴经　　　C. 阴维脉　　　D. 阴跷脉　　　E. 冲脉

26.凡属六腑的经脉分布于

A.四肢外侧　　B.四肢内侧　　C.头面　　　　D.躯干　　　　E.胸腹

27.足三阴经在小腿下半部及足背,其排列是

A.太阴在前　　B.太阴在中　　C.厥阴在前　　D.厥阴在中　　E.少阴在后

28.互为表里的阴经与阳经在体内有属络关系,即

A.阴经属腑络脏　　　　　B.阳经属腑络脏　　　　　C.阴经属脏络腑

D.阳经属脏络腑　　　　　E.阴经属脏络脏

29.起于胞中,同出会阴,称为"一源三歧"的是

A.督脉　　　　B.任脉　　　　C.带脉　　　　D.冲脉　　　　E.络脉

30.冲脉称为

A.十二经之海　　B.血海　　　　C.水谷之海　　D.阳脉之海　　E.阴脉之海

31.十五络是十二经和哪系经脉各自别出一络,加上脾之大络的合称

A.带脉　　　　B.督脉　　　　C.任脉　　　　D.冲脉　　　　E.胃经

32.奇经一般都具有以下特点

A.不在头面部循行　　　　B.不在四肢循行　　　　C.相互之间没有表里关系

D.同起于胞宫　　　　　　E.分布不像十二经脉那样规律

33.下列几对经脉中有表里关系的是

A.阴维,阳维　　　　　　B.厥阴,少阳　　　　　　C.太阴,阳明

D.少阴,太阳　　　　　　E.阴跷,阳跷

（张元澧　王允娜）

>> 第六章　**病　因**

目标与任务

◎ **目标**

1. 掌握风、寒、暑、湿、燥、火外感病因的致病特点。

2. 掌握内伤病因的致病特点。

3. 熟悉痰饮、结石、瘀血的致病特点。

4. 了解其他病因。

◎ **任务**

1. 通过学习外感六淫的概念,会通过临床表现正确分辨出是何种外邪致病。

2. 通过学习七情的致病特点,会通过临床表现正确分辨出是何种情志所致。

3. 通过学习病理产物的致病特点,会正确区分各种病理产物。

理论与实践

　　中医学认为,人体各脏腑组织之间,人体与外界环境之间,维持着既对立又统一的动态平衡,保持着人体正常的生理活动。当这种动态平衡因某种原因而被破坏,又不能立即自行调节,及时得以恢复时,人体就会发生疾病。导致人体发生疾病的原因,称之为病因。

　　古代中医病因学将致病因素分为三种:即外因(如六淫、疠气等)、内因(如七情)和不内外因(包括饮食不节、劳逸损伤、外伤、寄生虫等)。痰饮和瘀血是人体受某种致病因素作用后在疾病过程中形成的病理产物,又能直接或间接作用于人体某一脏腑组织,发生多种病证,故又属致病因素。其实,中医的所谓"不内外因",有的是外因,如外伤等,有的则是内因为主,但常结合外因而致病,如饮食不节、劳逸损伤等皆属此类。

　　根据邪正交争的理论,中医学认为,无论外感六淫,还是内伤七情、饮食劳逸,在正气旺盛,生理功能正常的情况下,不会导致人体发病,只有在正气虚弱,人体功能活动不能适应诸因素的变化时,才会成为致病因素,使人发病。

第一节　外感病因

外感病因，是指来源于外界，从体表或口鼻，侵入机体，引起疾病的致病因素。多发病较急，表现为寒热、咽痛、骨节酸楚等症状。外感病因大致分为六淫和疫疠两类。

一、六淫

六淫，即风、寒、暑、湿、燥、火六种外感致病因素的统称。在正常的情况下，风、寒、暑、湿、燥、火称为"六气"，是自然界六种不同的气候变化，对人体是无害的。当气候变化异常，六气发生太过或不及，或非其时而有其气（如春天当温却反寒，秋天应凉却反热等），以及气候变化过于急骤（如暴热、骤冷等），在人体正气不足，抵抗力下降时，六气就会成为致病因素，侵犯人体而发生疾病。这时的六气，便是"六淫"，是属于外感病的一类致病因素。六淫致病，一般具有下列几个特点：

1. **外感性**　六淫为病，邪气多从人体肌表或口鼻而入，多有由表及里的传变过程，所以称为"外感六淫"。

2. **季节性**　由于六淫本来就是六气的太过或不及，所以容易形成季节性疾病。如春季多见风病，夏季多暑病，长夏多湿病，秋季多燥病，冬季多寒病。

3. **地域性**　居处环境失宜，也会导致六淫侵袭而发病。如南方气候潮湿，多以湿邪为病；北方气候寒冷，多以寒邪为病。

4. **单一性与相兼性**　六淫邪气既可单独致病，如寒邪直中，又可相兼为害，如风寒感冒、湿热泄泻、风寒湿痹等。

5. **转化性**　六淫在发病发展过程中，不仅可以互相影响，而且在一定条件下相互转化，如寒邪入里可以化热，暑湿日久又可以化燥伤阴。

> **知识链接：**
> 高温环境作业常有暑邪、燥热或火邪为害，干燥环境多燥邪为病。而久居寒冷、潮湿环境易患寒湿痹证。

外感六淫是外感病的致病因素，被称为外邪，其临床表现，多有表证，而且多属实证；而内生五邪，则是因脏腑阴阳气血失调所产生的内风、内寒、内湿、内燥、内热（火）五种病理变化，多表现为或虚证或实证或虚实夹杂证。外感六淫与内生五邪，一为致病因素，一为病理结果，两者既有区别，又密切联系。六淫伤人，由表入里，损及脏腑，所以易导致内生五邪。内生五邪，则脏腑功能失调，所以易感受六淫之邪。

（一）风

风具有轻扬开泄，善动不居的特性，为春季的主气，风虽为春季的主气，但终岁常在，四时皆有。故风邪引起的疾病虽以春季为多，但不限于春季，其他季节均可发生。寒、湿、燥、暑、热等外邪，多依附于风而入侵人体。所以，中医认为，风邪实为外感病证的先导。风邪的性质和致病特点有：

> **知识链接：**
> 《素问·骨空论》中就有"风者，百病之始也"的论述。

1.**风为阳邪,其性开泄,易袭阳位** 风性轻扬升发,善动而不居,具有向上、向外的特点,故为阳邪。其性开泄,具有疏通、透泄之性,故风邪侵袭肌表,易使肌腠疏泄开张。其性升发,易向上、向外,所以容易侵袭人体的头面、肌表、肩背等阳位。故《素问·太阴阳明论》曰"伤于风者,上先受之。"

2.**风性善行数变** "善行"是指风邪具有易动的特性,故具有病位游移,行无定处的特性。如行痹(风痹)的四肢关节游走性疼痛,属于风气盛的表现。"数变",是指风邪致病具有变化无常和发病急骤的特性。风邪为先导的疾病无论是外感还是内伤,一般都具有发病急、变化多、传变快等特征。如风疹、荨麻疹的时隐时现,发无定处,此起彼伏等特点。

3.**风为百病之长** 风邪是外感病因的先导,寒、暑、湿、燥、火等邪,多依附于风邪而侵袭人体,与寒邪相合为风寒,与湿邪相合为风湿,与燥邪相合则为风燥,与火合则为风火。因为风邪为外感疾病的主要致病因素,又易与六淫诸邪相合而为病,故称风为百病之长,六淫之首。

4.**风性主动** 风邪致病具有动摇不定的特征。临床上常表现为眩晕、震颤、四肢抽搐、角弓反张、直视上吊等症状,故称"风胜则动"。如外感热病中的"热极生风",内伤杂病中的"肝阳化风"或"血虚生风"等证,均为风邪动摇的表现。

> **知识链接:**
> 阳气本可以制阴,但阴寒偏盛,则阳气不仅不足以驱除寒邪,反为阴寒所侮,故云"阴胜则阳病"。

(二)寒

寒具有寒冷、凝结特性,为冬季的主气。寒为水气而通于肾,故冬季为寒水当令的季节。虽然寒邪也可见于其他季节,但由于冬季气温骤降,如果不能很好地防寒保温,人体易感受寒邪而为病。寒邪致病有内寒、外寒之别。外寒指外感寒邪而言,伤于肌表者,称为"伤寒";直中脏腑者,称为"中寒"。内寒是由人体机能衰退、阳气虚弱所致。寒邪的性质和致病特点:

1.**寒为阴邪,易伤阳气** 寒性属阴,最易损伤人体阳气。阳气受损,不能温煦,所以全身或局部可出现明显的寒象。如寒邪束表,卫阳郁遏,则见恶寒、发热、无汗等,称之为"伤寒"。若寒邪直中于里,损伤脏腑阳气,谓之为"中寒"。若伤及脾胃,则纳运升降失常,见吐泻清稀,脘腹冷痛;伤及肺脾,则宣肃运化失职,见咳嗽喘促,痰液清稀或水肿;寒伤脾肾,则温运气化失职,而见畏寒肢冷、腰脊冷痛、尿清便溏、水肿腹水等症状。

2.**寒性凝滞,主痛** 人身气血津液的运行,有赖阳气的温煦推动,才能得以畅通无阻。寒邪侵袭机体,经脉气血失于温煦,则气血凝结阻滞,脉络不通,不通则痛,故疼痛是寒邪致病的重要特征。

3.**寒性收引** 收引,即收缩牵引之意。寒邪侵袭人体,气机收敛,腠理闭塞,经络筋脉收缩而挛急;寒邪侵袭肌表,则腠理闭塞,卫阳闭郁,出现发热恶寒而无汗的症状;寒邪侵袭经络关节,则见筋脉收缩拘急,屈伸不利或冷厥不仁等症状。

(三)暑

暑为火热之邪,有明显的季节性,主要发生在夏至以后,立秋以前,独见于夏季。暑邪致病有阴阳之分,在炎夏之日,气温过高,或烈日曝晒过久,或工作场所闷热而引起的热病,为中于热,属阳暑;而暑热时节,过食生冷,或贪凉露宿,或冷浴过久所引起的热病,为中于寒,属阴暑。暑邪的性质和致病特征:

➡️**案例分析：**

患者,男性,夏日在田间劳作时出现头昏头痛,胸闷气短,恶心欲吐,昏仆,舌红而干,脉洪大。应诊断为何证?

辨证:感受暑邪,暑热伤阴

1. 暑性炎热　暑为盛夏之火气,具有酷热之性,其性属阳,故为阳邪。暑邪伤人多表现为高热、心烦、面赤、烦躁、脉象洪大等症状,常称为伤暑(或暑热)。

2. 暑性升散　暑为阳邪,其性易升易散。侵犯人体,则腠理开泄而多汗,汗出伤津,津伤则口渴喜饮;在大量汗出的同时,往往气随津泄,而出现气虚,故伤于暑者,常见气短乏力,甚则突然昏倒,不省人事,即中暑。中暑有时兼见四肢厥逆,称为暑厥。

3. 暑多夹湿　暑季不仅气候炎热,还常多雨潮湿,热蒸湿动,湿热弥漫于四周。暑邪的临床特征,除发热、烦渴等症外,还兼见四肢困倦、胸闷呕恶、大便溏泄不爽等湿盛内阻症状。临床常见暑湿并存,但主要以暑热为主,湿浊居次,并非暑中必有湿。

(四)湿

湿为长夏的主气,具有重浊、黏滞、趋下的特性。夏秋之交,湿热熏蒸,水气上腾,湿气最盛,故一年之中长夏多湿病。湿亦可因气候潮湿、涉水淋雨、居处潮湿所致,或因嗜酒成癖或过食生冷,以致脾阳失运,湿自内生。湿邪的性质和致病特征:

1. 湿为阴邪,易伤阳气　湿性似水为阴邪,阴盛则阳病,故湿邪为害,易伤阳气。湿邪侵袭人体,留滞于脏腑经络,易阻滞气机,使气机升降失常。胸胁为气机升降之通路,湿阻胸膈,气机不畅则见胸闷;湿困脾胃,脾胃运化失司,升降失常,而见纳呆、脘痞腹胀、便溏、小便短涩之候。

2. 湿性重浊　湿为重浊之邪。重,即沉重、重着之意。故湿邪致病,若外袭肌表,则湿浊困遏,清阳不能伸展,见头昏沉重,状如裹束;如湿滞经络关节,阳气布达受阻,可见肌肤不仁、关节疼痛重着等症。浊,即秽浊垢腻之意。湿邪为患,易于出现排泄物和分泌物秽浊不清的现象。若湿邪浸淫肌肤,则出现疮疡、湿疹、脓水秽浊;湿滞大肠,则大便溏泄、下利脓血黏液;湿气下注,见小便浑浊、妇女黄白带下等症。

3. 湿性黏滞　黏滞是指湿邪致病具有黏腻停滞的特性,主要表现在两个方面:一是症状的黏滞性,湿邪致病症状多黏滞而不爽,如大便黏腻不爽,分泌物秽浊和舌苔黏腻等;二为病程的缠绵性,因湿性黏滞,蕴蒸不化,胶着难解,故起病缓慢隐晦,病程较长,常易反复发作或缠绵难愈。

4. 湿性趋下　湿性似水,其质重浊,故湿邪有趋下之势,易伤及人体下部。其病多见下部的症状,如带下、小便浑浊、泄泻、下利等,多由湿邪下注所致。

(五)燥

燥具有干燥、收敛清肃的特性,为秋季主气。秋季天气收敛,其气清肃,气候干燥,水分缺乏,故多见燥病。燥乃秋令燥热之气所化,为阴中之阳邪。初秋时夏热之余气尚存,久晴无雨,燥热结合,侵犯人体,故病多温燥。深秋临冬之时,西风肃杀,燥寒结合侵犯人体,则病多凉燥。燥邪的性质和致病特征:

1. 燥性干涩,易伤津液　燥为秋季肃杀之气所化,其性干涩枯涸,故曰"燥胜则干"。燥邪致病,易耗伤人体津液,而见阴津亏损的病变,表现为皮肤干涩皲裂、鼻干咽燥、口唇燥裂、毛发干枯不荣、小便短少、大便干燥等症。

2. 燥易伤肺　肺为娇脏,喜润恶燥,司呼吸,外合皮毛,开窍于鼻。燥邪多从口鼻而入,最易犯肺,使肺津受损,宣肃失职,从而出现干咳少痰,或无痰,痰中带血,无汗或少汗,鼻干口燥,咽干便秘等症状。

(六)火(热)

中医学中的火有生理与病理、内火和外火之分。火具有炎热特性,为夏季主令,火为热之极。外火多由感受温热之邪而致,或自风、暑、湿、燥、寒五气转化而来。内火是疾病变化的产物,多由脏腑功能失调或情志过激而致。

生理之火是指维持人体正常生命活动所必需的阳气,蕴藏于脏腑之中,具有温煦生化作用。这种有益于人体的阳气称之为"少火",属于正气范畴。病理之火是指阳盛太过,消耗人体正气的病邪,这种火称之为"壮火"。火邪的性质和致病特征:

> **知识链接:**
>
> 　　温、火、热的关系:温和热均指病邪而言。温为热之渐,热为温之甚,二者仅程度不同,没有本质区别;火与热:火为热之源,热为火之性。

1. 火性燔灼　是指火热邪气具有焚烧而熏灼的特性。故火邪致病,临床常表现为高热、恶热、脉洪数等症状。

2. 火性炎上　火为阳邪,其性升腾向上,因火性炎上,其病变多表现在上部。常见舌尖红赤疼痛、口舌糜烂、生疮等症状。

3. 伤津耗气　火为阳邪,最易迫津外泄,使人体阴津耗伤。故火邪致病,其临床表现常见发热、口渴、喜冷饮、舌红少津、小便短赤、大便燥结等症状。

4. 生风动血　火热之邪侵袭人体,常燔灼肝经,耗伤津血,使筋脉失养,肝风内动,而见高热、神昏谵语、四肢抽搐、颈项强直、角弓反张、目睛上视等症状。火热之邪,易灼伤脉络,迫血妄行,引起吐血、衄血、便血、尿血,以及皮肤发斑,妇女月经过多、崩漏等各种出血。

5. 易致肿疡　火热之邪透营入血,结于患部,腐肉败血,发为痈肿疮疡,表现为疮疡局部红肿热痛。

6. 易扰心神　夏季主火,故火与心气相应,心主血脉而藏神,故火热之邪伤于人体,最易扰乱神明,出现心烦失眠,狂躁妄动,甚至神昏谵语等症症。

二、疠气

疠气,即疫疠之气,是指一类具有强烈传染性的病邪。又名"瘟疫"、"疫毒"、"戾气"、"异气"、"毒气"、"乖戾之气"等。

疠气通过空气和接触传染。疠气经过口鼻等途径,由外入内,属于外感病因。由疠气而致的具有剧烈流行性传染性的一类疾病,称之为疫、疫疠、瘟疫(或温疫)等。疠气的性质及其致病特点:

1. 发病急骤,病情危重　疠气致病,似火邪致病,以热盛为主,但毒热较火热更甚,且常夹有湿毒、毒雾、瘴气等秽浊之气,其致病作用更为剧烈险恶,死亡率也高。其致病具有发病急骤、来势凶猛、病情险恶、变化多端、传变快的特点,且易伤津、扰神、动血、生风。

2. 传染性强　疫疠之气具有较强的传染性和流行性,可以通过口鼻等途径广泛传播。疫疠致病可散在发生,也可大面积流行。故疫疠具有传染性强、流行广泛、死亡率高的特点,如大头瘟、疫痢、白喉、烂喉丹痧、天花、霍乱、鼠疫等。

> **知识链接:**
>
> 　温病与瘟疫不同,温病为多种外感急性热病的总称,温病无传染性和流行性。
>
> 　瘟疫是指由疠气而致的具有剧烈流行性传染性的一类疾病。

3. 特异性　是指疠气致病的病位与病种的特异性。疠气对机体作用部位具有一定的选择性,因而在不同部位上产生相应的病证。疠气种类不同,所致之病各异。每一种疠气所致之疫病,均有各自的临床特征和传变规律,即所谓的"一气致一病"。

六淫和疠气,均属外感病邪,但其性质和致病特点各不相同,因其所致之病多表现为火热之候,所以常统称为外感热病。

第二节　内伤病因

内伤病因,又称内伤,泛指因情志或行为不循常度,超过人体自身调节范围,直接伤及脏腑,导致脏腑气血阴阳失调而为病的致病因素,如七情内伤、饮食失宜、劳逸失当等。

一、七情内伤

七情是指喜、怒、忧、思、悲、恐、惊七种正常的情志活动,是人的精神意识对外界事物的反应。在正常情况下,一般不会使人致病。只有发生突然、强烈,或长期持久的情志刺激,使人体气机紊乱,脏腑阴阳气血失调,才会导致疾病的发生。七情致病不同于六淫,六淫主要从口鼻或皮毛侵入人体,而七情则直接影响到相关

> **知识链接:**
>
> 　七情与人体脏腑功能活动有密切的关系。七情分属于五脏,以喜、怒、思、悲、恐为代表,称为五志。

脏腑而发病。七情不仅可以引起多种疾病的发生,而且对疾病的发展有重要影响,它可促进病情的好转与恶化。由于七情是造成内伤病的主要致病因素,故又称"内伤七情"。七情的致病特点:

1. 与精神刺激有关　七情属于精神性致病因素,其发病必与精神刺激有关。且在疾病发展过程中,情绪的变化可以直接影响病情的改变。如癫为情志所伤,由忧郁伤肝,肝郁伤脾,脾失健运,痰浊内生,蒙蔽清窍,心神不能自主所致。狂病为恼怒悲愤,伤及肝胆,郁而化火,煎熬津液,痰火内结,蒙蔽心窍,神志逆乱而发病。

2. 影响脏腑气机　七情内伤会影响脏腑活动而产生病理变化,不同的情志刺激可伤及不同的脏腑。如怒伤肝,喜伤心,思伤脾,忧伤肺,恐伤肾。

怒则气上:怒为肝之志,过度愤怒,会使肝气疏泄太过而上逆为病。肝气上逆,血随气冲,可见头痛、头晕、面赤耳鸣,甚或呕血或昏厥。

喜则气缓:喜为心之志,暴喜伤心,心气涣散,神不守舍,而见乏力、懈怠、心悸、失神,甚至狂乱等。

悲则气消:悲忧为肺之志,过度悲伤,耗散肺气,则气弱消减,而见气短胸闷、精神萎靡不振等症状。

思则气结:思为脾之志,思虑太过,可使脾气郁结,水谷难化,而见纳呆、腹胀便溏、肌肉消瘦等。

恐则气下:恐为肾之志,长期恐惧或突然意外惊恐,可使肾气不固,气陷于下,而见二便失禁、精遗骨痿等症状。

惊则气乱:气乱是指心气紊乱。心主血,藏神,惊则心气紊乱,气血失调,而见心悸、失眠、心烦、气短,甚则精神错乱等症状。

心主血脉而藏神,肝藏血而主疏泄,脾主运化,为气机升降的枢纽、气血生化之源。故七情内伤,以心、肝、脾三脏和气血失调为多见。思虑过度,伤及心脾,导致心脾气血两虚,可见神志异常和脾失健运等;郁怒伤肝,怒则气上,血随气逆,可见肝经气郁的两胁胀痛、善太息等症状。

3.情志异常,可使病情恶化　异常情志波动,可使病情加重或迅速恶化,如眩晕患者,阴虚阳亢,肝阳偏亢,若遇恼怒,可使肝阳暴涨,气血并走于上,出现眩晕欲仆,甚则突然昏仆不语、半身不遂、口眼㖞斜,发为中风。

七情与内脏有着密切的关系,情志活动需以五脏精气为物质基础,而各种精神刺激只有通过脏腑的机能,才能反映出情志的变化。七情为病,内伤五脏,主要是使五脏气机失常、阴阳失调、气血不和。七情生于五脏,各伤其对应之脏,如喜伤心、怒伤肝、恐伤肾等。但有时一种情志变化又能伤及几脏,如悲可伤肺、伤肝;有时几种情志又同伤一脏,如喜、惊均可伤心。

二、饮食失宜

正常饮食,是人体维持生命活动之气血阴阳的主要来源之一。饮食所化生的水谷精微是气血生化的根本,是维持人体生长、发育,完成各项生理功能,维护生命和健康的基本条件。

饮食失宜是导致许多疾病发生的原因。饮食物主要依靠脾胃消化吸收,饮食失宜,首先伤及脾胃,导致脾胃的腐熟、运化功能失常,引起消化功能异常,并且还会生痰、热、湿,从而导致疾病的发生。

饮食失宜包括饥饱无度、饮食不洁、饮食偏嗜等。

(一)饮食不节

饮食贵在有节。进食定量、定时谓之饮食有节。

1.饥饱失常　饮食应以适量为宜,过饥过饱均可发生疾病。过饥,则摄食不足,化源缺乏,终致气血不足,形体消瘦,正气亏虚,抗病能力下降,而易继发其他疾病。暴饮暴食,超过脾胃的消化、吸收功能,可导致饮食阻滞,出现脘腹胀满、嗳腐泛酸、厌食、吐泻等食伤脾胃之证。小儿的脾胃较成人弱,食滞日久,郁而化热,伤于生冷寒凉,又可聚湿、生痰,日久可见手足心热、心烦易哭、脘腹胀满、面黄肌瘦等症状,称之为"疳积"。

因此,不宜极饥而食,食不可过饱;不宜极渴而饮,饮不可过多。饮食过多,则生积聚;渴饮过多,则聚湿生痰。

2.饮食无时　固定时间有规律地进食,可以保证消化、吸收功能正常进行,脾胃则可协调配合,有张有弛,水谷精微化生有序,输布全身。若饮食无时,则脾胃受损,而生他病。

(二)饮食偏嗜

饮食结构合理,五味调和,寒热适中,无所偏嗜,才能使人体获得各种需要的营养。若饮食偏嗜或膳食结构失宜,或饮食过寒过热,或饮食五味有所偏嗜,可导致阴阳失调,或某些营养缺乏而发生疾病。

1.种类偏嗜　人的膳食结构应该谷、肉、菜、果齐全,以谷类为主,肉类为副,蔬菜为充,水果为助,调配合理,根据需要,兼而取之,才能维持身体健康。若结构不适,调配不宜,有所偏嗜,则味有所偏,脏有偏盛,从而导致脏腑功能紊乱。如过嗜瓜果乳酥,则水湿内生,易发为肿满泻利。

2.寒热偏嗜　饮食应寒温适中,若多食生冷寒凉之品,易伤及脾胃阳气,使寒湿内生,发为腹痛泄泻等。偏食辛温燥热,则胃肠积热,易见口渴、腹满胀痛、便秘等症状,甚至痔疮。

3.五味偏嗜　五味与五脏,各有其亲和性,如酸入肝,苦入心,甘入脾,辛入肺,咸入肾。如果长期嗜好某种食物,就会使脏腑机能偏盛或偏衰,并可按五脏生克关系进行传变而变生他病。

多食咸味的东西,会使血脉凝滞,面色失去光泽;多食苦味的东西,会使皮肤干燥而毛发脱落;多食辛味的东西,会使筋脉拘急而爪甲枯槁;多食酸味的东西,会使皮肉坚厚皱缩,口唇干薄而掀起;多食甘味的东西,则骨骼疼痛而头发脱落。

所以,饮食五味应当适宜,不要偏嗜,病时更应注意饮食宜忌,食与病变相宜,能辅助治疗,促进疾病好转,反之,疾病就会加重。

(三)饮食不洁

进食不洁,会引起多种胃肠道疾病,出现腹痛、吐泻、痢疾等,并引起寄生虫病,如蛔虫、蛲虫、寸白虫等,常见腹痛、嗜食异物、面黄肌瘦等症状。若蛔虫进入胆道,甚可出现上腹部剧痛时发时止,吐蛔,四肢厥冷的蛔厥证。若食用腐败变质有毒食物,可出现腹痛、吐泻,重者可出现昏迷或死亡等食物中毒症状。

三、劳逸过度

劳逸,包括过度劳累和过度安逸两个方面。正常的劳动和体育锻炼,有助于气血流通,增强体质。必要的休息,可以消除疲劳,恢复体力和脑力,维持人体健康。只有比较长时间的过度劳累,或体力劳动、脑力劳动、房劳过度,过度安逸,完全不劳动、不运动,才能成为致病因素而使人发病。

(一)过劳

过劳是指过度劳累,包括劳力过度、劳神过度和房劳过度三个方面。

1.劳力过度　劳力过度主要是指较长时期的不适当的活动和超过体力所能负担的过度劳力。劳力过度可以伤及内脏,导致脏气虚少,临床出现少气无力、四肢困倦、懒言、精神疲惫、形体消瘦等症状。

2. **劳神过度** 劳神过度指思虑劳神过度。思虑过度可耗伤心血,损伤脾气,出现心悸、健忘、失眠、多梦或纳呆、腹胀、便溏等症状,甚者因耗气伤血,脏腑功能减弱,正气亏虚,从而积劳成疾。

3. **房劳过度** 房劳过度是指性生活不节,房事过度。正常的性生活,一般不损伤身体,但房劳过度则会耗伤肾精,可见腰膝酸软、眩晕耳鸣、精神萎靡,或男子遗精滑泄、性功能减退,甚或阳痿等。

(二)过逸

过逸指过度安逸,不劳动,不运动。人体每天需要适当的活动,气血才能流畅。若长期不劳动,又不从事体力锻炼,易使人体气血不畅,脾胃功能减弱,可出现食少乏力,精神不振,肢体软弱,或发胖臃肿,动则心悸、气喘、汗出等症状,或继发他病。

第三节 病理产物性病因

在疾病发生和发展过程中,原因和结果可以相互交替和相互转化。由原始致病因素所引起的后果,可以在一定条件下转化为另一些变化的原因,成为继发性致病因素。痰饮、瘀血、结石都是在疾病过程中所形成的病理产物。它们滞留体内而不去,又可成为新的致病因素,作用于机体,引起各种新的病理变化,因其常继发于其他病理过程而产生,故又称"继发性病因"。

一、痰饮

痰饮,是人体脏腑功能失调,津液代谢障碍,由津液凝聚而成的病理产物,可由多种原因引起。这种病理产物一经形成,就作为一种致病因素作用于机体,导致脏腑功能失调而引起各种复杂的病理变化,故痰饮是继发性病因之一。一般说来,痰得阳气煎熬而成,炼液为痰,浓度较大,其质稠黏;饮得阴气凝聚而成,聚水为饮,浓度较小,其质清稀。故有"积水为饮,饮凝为痰","饮为痰之渐,痰为饮之化","痰热而饮寒"之说。在传统意义上,痰饮有有形和无形、狭义和广义之分。

1. **有形的痰饮** 有形的痰饮是指视之可见、触之可及、闻之有声的实质性的痰浊和水饮。如咳咯而出的痰液,呕泻而出的水饮痰浊等。

2. **无形的痰饮** 无形的痰饮是指由痰饮所引起的特殊症状和体征,看不到实质性的痰饮,因无形可征,故称无形之痰饮。其作用于人体,可表现出头晕目眩、心悸气短、恶心呕吐、神昏谵狂等,多以苔腻、脉滑为重要临床特征。

> **知识链接:**
> 痰、饮、水、湿皆为阴邪,湿聚为水,积水成饮,饮凝成痰,其中痰、饮、水三者的区别是:稠浊者为痰,清稀者为饮,更清者为水。

3. **狭义的痰饮** 狭义的痰饮是指肺部渗出物和呼吸道的分泌物,或咳吐而出,或呕吐而出,易于被人们察觉和理解,又称为外痰。

4. **广义的痰饮** 泛指由水液代谢失常所形成的病理产物及其病理变化和临床症状,因不易被人察觉和理解,又称之为内痰。

总之，痰饮不仅指从呼吸道咳出来的痰液，更重要的是指痰饮作用于机体后所表现出来的症状和体征。痰、饮、水、湿同源而异流，都是由于人体津液的运行、输布、传化失调而形成的一种病理产物，又是一种致病因素。

（一）痰饮的形成

痰饮多由外感六淫，或饮食及七情内伤，使肺、脾、肾及三焦等脏腑气化功能失常，水液代谢障碍，以致水津停滞而成。肺主宣降，敷布津液，通调水道；脾主运化水湿；肾主水；三焦为水液运行之道路。故肺、脾、肾及三焦功能失常，均可聚湿而生痰饮。痰饮形成后，饮多留积于肠胃、胸胁及肌肤；痰则随气升降流行，内至脏腑，外及筋骨皮肉，泛滥横溢，无处不到。既可因病生痰，又可因痰生病，互为因果，从而形成各种复杂的病理变化。

（二）痰饮的致病特点

1. 阻碍经脉气血运行　痰饮随气流行，机体内外无所不至。若痰饮流注经络，易使经络阻滞，气血运行不畅，出现肢体麻木、屈伸不利，甚至半身不遂等。若结聚于局部，则形成瘰疬、痰核，或形成阴疽、流注等。

"瘰疬"是指发生于颈部、下颌部的淋巴结结核。小者为瘰，大者为疬，以其形状累累如珠故名。

"痰核"是指发生在颈项、下颌及四肢等部位的结块，不红不肿，不硬不痛，常以单个出现于皮下，以其肿硬如核大，故名痰核。

"疽"为发于肌肉筋骨间之疮肿。其漫肿平塌，皮色不变，不热少痛者为"阴疽"。

"流注"指毒邪流走不定而发生于较深部组织的一种化脓性疾病。

2. 阻滞气机升降出入　痰饮为水湿所聚，停滞于中，易于阻遏气机，使脏腑气机升降失常。例如，肺以清肃下降为顺，痰饮停肺，使肺失宣肃，可出现胸闷、咳嗽、喘促等。胃气宜降则和，痰饮停留于胃，使胃失和降，则出现恶心呕吐等。

3. 影响水液代谢　痰饮本为水液代谢失常的病理产物，其一旦形成之后，便作为一种致病因素反过来作用于机体，进一步影响肺、脾、肾的水液代谢功能。如寒饮阻肺，可致宣降失常，水道不通；痰湿困脾，可致水湿不运；饮停于下，影响肾阳的功能，可致蒸化无力。

➡案例分析：

患者，女性，晨起头重如蒙，伴见面色萎黄，胸脘满闷，纳呆，恶心欲吐，倦怠乏力，舌胖，苔白腻，脉弦缓。应诊断为何证？

辨证：痰浊中阻。

4. 易于蒙蔽神明　痰浊上扰，蒙蔽清阳，则会出现头昏目眩、精神不振、痰迷心窍，或痰火扰心、心神被蒙，可导致胸闷心悸、神昏谵妄，或引起癫狂痫等疾病。

5. 症状复杂，变幻多端　从发病部位而言，饮多见于胸腹四肢，与脾胃关系较为密切。痰之为病，则全身各处均可出现，无处不到，与五脏之病均有关系，其临床表现也十分复杂。一般说来，痰之为病，多表现为胸部痞闷、咳嗽、痰多、恶心、呕吐腹泻、心悸、眩晕、癫狂、皮肤麻木、关节疼痛或肿胀、皮下肿块，或溃破流脓、久而不愈。饮之为害，多表现为咳喘、水肿、疼痛、泄泻等。总之,痰饮在不同的部位表现出不同的症状,变化多端,其临床表现,可归纳为咳、喘、悸、眩、呕、满、肿、痛八大症状。

二、瘀血

瘀血,又称蓄血、恶血、败血等。是指因血行失度,使机体某一局部的血液凝聚而形成的一种病理产物,这种病理产物一经形成,就成为某些疾病的致病因素而存在于体内。故瘀血又是一种继发性的致病因素。

一般而言,因瘀致病的叫"血瘀",因病致瘀的叫"瘀血";先瘀后病者为病因,先病后瘀者为病理,常统称"瘀血"。

(一)瘀血的形成

1.外伤　各种外伤,或跌打损伤、负重过度等,或外伤肌肤,或内伤脏腑,血行经外,停留体内,不能及时消散或排出体外,或血液运行不畅,而形成瘀血。

2.出血　在出血之后,离经之血未能排出体外而为瘀,所谓"离经之血为瘀血"。或因出血之后,固涩太过,过用寒凉,使离经之血凝结,未离经之血瘀滞不畅而形成瘀血。

3.气虚　气为血之帅,气行则血行,气虚运血无力,血行迟滞致瘀。或气虚不能摄血,血溢脉外而为瘀,此为因虚致瘀。

4.气滞　气行则血行,气滞血亦滞,气滞必致血瘀。

5.血寒　血得温则行,得寒则凝。感受外寒,或阴寒内盛,使血液凝涩,运行不畅,则成瘀血。

6.血热　热入营血,血热互结,血液黏滞,运行不畅,或热灼脉络,血溢于脏腑组织之间,亦可导致瘀血。

7.情绪和生活失宜　情志内伤,可致血瘀,多因气郁而致血瘀。此外,饮食起居失宜也可导致血瘀而变生百病。

瘀血的形成,主要有两个方面:一是由于气虚、气滞、血寒、血热等内伤因素,导致气血功能失调而形成瘀血;二是由于各种外伤或内出血等因素,直接形成瘀血。

(二)瘀血的致病特点

瘀血形成之后,不仅失去正常血液的濡养作用,而且还会影响全身或局部血液的运行,产生疼痛、出血、经脉淤塞不通,脏腑发生癥积,甚至"瘀血不去,新血不生"等不良后果。临床表现的共同特点可概括为以下几点:

知识链接:

在临床上判断是否有瘀血存在,可依据以下几方面:

(1)凡有瘀血特征者;

(2)发病前有外伤、出血、月经胎产史者;

(3)瘀血征象虽不太明显,但屡治无效,或无瘀血证但疾病久治不愈者。

1.疼痛　一般多刺痛,固定不移,且多有昼轻夜重的特征,病程较长。

2.肿块　肿块固定不移,在体表色青紫或青黄,在体内为癥积,较硬或有压痛。

3.出血　血色紫暗或夹有瘀块。

4.发绀　面部、口唇、爪甲青紫。

5.舌质紫暗(或瘀点瘀斑)　是瘀血最常见的也是最敏感的指征。

6.其他　此外,面色黧黑、肌肤甲错、皮肤紫癜、精神神经症状(善忘、狂躁、昏迷)等也较为多见。

三、结石

结石,是指停滞于脏腑管腔的坚硬如石的物质,是一种砂石样的病理产物。其形态各异,大小不一,停滞体内,又可成为继发的致病因素,引起一些疾病。

(一)结石的形成

1. 饮食不当　偏嗜肥甘厚味,影响脾胃运化,蕴生湿热,内结于胆,久见胆结石;湿热下注,蕴结于下焦,日久可形成肾结石或膀胱结石。如空腹多吃柿子,影响胃的受纳通降,可形成胃结石。此外,某些地域的饮水中含有过量或异常的矿物及杂质等,也是促使结石形成的原因之一。

2. 情志内伤　情欲不遂,肝气郁结,疏泄失职,胆气不达,胆汁郁结,排泄受阻,日久可煎熬而成结石。

3. 服药不当　长期过量服用某些药物,致使脏腑功能失调,或药物残存体内,诱使结石形成。

4. 其他因素　外感六淫、过度安逸等,也可导致气机不利,湿热内生,形成结石。此外,结石的发生还与年龄、性别、体质和生活习惯有关。

(二)结石的致病特点

1. 好发于空腔性器官　肝气疏泄,关系着胆汁的生成和排泄,肾的气化,影响尿液的生成和排泄,故肝肾功能失调易生成结石。结石为病,易停留于空腔性器官。

2. 病程较长,轻重不一　结石多半为湿热内蕴,日久煎熬而成,故大多数结石的形成过程缓慢。结石的大小不等,停留部位不一,其临床表现各异。一般来说,结石小,病情较轻,甚至无任何症状;结石大,则病情较重,症状明显,发作频繁。

3. 阻滞气机,损伤脉络　结石为有形之邪,停留体内,阻滞气机,影响气血津液运行。可见局部胀闷酸痛,程度不一,时轻时重。甚因结石损伤脉络而见出血。

4. 疼痛　结石引起的疼痛,以阵发性为多,时呈持续性,或隐痛,或胀痛,或绞痛。疼痛部位常固定不移,但亦可随结石的移动而有所变化。结石性疼痛具有间歇性特点,发作时剧痛难忍,而缓解时一如常人。

第四节　其他病因

在中医病因学中,除了外感病因、七情内伤病理性因素以外,还有外伤、寄生虫、胎传等。因其不属外感内伤病理因素,故称其为其他病因。

一、外伤

外伤指因受外力,或虫兽咬伤、烫伤、烧伤、冻伤等而致皮肤、肌肉、筋骨损伤。外伤的致病特点:

1. 枪弹、金刃、跌打损伤、持重努伤　这些外伤,可引起皮肤肌肉瘀血肿痛、出血,或筋伤骨折、脱臼。重则损伤内脏,或出血过多,可导致昏迷、抽搐、亡阳等严重病变。

2. 烧烫伤　烧烫伤又称"火烧伤"、"火疮"等。烧烫伤多由沸水(油)、高温物品、烈火、电等作用于人体而引起,一般以热烫伤为多见。机体受到火毒的侵害以后,受伤的部位立即发生外证,轻者损伤肌肤,创面红、肿、热、痛,表面干燥或起水泡,剧痛。重度烧伤可损伤肌肉筋骨,痛觉消失,创面如皮革样,或蜡白,或焦黄,或炭化,干燥。严重烧烫伤热毒炽盛,热必内侵脏腑,除有局部症状外,常因剧烈疼痛,火热内攻,体液蒸发或渗出,出现烦躁不安、发热、口干渴、尿少尿闭等,及至亡阴亡阳而死亡。

3.冻伤　冻伤是指人体遭受低温侵袭所出现的全身性或局部性损伤。温度越低,受冻时间越长,则冻伤程度越重。寒冷是造成冻伤的重要条件。冻伤一般有全身冻伤和局部冻伤之分。

(1)全身性冻伤:寒为阴邪,易伤阳气,寒主凝滞收引。阴寒过盛,阳气受损,失去温煦和推动血行作用,则为寒战,体温逐渐下降,面色苍白,唇舌、指甲青紫,感觉麻木,神疲乏力,或昏睡,呼吸减弱,脉迟细,如不救治,易致死亡。

(2)局部性冻伤:局部冻伤多发生于手、足、耳郭、鼻尖和面颊部。初起,因寒主收引,经脉挛急,气血凝滞不畅,影响受冻局部的温煦和营养,致局部苍白、冷麻,继则肿胀青紫,痒痛灼热,或出现大小不等的水泡等。重则受冻部位皮肤苍白,冷痛麻木,触觉丧失,甚则暗红漫肿,水泡破后创面是紫色,出现腐烂或溃疡,乃至损伤肌肉筋骨而呈干燥黑色,亦可因毒邪内陷而危及生命。

4.虫兽伤　虫兽伤包括毒蛇、猛兽、疯狗咬伤等。轻则局部肿疼、出血,重可损伤内脏,或出血过多,或毒邪内陷而死亡。

(1)毒蛇咬伤:毒蛇咬伤后,临床常表现为麻木为主,无明显红肿热痛。全身症状:轻者头晕头痛、出汗、胸闷、四肢无力,重者昏迷、瞳孔散大、视物模糊、语言不清、流涎、牙关紧闭、吞咽困难、呼吸减弱或停止。

(2)疯狗咬伤:疯狗咬伤初起仅局部疼痛、出血,伤口愈合后,经一段潜伏期,出现烦躁、惶恐不安、牙关紧闭、抽搐、恐水、恐风等症状。

> **知识链接:**
>
> 　　蝰蛇、眼镜蛇、大眼镜蛇咬伤的伤口红肿灼热疼痛,起水疱,甚至发黑,日久形成痈。全身症状见寒战发热,全身肌肉酸痛,皮下或内脏出血,尿血、便血、吐血、衄血,继则出现黄疸和贫血等,严重者中毒死亡。

二、寄生虫

寄生虫是动物性寄生物的统称。寄生虫寄居于人体内,不仅消耗人的气血津液等营养物质,而且能损伤脏腑的生理功能,导致疾病的发生。

中医学早已认识到寄生虫能导致疾病的发生。诸如:蛔虫、钩虫、蛲虫、绦虫(又称寸白虫)、血吸虫等。患病之人,或因进食被寄生虫虫卵污染的食物,或接触疫水、疫土而发病。由于感染的途径和寄生虫寄生的部位不同,临床表现也不一样。如蛔虫病,常可见胃脘疼痛,甚则四肢厥冷等,称之为"蛔厥";蛲虫病可有肛门瘙痒之苦;血吸虫病,因血液运行不畅,久则水液停聚于腹,形成"蛊胀"。上述蛔虫、钩虫、绦虫等肠道寄生虫病,多有面黄肌瘦、嗜食异物、腹痛等临床特征。

三、胎传

胎传是指禀赋与疾病由亲代经母体而传及子代的过程。禀赋和疾病经胎传使胎儿出生之后易于发生某些疾病，成为一种由胎传而来的致病因素。胎传因素引起的疾病称之为胎证、胎中病。

1. *胎弱*　胎弱，又称胎怯、胎瘦，为小儿禀赋不足，气血虚弱的泛称。胎儿禀赋的强弱主要取决于父母的体质。多见皮肤脆薄、毛发不生、形寒肢冷、面黄肌瘦、筋骨不利、腰膝酸软，以及五迟、五软、解颅等病证。

2. *胎毒*　胎毒指婴儿在胎妊期间受母体毒火，因而出生后发生疮疹和遗毒等病。胎毒多由父母恣食肥甘，或多郁怒悲思，或纵情淫欲，或梅疮等毒火蕴藏于精血之中，隐于母胞，传于胎儿而成。胎毒为病，一指胎寒、胎热、胎黄、胎搐、疮疹等；二指遗毒，又名遗毒烂斑，即先天性梅毒，系胎儿染父母梅疮遗毒所致。

胎传因素所导致的疾病，也是可以防治的。除早期诊治这类疾病外，早期预防显得更加重要，注意护胎与孕期卫生，对保证胎儿正常生长发育，避免发生胎传疾病是十分重要的。

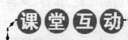

课堂互动

外感包括哪些？七情包括哪些？何为百病之长？

实践6-1　六淫病因

（一）准备

指导教师准备有代表性的临床常见病例5个。

（二）实践过程

1. 指导教师对病例进行分析。

2. 学生分组讨论病例，并得出讨论结论。

3. 指导教师根据学生讨论的结果进行总结，并通过病例的讲解验证六淫致病的关系。

（三）注意事项

1. 对病例的分析一定要准确。

2. 六淫之间的关系在病理上的相互影响。

（四）结果和讨论

1. 通过对病例的分析，初步掌握病例的分析步骤及方法。

2. 通过对病例的分析认识六淫之间的关系。

达标与评价

【A型题】

1. 具有"善行数变"特点的邪气是

A. 风   B. 寒   C. 湿   D. 燥   E. 火

2. 具有"收引"特性的邪气是

A. 风   B. 寒   C. 暑   D. 湿   E. 火

3. 具有"易夹湿"特性的邪气为

A. 暑   B. 湿   C. 痰   D. 燥   E. 寒

4. 易耗气伤津的邪气为

A. 风   B. 湿   C. 寒   D. 暑   E. 瘀血

5. 易袭阴位的邪气是

A. 风   B. 燥   C. 火   D. 燥   E. 湿

6. 易于伤肺的邪气是

A. 寒   B. 火   C. 湿   D. 燥   E. 风

7. 易于生风的邪气是

A. 风   B. 痰   C. 火   D. 寒   E. 湿

8. 其性开泄的邪气是

A. 风   B. 寒   C. 湿   D. 燥   E. 火

9. 六淫邪气侵犯人体最易引起疼痛的邪气是

A. 风   B. 燥   C. 湿   D. 寒   E. 火

10. 六淫中具有升散上冲特性的是

A. 风、暑、火   B. 风、寒、燥   C. 风、暑、湿   D. 风、燥、暑   E. 风、燥、湿

11. 下列不属于水湿痰饮致病特点的是

A. 致病广泛,变化多端   B. 病势缠绵,病程较长

C. 易扰乱神明   D. 伤津耗气   E. 多见滑腻舌苔

12. 钩虫的形成多由

A. 饮食不洁   B. 手足皮肤直接接触了粪土

C. 食用生的或未经煮熟的猪牛肉   D. 脾胃虚弱   E. 饮食不节

13. 某一疠气致病并流行,"无论老少强弱,触之者即病",在此情形下,下列何项起着主导的作用

A. 正胜邪负   B. 正气虚衰   C. 正邪两者   D. 邪气致病   E. 正气旺盛

14. 寒邪的致病特点是

A. 其性开泄   B. 易伤津血   C. 易于动血   D. 其性重浊   E. 其性凝滞

15. 燥邪最易伤

A. 肺   B. 心   C. 肝   D. 脾   E. 肾

16. 寒主收引是指

A.寒性重浊黏滞　　　　　　　　B.寒邪损伤阳气　　　　　　　　C.寒邪阻滞气机

D.使气机收敛,经络筋脉挛急　　E.寒为阴邪,易伤下部

17.湿邪致病,病程较长,缠绵难愈,是由于

A.湿邪重浊,留滞机体　　　　　B.湿性黏滞,不易祛除

C.湿为阴邪,阻滞气机　　　　　D.湿为阴邪,易伤阳气　　　　　E.湿性趋下,易袭阴位

18.火邪、暑邪共同的致病特点是

A.易耗气伤津　　B.易于动血　　C.易于夹湿　　D.易于生风　　E.易于伤肺

19.下述哪一点不属瘀血致病的临床表现

A.唇甲色淡　　B.肌肤甲错　　C.刺痛拒按　　D.出血,发绀　　E.肿块固定

20.易导致各种出血的邪气是

A.风邪　　　　B.寒邪　　　　C.暑邪　　　　D.火邪　　　　E.湿邪

【B型题】

(21~23题共用备选答案)

A.风邪　　　　B.寒邪　　　　C.暑邪　　　　D.湿邪　　　　E.燥邪

21.常易侵犯人体的头部、肺脏、肌表等阳位而发病的是

22.具有轻扬、升散、向上、向外的特性的是

23.侵犯人体往往会使经脉气血凝结阻滞不通,出现疼痛症状的是

(24~26题共用备选答案)

A.风邪　　　　B.寒邪　　　　C.暑邪　　　　D.燥邪　　　　E.湿邪

24.被称为"百病之长"的是

25.具有善动不居,易行无定处的特征的病邪是

26.其邪为病,排泄物和分泌物等具有秽浊不清的特点的是

【X型题】

27.形成瘀血的原因是

A.血寒　　　　B.血热　　　　C.精亏　　　　D.气虚　　　　E.气下

28.瘀血致病临床表现的共同点是

A.肌肤甲错　　B.发绀出血　　C.刺痛拒按　　D.唇甲色淡　　E.肿块固定

29.湿邪的性质和致病特点是

A.凝滞　　　　B.重浊　　　　C.收引　　　　D.黏滞　　　　E.易袭阴位

30.寒邪的致病特点是

A.阻滞气机　　B.易伤阳气　　C.收引　　　　D.凝滞　　　　E.伤津

31.疫疠的性质和致病特点是

A.发病急骤　　B.病情较重　　C.症状相似　　D.传染性强　　E.易于流行

32.易致人体腠理开泄而汗出的邪气有

A.风邪　　　　B.寒邪　　　　C.暑邪　　　　D.湿邪　　　　E.火邪

33.易伤津耗气的病邪有

A.风邪　　　　B.寒邪　　　　C.暑邪　　　　D.湿邪　　　　E.火邪

34.火热邪气过盛可引起

A.心烦失眠　　　　　　　　　　B.高热惊厥　　　　　　　　　　C.血热妄行,易发肿疡

D.口渴喜饮,尿少尿赤　　　E.皮肤干涩

35.不属于病因范畴的有

A.血瘀　　　B.持重努力　　C.肝风内动　　D.痰饮　　　E.过逸

36.七情内伤致病的共同特点是

A.直接伤及内脏　　　　　B.影响脏腑气机　　　　　C.发病急骤

D.病情较重　　　　　　E.情志异常波动,易使病情加重或急剧恶化

（王允娜）

>> 第七章 **病　机**

目标与任务

◎ **目标**

1. 掌握发病机理。
2. 掌握基本病机的内容。
3. 熟悉疾病的传变。

◎ **任务**

1. 通过学习正邪的相关知识,正确理解发病机理。
2. 通过学习邪正盛衰、阴阳失调、气血失常等内容,学会运用基本病机。
3. 通过学习病位传变、病性转化、疾病转归,学会预测疾病的转变。

理论与实践

　　病机是指疾病发生、发展及其变化的机理,又称病理,包括病因、病性、证候、脏腑气血虚实的变化及其机理,揭示了疾病发生、发展与变化、转归的本质特点及基本规律。

第一节　发病机理

　　中医学认为,疾病的发生、发展和变化,与患病机体的体质强弱和致病邪气的性质密切相关。病邪侵袭人体,人体正气奋而抗邪,正邪交争。如邪气对人体的损害居于主导地位,破坏了人体阴阳的相对平衡,或使脏腑气机升降失常,或使气血功能紊乱,并进而影响全身脏腑组织器官的生理活动,则产生一系列的病理变化。

> **知识链接:**
>
> 　　邪气侵入人体以后,究竟停留于何处而为病,这取决于人体各部分正气之强弱。一般说来,人体哪一部分正气不足,邪气即易于损伤哪一部分而发病。

一、正气在疾病发生中的作用

正气，简称正，通常与邪气相对而言，是人体机能的总称，即人体正常机能及所产生的各种维护健康的能力，包括自我调节，适应内外环境的变化，维持阴阳的协调平衡，保持和促进健康的能力、抗邪防病能力和康复自愈能力。

中医发病学非常重视正气在邪正斗争中的主导作用。在一般情况下，若人体脏腑功能正常，气血充盈，卫外固密，病邪难以侵入，即使邪气侵入，正气亦能驱邪外出。因此，正气充足则不易发病，即使发病，病情也较轻浅易愈。当正气不足时，或邪气的致病能力超过正气的抗病能力度时，邪正之间表现为邪盛正衰，正气无力抗邪，感邪后又不能及时驱邪外出，更无法尽快修复病邪对机体造成的损伤，及时调节紊乱的机能活动，于是疾病发生。人体正虚的程度各不相同，因而形成疾病的严重程度不一。邪气侵入以后，人体正气也能奋起抗邪，但在邪气尚未被祛除之前，生理功能已经受到破坏，所以会有相应的临床症状，从而说明某一性质的疾病已经形成。但是，素体虚弱的病人，往往要待邪气侵入到一定的深度以后，正气才能被激发。因此，其病位较深，病情较重。

人体正气的强弱，可以决定疾病的发生与否，并与发病部位、病变程度轻重有关。所以，正气不足是发病的主要因素。从疾病的发生来看，人体脏腑功能正常，正气旺盛，气血充盈，卫外固密，病邪就难以侵入，疾病也就无从发生。人体受邪之后，正气不衰，即使受邪，病亦轻浅；正气虚弱，即使轻微受邪，亦可发生疾病或加重病情。从发病的时间来看，正气盛，邪侵也不一定会发病，当正气不足时，才能发病。因此，只有在人体正气相对虚弱，卫外不固，抗邪无力的情况下，邪气方能乘虚侵入，使人体阴阳失调、脏腑经络功能紊乱，发为疾病。

二、邪气在疾病发生中的作用

邪气、病邪，简称邪，相对正气而言，泛指各种致病因素。包括存在于外界环境之中和人体内部产生的各种具有致病或损伤正气作用的因素，如六淫、疫疠、七情、外伤、痰饮和瘀血等。

中医重视正气，强调正气在发病中的主导地位，也不排除邪气在疾病发生中的重要作用。邪气是发病的必要条件，在一定的条件下，甚至起主导作用。如高温、高压电流、化学毒剂、枪弹杀伤、毒蛇咬伤等，即使正气强盛，也难免不被伤害。疫疠在特殊情况下，常常是疾病发生的决定性因素，因而导致了疾病的大流行。所

> **知识链接：**
>
> 寒为阴邪，寒邪直中，伤及脾胃，则现吐泻清稀、脘腹冷痛、小便清长等阴寒之候。

以，中医学提出了"避其毒气"的主动预防措施，以防止传染病的发生和播散。

1. **疾病与病邪的关系**　一般来说，感受阳邪，易致阳偏盛而出现实热证；感受阴邪，易致阴偏盛而出现实寒证。如火为阳邪，心火炽盛，则见面赤舌疮、心烦失眠、小便短赤等实热之证。

2. **疾病与感邪轻重的关系**　疾病的轻重，除体质因素外，决定于感邪的轻重，邪轻则病轻，邪重则病重。例如，同一风邪袭人，因感邪轻重不一，其病则有伤寒和伤风之异，邪甚而深者为伤寒，邪轻而浅者为伤风。

3. **疾病与病邪所中部位的关系**　病邪侵犯人体的部位不同，临床表现也不相同，如寒客肌表经脉，则头身四肢疼痛。寒邪犯肺，则咳嗽喘促、痰液稀白等。

三、邪正斗争与发病缓急

邪气侵袭人体时,正气奋起抗邪。若正气强盛,抗邪有力,则病邪难于入侵,或侵入后即被正气及时消除,则不发病。在正邪斗争过程中,若邪气偏盛,正气相对不足,邪胜正负,会使脏腑阴阳失衡,气血失调,气机逆乱,导致疾病的发生。发病后,由于正气强弱的差异,病邪性质、轻重、浅深的不同,就会产生不同的病证。

中医学认为,人体受邪之后,邪留体内,当时可以不出现任何症状。由于饮食起居失调,或情志变动等因素,造成人体气血运行失常,抗病机能降低,病邪乘虚而入与正气相搏,发而为病。临床上有些疾患,随着正气的盛衰,有病情时发时愈,或愈而复发的情况。所以,病邪虽可致病,但只有在正气虚衰的情况下,才能发病。

可见,正气和邪气是相互对抗、相互矛盾的两个方面。正气与邪气不断地进行斗争,疾病的发生决定于正气和邪气双方斗争的结果。中医学从这两个方面的辩证关系出发,建立了发病学的基本观点,既强调了人体正气在发病上的决定作用,又不排除邪气的致病条件。

影响发病的因素:

正气、邪气及邪正斗争是受机体内外各种因素影响的。机体的外环境包括自然环境和社会环境,主要与邪气的性质和量有关。机体的内环境包括体质因素、精神状态和遗传因素等,都与人体正气相关。

1. 外环境与发病 人是生存在一定的环境之中的。不同的环境能对人体造成不同的影响,因而其发病情况也有差异。一般地说,人长期生活于一个较为稳定的环境中,就会对这种环境适应,若环境突然发生变化,人在短时间内不能适应这种变化,就会感受外邪而发病。

自然界气候的变化,不仅是六淫、疫气产生的条件,而且又能影响机体的调节和适应能力,影响着正气的盛衰。不同的季节,就有不同的易感之邪和易患之病。如春易伤风、夏易中暑、秋易伤燥、冬易病寒等。疫疠的暴发或流行,也与自然气候的变化密切相关。反常的气候,一方面使正气的调和能力不及而处于易病状态,另一方面促进了某些疫疠病邪的滋生与传播,从而易于发生"时行疫气"。

地域不同,其气候特点、水土性质、物产及人们的生活习俗也不同,此对疾病的发生有着重要影响,甚则形成地域性的常见病和多发病。一般说来,西北之域,地势高峻,居处干燥,气候寒凉而多风,水土刚强,人之腠理常闭而少开,故多风寒中伤或燥气为病;东南之方,地势低下,居处卑湿,气候温暖或炎热潮湿,水土薄弱,人之腠理常开而少闭,故多湿邪或湿热为病。

生活居处与劳作环境的不同,亦可成为影响疾病发生或诱发疾病的因素。久居潮湿阴暗或空气秽浊之地,易感寒湿或秽浊之邪。炎热季节,在野外作业,容易中暑;冬月严寒,在野外工作,易受风寒或冻伤;渔民水上作业,易感阴湿之气而发病;矿工在石粉迷雾中劳动,易为尘毒伤肺而成肺痨等等。

此外,不良的生活习惯,生活无规律,作息无常,以及个人卫生和环境卫生不佳等,都会影响人体的正气而使人体易患疾病。

2. 内环境与发病 人体的内环境是生命存在的依据,它由脏腑经络、形体官窍等组织结构和精、气、血、津液等生命物质及其功能活动共同构成。人体通过阴阳五行调节、脏腑经络调节、气机升降出入调节等调节机制,保持了内环境的相对稳定。在正常情况下,人体通过内环境的自我调节来适应变化着的外环境,使机体内外环境的阴阳平衡,从而维持内环境相对的动态平衡或稳态。但是,由于种种原因,人体内环境有时会失去正常的调节控制能力,不能很好地适应外环境,从而导致内环境阴阳气血失衡。

体质是影响发病的重要因素。感受外邪后,发病与否及发病证型常取决于体质。不同体质的人所易感受的致病因素或好发疾病各不相同,而某一特殊体质的人,往往表现为对某种致病因素的易感性或好发某种疾病。如肥人多痰湿,善病中风;瘦人多火,易得劳嗽。不同体质的人,对相同的致病因素或疾病的耐受性也有所不同。一般地说,体质强壮者对邪气耐受性较好,不易发病;体质虚弱者对邪气耐受性较差,容易发病。强壮者发病多实,虚弱者发病易虚。体质的偏阴或偏阳,可影响机体对寒热的耐受性。阳偏盛者,其耐寒性高,感受一般寒邪不发病,或稍有不适可自愈,而遇热邪却易病,甚至直犯阳明。阴虚者稍遇热邪即病,热邪甚则有热中厥阴,出现逆传心包或肢厥风动之变。阴偏盛或阳衰者,其耐热性较高,而感受寒邪却易发病,甚至直中三阴。

外邪入侵,其致病性质随体质而化。外邪侵入人体后,究竟发为何种性质的病证,并不完全取决于邪气的性质,而往往与体质类型有关。人的体质有阴阳之偏,外邪入侵后,邪气致病因人而化,病证的性质和表现也随之发生变化。

病情从体质而变化谓之从化。感受外邪之后,由于体质的特殊性,病理性质往往发生不同的变化。同感受风寒之邪,阳热体质者多从阳化热,而阴寒体质则易于从阴化寒。

人的精神状态对正气的盛衰有很大的影响。情志舒畅,精神愉快,气机畅通,气血调和,脏腑功能协调,则正气旺盛,邪气难以入侵;若情志不畅,精神异常,气机逆乱,阴阳气血失调,脏腑功能异常,则正气减弱而易病。精神情志因素不仅关系到疾病的发生与否,而且与疾病的发展过程有密切关系。精神情志状态不同,其发病的缓急、病变的证候类型也不尽一致。一般来言,兴奋性的精神状态多致实证,抑郁性的精神状态易致虚证。但是,因身体素质有强弱,故兼夹错杂之证亦常发生。如长期处于紧张的精神状态下,可使阴精损耗,以致肝阳偏亢,心火偏旺,出现头痛、眩晕、心悸、失眠等病证。

七情为人之常性,但不良的精神情志,不仅能削弱人的正气,使之易于感受邪气而发病,且又是内伤病因,通过影响脏腑的生理功能而发病,最终形成"因郁致病","因病致郁",形成"郁-病-郁"的恶性循环。

3. 遗传因素　中医学把遗传因素看成是胎传因素之一,遗传因素与先天禀赋有关。遗传因素从两个方面影响疾病的发生。一是由遗传因素而影响体质类型,不同体质类型在后天对外邪的易感性和耐受性不同,因此疾病的发生也有差异。二是在人类遗传过程中,父代所发生的某些疾病会遗传给子代。由遗传因素导致的疾病,称之为"遗传病"。中医学认为,遗传病是由先天禀赋不足所致,其病机为肾的精气阴阳亏虚。肾为先天之本,肾阴肾阳为人体阴阳的根本,肾虚必然导致人体气血阴阳不充,影响脏腑的正常生理活动,从而出现相应的病理变化。

疾病的发生关系到正气和邪气两个方面,正气不足是发病的内在因素,邪气是导致发病的重要条件。内外环境通过影响正气和邪气的盛衰而影响人体的发病。如体质、精神状态及遗传因素等影响着正气的强弱。若先天禀赋不足,体质虚弱,情志不畅,则正气减弱,抗病力衰退,邪气则易于入侵而发病。

第二节　基本病机

基本病机,是指在疾病过程中病理变化的一般规律及其基本原理。

中医学认为,疾病的发生、发展与变化,与机体的体质强弱和致病邪气的性质有密切关系。体质不同,病邪各异,可以产生全身或局部的多种多样的病理变化。尽管疾病的种类繁多,临床征象错综复杂,千变万化,各种疾病、各个症状都有其各自的机理,但从整体来说,总不外乎邪正盛衰、阴阳失调、气血失常、气机紊乱等病机变化的一般规律。

一、邪正盛衰

邪正盛衰,是指在疾病发展过程中,机体的抗病能力与致病邪气之间相互斗争所发生的盛衰变化。邪正斗争,不仅关系到疾病的发生、发展和转归,而且也影响着病证的虚实变化。可以说,疾病的发展过程就是邪正斗争及其盛衰变化的过程。

> **知识链接:**
> 　　正盛则邪退是指正气战胜邪气,邪气逐渐消退,疾病趋向好转而痊愈。

在疾病的发展变化过程中,正气和邪气的力量对比不是固定不变的,而是不断地发生着彼此消长的盛衰变化,正盛则邪退,邪盛则正衰。随着体内正邪的消长盛衰而形成了病机的虚实变化。

实是指邪气盛而正气尚未虚衰,以邪气盛为主要矛盾的一种病理变化,称为实证。发病后,邪气亢盛,正气不虚,足以与邪气相抗衡,临床表现为亢盛有余。实证多见于疾病的初期或中期,病程一般较短,如外感热病进入热盛期阶段,出现大热、大汗、大渴、脉洪大"四大"症状,或见潮热、谵语、狂躁、腹胀满坚硬而拒按、大便秘结、手足微汗出、舌苔黄燥、脉沉数有力等症状,前者称为"阳明经证",后者即"阳明腑证"。因它们皆属实邪,均为热性,故称实热证。此时,邪气虽盛,但正气尚未大伤,尚能奋起与邪抗争,邪正斗争激烈,遂以实热证的形式表现出来。痰、食、水、血等滞留于体内引起的痰涎壅盛、食积不化、水湿泛滥、瘀血内阻等病变,都属于实证。

➡案例分析:

患者,男性,感冒后出现胸闷、气短、心悸。症见面色少华,舌质紫,脉弦数。应诊断为何证?
辨证:心气不足,外邪内陷,胸中气机不畅,属外邪乘虚阻滞脉络。

虚是指正气不足,抗病能力减弱,以正气不足为矛盾的主要方面。所表现的证候,称之为虚证。病因多为体质素虚,或疾病后期,或大病久病之后,气血不足,损阴伤阳,导致正气亏虚,正气对病邪虽有抗争,但力量不足,难以出现较剧烈的病理反应。所以,临床上出现一系列的虚损证候。虚证必有脏腑机能衰退的表现,多见于疾病的后期和慢性疾病过程中。大病、久病、大汗、吐、利、大出血等耗伤人体气血津液,使阴阳失调、正气虚弱,出现阴阳气血虚损之证。

（一）虚实错杂

虚实错杂包括虚中夹实和实中夹虚两种病理变化。在疾病过程中，邪正的消长盛衰，不仅有单纯的虚或实的病理变化，由于疾病的失治或治疗不当，以致病邪久滞，正气耗损，也有因正气本虚，无力驱邪外出，而致水湿、痰饮、瘀血等病理产物的凝结阻滞，还会形成虚实同时存在的虚中夹实、实中夹虚等虚实错杂的病理变化。

1. **虚中夹实**　虚中夹实是指以虚为主，又兼夹实候的病理变化。如脾阳不振之水肿，脾阳不振，运化无权，为虚候；水湿停聚，发为浮肿，为实象。是以虚为主，虚中夹实之证。

2. **实中夹虚**　实中夹虚是以实为主，兼见虚候的一种病理变化。如外感热病的发展过程中，因邪热炽盛而见高热、汗出、便秘、舌红、脉数之实象，兼见口渴、小便短赤等邪热伤津之征，其本为实为热，实热津伤，而属虚，故为实中夹虚。

对于虚实错杂的病机，应根据邪正之孰缓孰急，虚实之孰多孰少，来确定虚实之主次。

（二）虚实转化

疾病发生后，邪正双方力量不断发生变化，因此，疾病常发生实证转虚，因虚致实的病理变化。

1. **由实转虚**　疾病在发展过程中，邪气盛，正气不衰，由于误治、失治，病情迁延，虽邪气渐去，但正气渐虚，脏腑功能受损伤，故而疾病的病理变化由实转虚。如外感性疾患，不论表寒证或表热证，初期均属实，由于失治、误治或治疗不当，或年高体弱，抗病能力较差，病情迁延不愈，正气受损，则逐渐出现肌肉消瘦、纳呆食少、面色不华、气短乏力等肺脾功能衰减之虚象，此为由实转虚之证。

2. **因虚致实**　是指正气本虚，脏腑生理功能低下，导致气、血、水等不能正常运行，使气滞、瘀血、痰饮、水湿等实邪停留体内为害。实际上，这是正气不足，邪气亢盛的一种虚实错杂的病理变化。如肾阳虚衰，不能主水，形成的阳虚水停之候，其中既有肾脏温化功能减退的虚象，又有水液停留于体内的一派邪实之象，这种水湿泛滥乃由肾阳不足，气化失常所致，故称之为因虚致实。

（三）虚实真假

病机的虚实，在临床上均有一定的征象。一般情况下，现象与本质相一致的情况，可以反映病机的虚或实。但如果现象与本质不一致，在临床上往往会出现与疾病本质不符的许多假象，因而有"虚有盛候"的真虚假实和"大实有羸状"的真实假虚的病理变化。虽然假象是由疾病的本质所决定的，是疾病本质的表现，但它不能像真象那样更直接地反映疾病的本质，往往将疾病的本质掩盖。因此，我们要全面分析疾病的现象，揭示疾病的真正本质。

1. **真虚假实（至虚有盛候）**　虚指病理变化的本质，实为表面现象，是假象。体虚之人，因脏腑虚衰，气血不足，运化无力，可见腹满、腹胀、腹痛等类似"实"的症状。但其腹虽满，却时有减轻，不似实证之腹满不减或减不足言；腹虽胀，但有时缓解，不同实证之常急不缓；腹虽痛，但喜按，不同于实证之腹痛拒按。所以，病机的本质为虚，实为假象，即真虚假实之证。

2. **真实假虚（大实有羸状）**　实为本质，虚为表面现象，是假象。如热结肠胃，里热炽盛，而见大便秘结、腹满硬痛拒按、潮热谵语、舌苔黄燥等实证的表现，同时又可出现精神萎靡、不欲多言，但语声高亢气粗，肢体倦怠，但稍动则舒适，大便下利，但得泻而反快。

在疾病的发生和发展过程中，病机的虚和实，都只是相对而言。由实转虚、因虚致实和虚实夹杂，常是疾病发展过程中的必然趋势。因此，不能以绝对的、静止的观点来对待虚实的病机变化。

二、阴阳失调

阴阳失调,是指机体在疾病过程中,由于致病因素的作用,导致机体的阴阳消长失去相对的平衡,出现阴不制阳、阳不制阴的病理变化。阴阳失调又是脏腑、经络、气血、营卫等相互关系失调,以及表里出入、上下升降等气机运动失常的概括。由于六淫、七情、饮食、劳倦等各种致病因素作用于人体,导致机体阴阳失调,形成疾病,所以,阴阳失调是疾病发生、发展变化的内在根据。

阴阳失调的病理变化,主要表现为阴阳盛衰、阴阳互损、阴阳格拒、阴阳转化及阴阳亡失等几个方面,其中阴阳偏盛偏衰是各种疾病基本的病理变化,通过疾病的寒热性质表现出来。

(一)阴阳盛衰

阴阳盛衰,即阴和阳的偏盛或偏衰,表现为或寒或热、或实或虚的病理变化,其表现形式分为阳盛、阴盛、阳虚、阴虚。

> **知识链接:**
>
> 阳长则阴消,阴长则阳消,所以,"阳盛则阴病,阴盛则阳病"(《素问·阴阳应象大论》)是阳偏盛或阴偏盛等病理变化的必然发展趋势。

1. 阴阳偏盛 阴阳的偏盛,即"邪盛则实"。"阳盛则热"是阳偏盛的表现,其病属热属实;"阴盛则寒"是阴偏盛病机的表现,其病属寒属实。

(1)阳盛则热:阳盛是指在疾病发展过程中,出现的阳气偏亢,脏腑经络机能亢进,邪热过盛的病理变化。阳盛则热的病因有感受温热阳邪,或感受阴邪而从阳化热,或七情内伤,五志过极而化火,或因气滞、血瘀、痰浊、食积等郁而化热化火所致。

其病机特点表现为阳盛而阴未虚的实热证。阳盛则见发热、烦躁、舌红苔黄、脉数等症状。同时可见口渴、小便短少、大便干燥等阳盛伤阴,阴液不足的症状。

(2)阴盛则寒:阴盛,是指机体在疾病过程中所出现的一种阴气偏盛、机能障碍或减退、阴寒过盛及病理性代谢产物积聚的病理变化。阴盛则寒的病因有感受寒湿阴邪,或过食生冷,寒湿中阻,阳不制阴。

其病机多表现为阴盛而阳未虚的实寒证。阴多寒,表现为形寒、肢冷、喜暖、口淡不渴、苔白、脉迟等症状。阴盛耗阳,阳衰而见恶寒、腹痛、溲清便溏等症状。这种由阴盛所引起阳气偏衰的表现,又称"阴盛则阳病"。

2. 阴阳偏衰 这是人体阴精或阳气亏虚所引起的病理变化。阳气亏虚,阳不制阴,使阴相对偏亢,形成"阳虚则寒"的虚寒证。反之,阴精亏损,阴不制阳,使阳相对偏亢,从而形成"阴虚则热"的虚热证。

➡**案例分析:**

患者,男性,既往有糖尿病史,症见身体消瘦,皮肤干燥,口唇干裂,呼吸稍促,舌质绛,苔黄,脉弦有力。应诊断为何证?

辨证:阴虚火旺,燥热内生,阴阳失调。

（1）阳虚则寒：是指机体阳气虚损，失于温煦，机能减退或衰弱的病理变化。阳衰的病因，多见于先天禀赋不足，或后天饮食失养，或劳倦内伤，或久病损伤阳气。临床多表现为机体阳气不足，阳不制阴，阴相对亢盛的虚寒证。阳气不足，多见脾肾阳虚，主见肾阳不足。肾为诸阳之本，所以，肾阳虚衰（命门之火不足）在阳衰中占主要地位。阳虚无以制阴，阳气的温煦功能减弱，经络、脏腑等组织器官的某些功能活动也因之而减弱衰退，血和津液的运行迟缓，水液不化而阴寒内盛，这就是阳虚则寒的主要机理。阳虚则寒，症见面色㿠白、畏寒肢冷、舌淡、脉迟等寒象，伴见喜静蜷卧、小便清长、下利清谷等虚象。阳虚则寒与阴盛则寒，不仅在病机上有所区别，且在临床表现上也有不同。前者是虚而有寒，后者是以寒为主。

（2）阴虚则热：阴虚，是指机体精、血、津液等物质亏耗，以及阴不制阳，导致阳相对亢盛，机能虚性亢奋的病理变化。阴衰，多是由阳邪伤阴，或因五志过极，化火伤阴，或因久病耗伤阴液所致。其病机多表现为阴液不足及滋养、宁静功能减退，以及阳气相对偏盛的虚热证。

五脏俱有阴虚之证，但以肝肾为主，若其他三脏之阴虚，久延不愈，终将累及肝肾。临床上多见肺肾阴虚、肝肾阴虚。肾阴为诸阴之本，所以，在阴衰的病机中常见肾阴不足。由于阴液不足，阳气不能制约，而见阴虚内热、阴虚火旺和阴虚阳亢等多种表现，症见五心烦热、骨蒸潮热、面红升火、消瘦、盗汗、咽干口燥、舌红少苔、脉细数无力等。阴虚则热与阳盛则热的病机不同，其临床表现也有所区别：前者是虚而有热，后者是以热为主，虚象并不明显。

（二）阴阳互损

阴阳互损，是指在阴虚或阳虚的基础上，病变发展影响到另一方，形成阴阳两虚的病理变化。在阴虚的基础上，导致阳虚，称为阴损及阳；在阳虚的基础上，导致阴虚，称为阳损及阴。肾主藏精，内寓真阴真阳，为全身阳气阴液之根本，所以，无论阴虚或阳虚，多因损及肾之阴阳而发生阳损及阴或阴损及阳的阴阳互损病理变化。

1. 阴损及阳　阴损及阳，即由于阴液亏损，累及阳气，使阳气生化不足或无所依附而耗散，从而在阴虚的基础上导致阳虚，形成了以阴虚为主的阴阳两虚的病理变化。如临床常见的遗精、盗汗、失血等慢性消耗性病证，耗伤人体阴精，则阳气化生不足，病久则出现自汗、畏冷、下利清谷等阳虚之候。此是由阴虚而导致阳虚，病理上称为"阴损及阳"。

2. 阳损及阴　系指由于阳气虚损，无阳则阴无以生，阴液生化不足，在阳虚的基础上出现阴虚，形成了以阳虚为主的阴阳两虚的病理变化。如水肿，其病机为阳气不足，气化失司，水液代谢障碍，津液停聚则水湿内生，溢于肌肤。病变发展为阳虚而致阴亏，使阴阳皆虚，而见形体消瘦、烦躁升火等阴虚症状，为阳损及阴的阴阳两虚证，又称为"阳损及阴"。

由于阴或阳的一方不足而导致另一方虚损，最终将导致阴阳两虚。肾阴为一身阴液之本，肾阳为全身阳气之根，故阳损及阴、阴损及阳，最终以肾阳、肾阴亏虚为主要病变。

（三）阴阳格拒

阴阳相互格拒，主要是由于某些原因引起阴或阳的一方偏盛至极，而壅遏于内，将另一方排斥于外，迫使阴阳之间不相维系所致。阴阳格拒是阴阳失调中较为特殊的一类病机，包括阴盛格阳和阳盛格阴两方面，表现为真寒假热或真热假寒等复杂的病理现象。

1. 阴盛格阳（真寒假热）　阴盛格阳，是指阴寒过盛，阳气被格拒于外，出现内真寒外假热的一种病理变化。如虚寒性疾病发展到严重阶段，证见面颊泛红、身反不恶寒、四肢厥逆、下利清谷、脉微细欲绝等症状。身反不恶寒、面颊泛红，似为热盛之证，但与四肢厥逆、下利清谷、脉微欲绝并见，知非真热，而是假热。

　　阴盛格阳,又有格阳和戴阳之分,格阳是内真寒而外假热,阴盛格阳于体表(身反不恶寒)。戴阳是下真寒而上假热,阴盛格阳于头面(面赤如妆)。格阳和戴阳均属真寒假热证,其病机同为阴阳格拒。实际上,疾病发展到阴阳格拒的阶段,格阳证和戴阳证常常同时出现。

　　2.阳盛格阴(真热假寒)　阳盛格阴是由于热极邪气深伏于里,阳气被遏,闭郁于内,不能透达于外所致,出现内真热外假寒的一种病理变化。其病机的本质为热,而临床表现为假寒之象,故又称真热假寒。如热性病发展到极期,见阳热极盛之心胸烦热、胸腹扪之灼热、口干舌燥、舌红等症状,又有阳极似阴的四肢厥冷或微畏寒等,热势愈深,四肢厥冷愈甚,所以有热深厥亦深,热微厥亦微之说。四肢厥冷是假象,系阳盛于内,格阴于外所致。

　　(四)阴阳转化

　　在疾病发展过程中,阴阳失调还表现为阴阳相互转化。阴阳转化包括由阳转阴和由阴转阳。

　　1.由阳转阴　疾病的本质为阳盛,但当阳气亢盛到一定程度时,就会向阴的方向转化。如某些急性外感性疾病,初期可见高热、口渴、胸痛、咳嗽、舌红、苔黄等热邪亢盛的阳证表现,由于治疗不当或邪毒太盛,可出现体温突然下降、四肢厥逆、冷汗淋漓、脉微欲绝等阴寒危象。此时,疾病的本质由阳转阴,疾病的性质由热转寒,病理上称之为"重阳必阴"。

　　2.由阴转阳　疾病的本质为阴偏盛,但当阴气偏盛到一定程度,就会向阳的方向转化。如感冒初期,表现为恶寒重发热轻、头身疼痛、骨节疼痛、鼻塞流涕、无汗、咳嗽、苔薄白、脉浮紧等风寒束表之象,属于阴证。如治疗失误,或因体质等因素,可以发展为高热、汗出、心烦、口渴、舌红、苔黄、脉数等阳热亢盛之候。此时,疾病的本质即由阴转阳,疾病的性质由寒转热,病理上称之为"重阴必阳"。

　　(五)阴阳亡失

　　阴阳亡失,是指机体的阴液或阳气突然大量的亡失,导致生命垂危的一种病理变化。包括亡阳和亡阴。

　　1.亡阳　是指机体的阳气发生突然脱失,而致全身机能突然严重衰竭的一种病理变化。多由于邪盛,正不敌邪,阳气突然脱失所致,也可由于素体阳虚,正气不足,疲劳过度等多种原因,或由过用汗法,汗出过多,阳随阴泄,阳气外脱所致。临床表现多见大汗淋漓、手足逆冷、精神疲惫、神情淡漠,甚则昏迷、脉微欲绝,出现一派阳气欲脱之象。

　　2.亡阴　是指由于机体阴液发生突然性的大量消耗或丢失,而致全身机能严重衰竭的一种病理变化。一般地说,亡阴多由于热邪炽盛,或邪热久留,大量煎灼阴液所致。临床表现多见汗出不止、汗热而黏、四肢温和、渴喜冷饮、身体干瘪、皮肤皱褶、眼眶深陷、精神烦躁或昏迷谵妄、脉细数疾无力或洪大按之无力。

　　三、气血失常

　　气血失调,是指气或血的亏损、各自的生理功能异常,以及气血之间互根互用关系失调等病理变化。

　　(一)气机失调

　　气机失调,即气的升降出入运行失常。

　　气滞,是指气机郁滞,气的运行不畅所致的病理状态。主要由于七情内郁,或因寒冷刺激,或痰湿、食积、瘀血等阻滞,影响了气的运行流通,形成局部或全身的气机不畅,导致某些脏腑经络的功能障碍。

气逆,是指气的上升过度,下降不及,而致脏腑之气上逆的病理状态。多由于情志所伤,或饮食寒温不适,或痰浊壅阻等因素所致。多见于肺、胃和肝等脏腑。

气陷,是以气的升举无力为主要特征的一种病理状态,多由气虚发展而来。若素体虚弱,或因久病耗伤,脾气虚损不足,致使清阳不升,中气下陷,则可产生胃下垂、肾下垂、子宫脱垂、脱肛等病证。

气闭与气脱,都是气的出入异常,或为闭塞,或为脱失的严重病理状态,临床多表现为昏厥或亡脱等病证。

> **知识链接:**
> 如气逆在胃,则胃失和降,胃气上逆,发为恶心、呕吐,或呃逆、嗳气。

(二)血的失常

血的失常,主要表现在两个方面:一为血的生化不足或耗伤太过,或血的濡养功能减退,从而形成血虚的病理状态;二为血的运行失常,或为血行迟缓,或为血行逆乱,从而导致血瘀、血热及出血等病理变化。

血虚,主是指血液生化不足,或血的濡养功能减退,导致脏腑经脉失养的病理状态。脾胃虚弱,血液生化功能减退而导致血液生成不足,或失血过多,或久病不愈,慢性虚损而致血液暗耗等,均可导致血虚。常见全身或局部机能减退或营养不良,表现为面色苍白、唇舌爪甲色淡、头昏眼花、两目干涩、心神不宁、心悸怔忡、视力减退、肢节屈伸不利、肢体或肌肤麻木等症状。

血瘀,主要是血行瘀滞不畅或凝结成瘀,血瘀阻滞于脏腑经络,导致脉络不通,痛有定处,夜甚,得寒温而不减,甚可形成肿块,伴见面色黧黑,肌肤甲错,唇舌紫暗或见瘀点、瘀斑等症状。

血热,指热在血分,血液运行加速,甚则血液妄行而致出血。常见于外感温热邪气,或外感寒邪,入里化热,伤及血分,皆能导致血热;温热病的营分证和血分证;情志郁结,郁久化火,伤及血分,亦可导致血热。如肝郁气滞,郁而化火,内火炽盛,瘀结血分,而成血热证候。临床常见身热,以夜间为甚,口干不欲饮,心烦或躁扰发狂,或衄血、吐血、尿血、月经提前、月经过多,舌质红绛,脉细数等症状。

(三)气血互根互用功能的失调

气属于阳,血属于阴,气为血之帅,血为气之母。气血之间相互依存、相互为用。如果气血互根互用功能失调,临床表现为气滞血瘀、气不摄血、气随血脱、气血两虚、气血失和和经脉不荣等方面的症状。

气滞血瘀,是指由于情志内伤,抑郁不遂,气机阻滞,导致血液循环障碍,从而出现血瘀的病理状态,或因闪挫外伤等因素伤及气血,而致气滞和血瘀同时出现。

气不摄血,是指由于久病伤脾,脾气虚损,中气不足,无力固摄血液,而致血不循经,逸出脉外,而见各种失血的病理状态。临床常见便血、尿血、妇女崩漏、皮下出血或紫斑等。

➡案例分析:

患者,女性,面色苍白,头昏,爪甲淡,食欲不振,舌淡,脉虚弱。应诊断为何证?

辨证:脾胃虚弱,气血亏虚。

气随血脱，是指在大出血的同时，气随着血液的流失而耗散，从而形成气血虚脱的危象。临床常见冷汗淋漓、四肢厥冷、晕厥、脉芤或沉细而微等。

气血两虚，是指气血亏虚同时存在的病理状态。病因多为久病耗伤，或先有失血，气随血衰，或先因气虚，血无以生化而日渐亏少，从而形成气血两虚病证。临床上常见面色淡白或萎黄、少气懒言、疲乏无力、形体瘦怯、心悸失眠、肌肤干燥、肢体麻木等气血不足之症状。

气血不荣经脉，是指气血两虚，影响了经脉、筋肉和肌肤的濡养。常见肢体麻木不仁或运动失灵，甚则废用，或皮肤瘙痒，或肌肤干燥，甚则肌肤甲错等。

第三节　疾病传变

疾病传变是指病情循着一定的趋向发展，"变"是指病情在某些特殊条件下有着性质的转变。传变是疾病本身发展过程中固有的某阶段性的体现，也是人体脏腑经络相互关系紊乱依次递传的体现。人是一个有机整体，机体的表里上下、脏腑组织之间，有经络气血相互沟通联络，因而某一部位或某一脏腑的病变，可以向其他部位或其他脏腑传变，引起疾病的发展变化。这种疾病传变的理论，不仅关系到临床辨证论治，而且对疾病的早期治疗，控制疾病的发展，推测疾病的预后等，都有重要的指导意义。

一、病位传变

病位，即疾病所在的部位。人是一个整体，机体的表里之间、脏腑之间，均有经络相互沟通联络，气血津液循环贯通。因此，某一部位的病变，可以向其他部位波及扩展，从而引起该部位发生病变，这就是病位的传变。常见的病位传变包括表里之间与内脏之间的传变，而外感病和内伤病的传变又各有特点。

(一)表里出入

表病入里是指外邪侵袭人体，首先停留于体表，而后内传入里，病及脏腑的病理传变过程。常见于外感疾病的初期或中期，是疾病向纵深发展的反映。

里病出表是指病邪原本位于脏腑深处，经过正邪斗争，病邪由里向外透达的病理传变过程。

> 知识链接：
> 　　表病入里一是感邪太重，二是正气较虚。

半表半里是指病变在表里出入的传变中，可以介于表里之间，即半表半里。伤寒的少阳病机，温病的邪伏募原病机，都称之为半表半里，其发展趋势既可达表也可入里。

(二)外感疾病的传变

1. 六经传变　六经之中，三阳主表，三阴主里。三阳之中，太阳为一身之藩篱，主表，阳明主里，少阳主半表半里；三阴之中，太阴居表，后依次为少阴、厥阴。外邪循六经传变，由表入里，渐次深入。六经传变的一般规律为：太阳—阳明—少阳—太阴—少阴—厥阴。

六经传变的特殊规律：六经传变不完全按照六经次序循经相传，还有一些特殊的传变形式。

(1)越经传：越经传是不按六经次序而传变。如由太阳而传至太阴。

(2)表里传:表里传是表里两经相传。如由太阴而传至阳明。

(3)直中:凡病邪不经三阳经传入,而直接出现三阴经证候者,称直中。如直中太阴或少阴,以直中太阴为多。因素体脾胃阳虚,所以发病即现太阴症状,称之为直中太阴。

(4)合病:两经或三经同时发病,因而两经或三经证候同时出现,而无先后次第之分者,称为合病。如太阳阳明合病、太阳少阳合病、三阳合病等。

(5)并病:一经证候未罢又出现另一经证候者,称为并病。与合病不同之处在于前一经证候还在,而后一经证候又具备的条件下,两经交并为病,而有先后次第之分。

2.卫气营血传变

(1)顺传:在卫气营血传变中,顺传是指病邪由卫传气,由气传营,由营传血。这种传变规律,反映了温热病由表入里、由外而内、由浅入深、由轻而重的疾病演变过程,揭示了病变的不同程度和阶段。

➡ **案例分析:**

患者,男性,发热恶寒2天,神疲乏力,无咳嗽,经清热解毒治疗后,体温升高,疲倦加重,口渴欲饮,舌红,脉数。应诊断为何证?

辨证:卫分热毒,耗气伤阴(属于顺传)。

------

(2)逆传:在卫气营血传变中,肺卫病邪,不传气分,直接内陷心包,称为"逆传"。其病剧变,病势凶险。

3.三焦传变 在温病学中,三焦病变的一般传变规律多由上焦手太阴肺经开始,由此而传入中焦,中焦病不愈,多传入下焦肝肾。始于上焦,终于下焦。

(三)内伤杂病的传变

1.经络之间的传变 经脉贯穿上下,联系内外,如环无端,是一个有机整体。所以,一经有病必然传至他经,或影响相联系的经脉,如足厥阴肝之经脉,布胁肋,注肺中,故肝气郁结,郁而化火,肝火循经上犯,灼伤手太阴肺经,即所谓木火刑金,而出现胸胁灼痛、咳嗽痰血、咳引胸痛等肝肺两经之症状。

2.经络脏腑之间的传变 包括由经络传至脏腑和由脏腑传至经络。

3.脏腑之间的生克制化传变五脏 疾病的传变与五行生克制化规律有密切联系。其传变的一般规律不外相乘、反侮、母病及子、子病及母四个方面,再加上本脏自病,则为五种不同情况。五脏之间的这种病理传变形式又可分为顺传和逆传两种情况。

(1)顺传:一般地说,母病及子和相乘传变谓之顺传。如水能生木,若肾阴不足,导致肝阴不足而肝阳上亢,出现眩晕、眼花、腰膝酸软、头重脚轻之候,即属母病及子,称之为水不涵木。

(2)逆传:一般地说,子盗母气和反侮传变谓之逆传。

二、病性转化

病性,即病变的性质,它决定着病证的性质,包括寒、热、虚、实。这四种病证的性质,是由其相应的病机性质所决定的,即热的病机反映出热的病证,虚的病机反映出虚的病证等。虚实寒热的病机是由邪正盛衰和阴阳失调所导致的。

疾病在发展过程中,可以表现为病变始终保持发病时原有的性质,只是发生程度的改变;或改变了发病时原有的性质,转化为相反的性质。病性的转化,就是指第二种情况,其内容包括虚实转化与寒热转化。

病性转化的形式:

1. **寒热转化** 包括由寒化热,或由热转寒。

(1)由寒化热:是指疾病或病证病变的性质本来属寒,随着病情的变化,又成为热性的病理变化。

(2)由热转寒:是指疾病或病证病变的性质本来属热,随着病情的变化,逐渐转化为寒性

> **知识链接:**
>
> 　如哮喘病开始不发热、咳嗽、痰稀而白,继则转化为咳嗽、胸痛、痰黄而黏稠,即表示病性已由寒而化热。

的病理变化。如便血患者,初起便血鲜红、肛门灼热、口干舌燥、大便秘结,日久不愈,血亏气虚,血色变为黑紫,脘腹隐痛,得温痛减,畏寒肢冷,大便溏薄,可见病性已由热转寒。

2. **虚实转化** 虚与实,是由邪正盛衰所导致的两种性质相反的病机。包括由实转虚或因虚致实两种情况。

(1)由实转虚:是指本为实性病理变化,由于失治、误治,病程迁延,邪祛正衰,转化为虚证。

(2)因虚致实:是指本为虚性病理变化,由于脏腑功能减退,气血阴阳亏虚,产生气滞、痰饮、内湿、瘀血、食积等病理变化或病理性产物,或因正虚抗邪无力而复感外邪,邪盛则实,形成虚实并存的病理变化。

三、疾病转归

疾病有一个发生发展的过程,大多数疾病发生发展到一定阶段后终将结束,这就是疾病的转归。疾病的转归,是指疾病发展的最后阶段,即疾病的结局。一般而言,疾病的转归可分为痊愈、死亡、缠绵、后遗、复发等。

正胜邪退,疾病向愈:由于患者的正气比较充盛,抗御邪气的能力较强,或得到及时治疗,在邪正消长、盛衰发展过程中,疾病好转或痊愈,这是许多疾病中最常见的一种转归。

邪胜正衰,疾病恶化:由于机体的正气虚弱,或由于邪气炽盛,机体抗御病邪的能力日趋低下,邪气的致病作用进一步发展,在邪正消长盛衰的发展过程中,疾病恶化,甚至导致患者死亡。

转归的形式包括痊愈、死亡、缠绵、后遗和复发。

(一)痊愈

痊愈即病愈,是指机体的脏腑功能恢复,阴阳气血重新处于平衡状态,是疾病转归中的最佳结局。疾病能否痊愈与痊愈的快慢,除依赖于病人的一般情况、抗病能力外,及时、正确、有效的治疗十分重要。例如,外感风寒,邪气从皮毛或口鼻侵入人体,若机体正气比较充盛,抗御病邪的能力较强,则不仅能防止病情的进一步发展,使病变局限在肌表,而且正气可以驱邪外出,使疾病痊愈。

(二)死亡

死亡,是机体阴阳离决,整体生理功能永久终止的病理过程或结局。死亡可分为生理性死

亡和病理性死亡两类。

生理性死亡,指享尽天年,无病而终,为自然衰老的结果。

病理性死亡又分因病而亡和意外死亡。

因病而亡,指各种疾病损伤,使机体气血竭绝,阴阳衰极而离决。

意外死亡是指跌打、外伤、中毒等各种意外损伤所造成的死亡。

(三)缠绵

缠绵,是指久病不愈的一种病理状态,邪正双方势均力敌,处于邪正相持或正虚邪恋的状态,其病机为正虚邪恋。

缠绵状态下,正气不能完全驱邪外出,邪气也不能深入传变,从而使病变处于相对稳定状态,具有病变表现不甚剧烈,疾病持久不愈的特点。由于在缠绵状态下,病势有相对稳定和不稳定的病理过程,故应积极进行治疗,设法打破缠绵状态,争取疾病的痊愈或好转。

(四)后遗

后遗即后遗症,是指疾病的病理过程结束后,或在恢复期症状消失,只留下疾病所造成的形态或功能的异常。其功能异常,包括脏腑经络功能障碍和精神情志障碍。此外,还有一种伤残,主要指外伤所致的人体某种组织结构难以恢复的损伤或残缺。

(五)复发

复发是指即将痊愈或已经痊愈的疾病再度发作。

复发是疾病过程连续性的特殊表现,其特点是机体内原有的病因尚未完全消除,在一定条件下重新发作。复发的病机是正气渐复但尚薄弱,邪气虽除而余邪未尽,邪正相争近乎停止,机体气血阴阳趋向正常。此时一旦出现损伤正气或助长邪气的条件,便会邪势复盛而旧病复发。所以,积极彻底地治疗疾病和注意病后调养,可以减少和防止疾病的复发。引起疾病复发的常见诱因主要有以下四个:

1. 食复　又名食劳复,指病愈后,脾胃尚虚,因饮食失节而导致疾病复发者。

2. 劳复　劳复,指疾病初愈,余邪未清,因过度劳累而致疾病复发者。劳复分为劳力复、劳神复和房劳复。

劳力与劳神是指体力和脑力的过度操劳。疾病初愈,当充分休息,促进正气早日恢复,虽可以合理活动以促进气血畅行,但要量力而为。

房劳复是指在病后余邪未尽,正气亏虚,又行房事,甚至房事过度,徒伤正气,使邪无所制而疾病复发。

3. 情志复　指大病初愈,由于情志过激而致旧病复发。精神安静而愉悦,有利于气机的调畅和精气血津液的正常代谢,使正气旺盛,促进康复,预防和减少疾病的复发。

4. 重感复　是指疾病初愈,余邪未清,又感新邪,而致旧病复发。病后正虚,易被邪侵,重感新邪,易旧病复发。

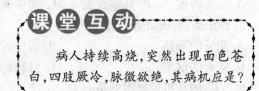

课堂互动

病人持续高烧,突然出现面色苍白,四肢厥冷,脉微欲绝,其病机应是?

实践7-1　气血失常的病机

（一）准备

指导教师准备有代表性的临床常见病例5个。

（二）实践过程

1. 指导教师对病例进行分析。

2. 学生分组讨论病例，并得出讨论结论。

3. 指导教师根据学生讨论的结果进行总结，并通过病例的讲解验证气血之间的关系。

（三）注意事项

1. 对病例的分析一定要准确。

2. 注意气血之间的关系在病理上的相互影响。

（四）结果和讨论

1. 通过对病例的分析，初步掌握病例的分析步骤及方法。

2. 通过对病例的分析，认识气血之间的关系。

 达标与评价

【A型题】

1. 所谓实，主要指邪气亢盛，而此时机体的正气，则是

A. 正气未衰，抗邪有力　　　　　B. 正气已衰，但不严重

C. 正气受损，但尚有抗病能力　　D. 正气不足，无力抗邪

E. 正气虚损，兼夹实邪

2. "大实有羸状"的病机是

A. 实中夹虚　　B. 虚中夹实　　C. 实转为虚　　D. 虚转为实　　E. 真实假虚

3. 热结胃肠之真实假虚证，下列见症，何为假象

A. 大便秘结　　B. 尿黄而少　　C. 潮热　　　　D. 精神萎顿　　E. 谵语

4. 脾虚失运，气不化水，水湿停聚而见水肿，则属于

A. 由实转虚　　B. 真虚假实　　C. 虚中夹实　　D. 实中夹虚　　E. 真实假虚

5. 邪正盛衰，决定着

A. 病证的寒热　　　　　　　B. 病位的表里　　　　　　C. 气血的盛衰

D. 病证的虚实　　　　　　　E. 脏腑的盛衰

6. "实"的病机最根本的是

A. 邪气亢盛，正气未衰　　　B. 脏腑功能亢进紊乱　　　C. 气血瘀滞

D. 水液贮留　　　　　　　　E. 痰浊壅盛

7. "至虚有盛候"的病机，主要是

A. 正气不足，邪气亢盛，而见实象　　　　　　B. 脏腑虚极，运化无力，外现实象

C. 素体衰弱，外邪侵袭，而见实象　　　　　　D. 脏腑失调，饮食积聚，而见实象

E. 内生五邪而外现实象

8. 形成血虚病机的原因,下列哪项是不确切的

A. 失血过多,血脉空虚　　　B. 脾虚气弱,生化无源　　　C. 劳力过度而耗伤

D. 久病不愈,慢性消耗　　　E. 思虑无穷而暗耗

9. 形成津液不足病理状态的原因,下列哪一项是不确切的

A. 燥热之邪灼伤　　　B. 五志过极化火耗伤　　　C. 忧愁思虑而暗耗

D. 多汗、多尿、吐泻太过　　　E. 过用辛燥药物化火耗伤

10. 津液的排泄障碍,主要在于哪几脏的气化功能减退

A. 肺、脾、肝　　B. 肺、脾、肾　　C. 脾、肾、心　　D. 心、肾、肝　　E. 肝、肾、脾

11. 以气的升举无力为主要特征的病理

A. 气逆　　　B. 气陷　　　C. 气脱　　　D. 气滞　　　E. 气闭

12. 阴阳互损,是指在阴或阳任何一方虚损的前提下,影响到相对一方,可导致

A. 阴盛阳衰　　B. 阴阳亡失　　C. 阴阳两虚　　D. 阴阳格拒　　E. 阳盛阴衰

13. 真寒假热的病机是

A. 阴盛则寒　　B. 阳盛格阴　　C. 阳盛则热　　D. 阴盛格阳　　E. 阴虚则热

14. 亡阳是指

A. 阳虚阴盛　　　B. 阴盛格阳　　　C. 阴损及阳　　　D. 阳气脱失　　　E. 阳盛阴虚

15. 痰与饮的主要区别是

A. 热为痰,寒为饮　　　　　　　　B. 色黄为痰,色白为饮

C. 浓度较大、较黏稠为痰,浓度较小、较清稀者为饮　　　D. 以上都不对

E. 以上都对

16. 虚实的形成,主要取决于

A. 气血盛衰变化　　　　　　B. 气机升降失调

C. 邪气与正气的消长盛衰　　　D. 脏腑功能盛衰变化

E. 以上都是

17. 产生气虚的原因,下列哪一项不正确

A. 先天不足　　　　　　　　　　　B. 后天失养

C. 肺脾肾三脏功能失调致气化不足　　　　D. 思虑过度伤心脾

E. 以上都对

【B 型题】

(18～19 题共用备选答案)

A. 阳胜则热　　B. 阴胜则寒　　C. 阴虚则热　　D. 阳虚则寒　　E. 阴胜则阳病

18. 外感寒邪出现恶寒发热、无汗脉紧,此为

19. 久病体虚出现畏寒肢冷,溲清便溏,此为

(20～21 题共用备选答案)

A. 气滞　　　B. 气逆　　　C. 气陷　　　D. 气闭　　　E. 气脱

20. 气虚无力升举,内脏下垂,称为

21. 气的出入受阻,脏腑经络气机闭塞,称为

【X 型题】

22. 下列属于"邪气盛则实"的有

A. 阳盛则热   B. 阴盛则寒   C. 阴胜则阳病

D. 阳盛格阴   E. 阴盛格阳

23. "阴偏衰"的病机主要体现于

A. 机体精、血、津液等物质亏耗   B. 阴不制阳,机能虚性亢奋

C. 阴液大量消耗、丢失,机能严重衰竭   D. 病理代谢产物蓄积

E. 阳盛导致阴相对不足

24. "阳偏衰"的病机主要体现于

A. 阳气虚损,机能减退或衰弱   B. 阴气偏盛,伤及阳气   C. 热量不足

D. 阳气突然脱失   E. 阴虚导致阳虚

25. 气机失调的病理变化可概括为

A. 气滞   B. 气逆   C. 气陷   D. 气虚   E. 气闭和气脱

26. 阴阳失调的病理变化主要有

A. 阴阳偏盛   B. 阴阳偏衰   C. 阴阳消长   D. 阴阳格拒   E. 阴阳亡失

(王允娜)

>> 第八章 诊 法

目标与任务

◎ **目标**

1. 掌握望、闻、问、切四诊法的基本理论、基本知识及方法。

2. 熟悉常见症状及其临床意义。

◎ **任务**

1. 通过学习望、闻、问、切四诊法的基本理论、基本知识及方法,指导病情资料的综合处理,理清主证诊断的思路。

2. 在临床运用时,能将其有机地结合起来,能全面、系统地了解病情,作出正确的判断,做到"四诊合参"。

作为医生,接诊患者时,应全面了解病情,这时就要运用诊法。诊法是中医诊察收集病情的基本方法,主要包括望、闻、问、切四诊。

望诊是医生运用视觉来观察病人全身的神、色、形、态和局部的头面、五官、四肢、二阴、皮肤、舌象及排出物等异常表现,以了解病情的诊察方法,其中舌诊是望诊的重要内容,中医非常重视舌象的观察。闻诊是医生运用听觉诊察病人的语言、呼吸、咳嗽、呕吐、嗳气、肠鸣等声音,以及运用嗅觉嗅病人发出的异常气味,以辨别病情的诊察方法。问诊是询问病人有关疾病的情况,病人的自觉症状、既往病史、生活习惯等,从而了解患者的各种病态感觉及疾病的发生发展、诊疗等情况的诊察方法。切诊是医生用手触按病人的动脉脉搏和触按病人的肌肤、手足、胸腹、腧穴等部位,测知脉象变化及有关异常征象,从而了解病变情况的诊察方法。

四诊诊病的理论依据主要是在整体观念基础上,根据"以外测内"的原则进行。人体是一个有机的整体,局部病变可影响全身,内脏病变也可从五官、四肢、体表等方面反映出来,故而通过四诊的方法,审察疾病显现于外的各种症状及体征,可以了解疾病的病因、病性、病位及其内部联系,为辨证论治提供依据。如《丹溪心法》说:"欲知其内者,当以观乎外;诊于外者,斯以知其内。盖有诸内者,必形诸外。"

四诊是临床诊察疾病的四种不同方法,各有其独特作用并且是相互联系,相互为用的。在临床运用时必须将其有机结合,这样才能全面系统地了解病情,作出正确的判断。特别是在复杂的证候中,会出现真假疑似的情况,只有将它们互参,才能去伪存真,进行鉴别。否则,将会导致对疾病诊断的片面性,或被个别假象所迷惑,做出错误判断。而四诊是辨证的前提和依据,四诊与辨证的关系,实际上就是"诊"与"断"的关系,只有正确运用四诊,才能为辨证提供可靠的依据。

第一节　望　诊

望诊是医生运用视觉来观察病人全身的神、色、形、态和局部的头面、五官、四肢、二阴、皮肤、舌象及排出物等异常表现,以了解病情的诊察方法。

望诊在诊法中占有重要的地位,在《灵枢·本藏》中说:"视其外应,以知其内藏,则知所病矣",明确指出望诊在诊断病证时的重要地位及作用。历代医家通过长期的临床实践,认识到人体外部,特别是面部、舌象的异常变化与脏腑病变关系非常密切,因此,通过观察外部,可以了解机体的病变。

望诊的内容主要包括:全身望诊(观察病人的神、色、形、态)、局部望诊(头面、五官、四肢、二阴、皮肤等情况)、望舌(望舌体和舌苔)、望排泄物和分泌物(观察其形、色、质、量等)、望小儿指纹等。舌诊虽属头面五官局部望诊,但因舌象反映内脏病变较为准确,实用价值较高,因而舌诊单独立条目论述。

一、全身望诊

医生要在实践中培养全身望诊的能力,应当重视观察病人时的第一印象,做到"一会即觉"。在接触病人的短暂时间内,通过敏锐的观察,能对病人病情的寒热虚实、轻重缓急、正邪状况等进行估计,全身望诊应当做到形神合参。

(一)望神

神的含义有广义和狭义之分。广义之神,是指整个人体生命活动的外在表现;狭义之神,即指人的精神、意识、思维活动。望神应包括以上两方面的内容。望神既观察人体生命活动的外在表现,又观察精神意识情志活动的状态。

精、气、血、津液是神的物质基础,尤其与精、气的关系密切。就神与精的关系言:精能生神、神能御精。精气是神的物质基础,神是精气的外在表现。

神是以精气为物质基础的一种机能,是五脏所生之外荣,故望神可以了解五脏精气的盛衰和病情轻重与预后。望神要重点观察病人的目神、色泽、神情、体态四个方面,尤应重视目神的变化。目的活动不仅受心神的支配,而且与五脏六腑的精气有着密切的联系,所以望神时

> **知识链接:**
> 神是以先后天的精及其所化生的气血津液为物质基础并通过脏腑组织的功能表现出来,神与精、气的关系非常密切,三者盛则同盛,衰则同衰。精气充足则体健神旺,即使有病也属病轻;精气亏虚,则体弱神衰,抗病力弱,有病多重,预后较差。

尤应重点察目。一般而言,两目神光充沛,精彩内含,转动灵活,视物清晰者为有神,是脏腑精

气充足的表现;凡两目浮光外露,目无精彩,转动不灵活,视物模糊为无神,是脏腑精气虚衰的表现。

临床根据神的盛衰及病情的轻重一般分为得神、少神、失神、假神、神乱五种情况。

1. 得神 又称"有神"。其临床表现一般为神志清楚,语言清晰,面色荣润含蓄,表情丰富自然,两目精彩,反应灵敏,动作灵活,体态自如,呼吸平稳,肌肉不削,提示正气充足,精气充盛,机体功能正常,为健康表现,或虽病而正气未伤,精气未衰,属病轻。

2. 少神 又称"神气不足"。其临床表现一般为精神不振,两目乏神,面色少华,肌肉松软,倦怠乏力,少气懒言,动作迟缓。提示正气不足,精气轻度损伤,机体功能较弱。多见于轻病或恢复期病人,亦可见于体质虚弱者。

3. 失神 又称"无神",是精亏神衰或邪盛神乱的重病表现。主要见于久病虚证和邪实病人。

因精亏神衰而表现为失神者,其临床表现一般为精神萎靡,面色无华,两目晦暗,呼吸气微或喘促,语言错乱,形体羸瘦,动作艰难,反应迟钝,甚则神识不清。提示正气大伤,精气亏虚,机体功能严重衰减。多见于久病病人,属病重。

因邪盛神乱而导致失神者,其临床表现一般为壮热烦躁,四肢抽搐;或神昏谵语,循衣摸床,撮空理线,或卒倒神昏,两手握固,牙关紧急,提示邪气亢盛,热扰神明,邪陷心包。或肝风夹痰蒙蔽清窍,阻闭经络。均属机体功能严重障碍,气血津液失调,多见于急性病人,也属病重。

4. 假神 是垂危病人出现的精神暂时"好转"的虚假表现。其临床表现一般为久病重病病人,本已失神,但突然出现精神转佳,目光转亮,言语不休,想见亲人;或病至语声低微断续,忽而清亮起来;或原来面色晦暗,突然颧赤如妆;或本来毫无食欲,忽然食欲增强。

假神提示脏腑精气衰竭至极,正气将脱,阴不敛阳,虚阳外越,阴阳即将离决,属病危,古人比做"残灯复明"或"回光返照"。

在临床实践中要注意鉴别假神与病情好转,区别在于假神的出现比较突然,其"好转"与整个病情不相符,只是局部的和暂时的,病情很快恶化。重病由无神转为有神,是整个病情的好转,有一个逐渐变化的过程,如食欲渐增,面色渐润,身体功能逐渐恢复等(表8-1)。

表8-1 得神、少神、失神、假神鉴别表

观察项目	得神	少神	失神	假神
两目	灵活、明亮	乏神	呆滞	突然目光转亮,浮光外露
神志	神识清楚	精神不振	精神萎靡,或卒然昏倒或神昏	突然神识清醒,想见亲人
语言	清晰	懒言	语言错乱,谵语	突然言语不休,转而清亮
面色	面色荣润	面色少华	面色无华	面色无华,或突然两颧泛红如妆
形体	肌肉不削	肌肉松软,倦怠乏力	身体羸瘦	

续表

观察项目	得神	少神	失神	假神
呼吸	平稳	少气	气微或喘促	
动作反应	行动自如,反应灵敏	动作迟缓	动作艰难,反应迟钝;或烦躁不安,四肢抽搐;或循衣摸床,撮空理线;或两手握固,牙关紧闭	
饮食				原毫无食欲,突然食饮大增

5. **神乱** 即神志失常或精神错乱。临床表现为烦躁不安、焦虑恐惧、淡漠痴呆或猝然昏倒等,常见于癫、狂、痫等病证。

癫证的表现为精神抑郁,表情淡漠,寡言少语,精神痴呆,或喃喃独语,喜怒无常,或多疑善虑,语无伦次等。癫证属阴,主静,多为痰气郁结,阻蔽神明所致,亦可见于心脾两虚、心神不守。

狂证的表现为精神亢奋,躁妄打骂,喧扰不宁,动而多怒,打人毁物,不避亲疏,或登高而歌,弃衣而走等。狂证属阳、主动,多为气郁痰结,化火生热,痰火扰心,或阳明热盛,上扰心神,或蓄血内阻,阻蔽神明所致。

痫病是一种发作性的神志异常疾病。表现为突然仆倒,昏不知人,四肢抽搐,口吐涎沫,两目上视或直视,醒后如同常人等,俗称羊痫风。痫病的发作具有突然、短暂、反复的特点。多由肝风夹痰上逆,闭阻清窍,或阳虚痰湿内盛,蒙蔽神明而成。

需要注意的是,神志失常的各种表现虽属于望神的内容,但与脏腑精气的盈亏多无关系,是由这些病证特定的病因病机所决定的,其临床意义并不一样,应予以区别。

(二)望色

望色,又称"色诊",是通过观察病人全身皮肤(主要是面部皮肤)的颜色和光泽的变化来诊察疾病的方法。由于面部的气血充盛,有很多的经脉分布在面部,所以它能够反映脏腑气血,是脏腑气血之外荣,另外面部皮肤薄嫩,其位置高,容易观察,色泽变化易显露于外,因此,常以望面色来阐述色诊的内容。

由于色诊在临床诊病中具有重要的价值,故受到历代医家的重视,《素问·阴阳应象大论》说:"善诊者,察色按脉,先别阴阳。"望面色要注意识别常色与病色。

1. **常色** 是人在正常生理状态时的面部色泽。常色的特点是明润、含蓄。明润,即面部皮肤光明润泽,是有神气的表现,提示人体精充神旺、气血津液充足、脏腑功能正常。《望诊遵经》中说:"光明者,神气之著;润泽者,精血之充。"含蓄,即面色红黄隐隐,含于皮肤之内,而不持别显露,是胃气充足、精气内含而不外泄的表现。《四诊抉微》中说:"内含则气藏,外露则气泄。"

中国人属黄种人,其正常面色是红黄隐隐,明润含蓄,可因体质禀赋、季节气候不同而有差异。常色可分为主色、客色两种:

（1）主色：是指人终生基本不改变的肤色、面色。由于民族、禀赋、体质不同，每个人的肤色不完全一致。我国人民属于黄色人种，一般肤色都呈微黄，所以古人以微黄为正色。在此基础上，有些人可有稍白、稍黑、稍红、稍青等差异。

（2）客色：人与自然相应，随着季节、气温的变化，人的面色、肤色也可发生相应变化。而客色是因季节、气候不同而发生正常变化的面色。依据五行理论，春季可面色稍青，夏季可面色稍赤，长夏可面色稍黄，秋季可面色稍白，冬季可面色稍黑。另外，天热则脉络扩张，气血充盈，面色可稍赤，天寒则脉络收缩，血行减少而迟滞，面色可稍白或稍青。其随季节、气温不同而有变化，故称为客色。上述变化均属正常范围，临床仔细观察，才能发现和体会。

> **知识链接：**
>
> 《医宗金鉴·四诊心法要诀》所说："五脏之色，随五形之人而见，百岁不变，故为主色也。""四时之色，随四时加临，推迁不常，故为客色也。"

除上述变化外，人的面色也可因情绪变化、剧烈运动、饮酒、水土影响等而发生变化，但只要明润含蓄，均非病色。

2.病色　是指患者在疾病状态时的面部颜色与光泽，可以认为除上述常色之外，其他一切反常的颜色都属病色。病色的特点是：色泽枯槁而晦暗，或虽鲜明但暴露，或独呈一色，或无血色相间。

临床上，一般新病、轻病、阳证面色鲜明外露但有光泽，而久病、重病、阴证见面色晦暗无泽而暴露，所以病色有善、恶之分。

善色：凡面色光明润泽者为善色。虽为病色，但脏腑精气未衰，胃气尚荣于面，称"气至"。见于新病，病轻及阳证，多预后良好。

恶色：凡面色枯槁晦暗者为恶色。提示脏腑精气已衰，胃气不能上荣于面，称为"气不至"。常见于久病，重病及阴证，预后较差。

病色可分为青、黄、赤、白、黑五种，分别见于不同脏腑和不同性质的疾病，现将五色主病分述如下：

（1）青色：主寒证、痛证、瘀血证、惊风证。

青色为经脉阻滞，气血不通之象。寒性凝滞而收引，寒盛而留于血脉，则气滞血瘀，故面色发青。经脉气血不通，不通则痛，故痛也可见青色。肝主风，青为肝色，故风证也见面色青。面色青灰，口唇青紫者一般见于心阳气虚或肺气闭塞，突发者多为心阳暴脱、心血瘀阻之真心痛。面色淡青或青黑者多为阴寒内盛，经脉拘急，气血瘀阻所致，属寒盛、痛剧。如面色青黑或苍白淡青，多属阴寒内盛；面色青灰，口唇青紫，多属心血瘀阻，血行不畅；小儿高热，面色青紫，以鼻柱、两眉间及口唇四周明显，常为惊风先兆。

> **知识链接：**
>
> 青、赤、黄、白、黑五色，既代表不同脏腑的病变，又代表不同性质的病邪。如《灵枢·五色》说："以五色命藏，青为肝，赤为心，白为肺，黄为脾，黑为肾"，又说："青黑为痛，黄赤为热，白为寒"。这种根据病人面部五色变化进行诊察疾病的方法即"五色诊"。

（2）赤色：主热证，也可见于戴阳证。

病人面见赤色,多因有热而使面部脉络扩张,气血充盈所致,但也可见于虚阳上越的病人。满面通红者,属实热证,由于邪热亢盛,血行加速,面部脉络扩张,气血充盈所致。午后两颧潮红者,属阴虚证,由于阴虚阳亢,虚火炎上所致,可见于肺痨等病人。久病重病面色苍白,却时而泛红如妆,游移不定者,属戴阳证,是由于久病脏腑精气衰竭,阴不敛阳,虚阳上越所致,属于病重。

(3)黄色:主脾虚、湿证。

病人面见黄色,多是脾虚机体失养,或湿邪内蕴、脾失运化的表现。因脾主运化,若脾失健运,水湿不化,或脾虚失运,水谷精微不得化生气血,致使肌肤失于充养,则见黄色。如面色淡黄,枯槁无泽称为萎黄,多属脾胃气虚,营血不能上荣于面部;面色发黄而且虚浮,称为黄胖,多属脾虚失运,湿邪内阻所致。如出现面、目、身俱黄,称为"黄疸",色黄而鲜明如橘皮者,属阳黄,为湿热熏蒸所致;色黄而晦暗如烟熏者,属阴黄,为寒湿郁阻所致。

(4)白色:主虚证、寒证、失血证。

病人面见白色为气血虚弱不能荣养机体的表现。阳气不足,气血运行无力,或耗气失血,致使气血不充,血脉空虚,或寒凝血涩,经脉收缩,均可呈现白色。若面色㿠白而虚浮,多为阳气不足;面色淡白而消瘦,多属营血亏损;面色苍白,多属阳气虚脱,或失血过多。里寒证剧烈腹痛,或虚寒战栗时,也可见面色苍白,是由于阴寒凝滞,经脉拘急所致。

(5)黑色:主肾虚证、寒证、水饮、痛证及瘀血证。

病人面色发黑,多因肾阳虚衰,水寒内盛,血失温养,脉络拘急,血行不畅所致。

面黑暗淡者,多属肾阳虚,是由于阳虚火衰,水寒不化,血失温煦所致。面黑焦干者,多属肾阴虚,是由于肾精久耗,阴虚火旺,虚火灼阴,机体失养所致。眼眶周围发黑者,多属肾虚水饮或寒湿带下。面色黧黑,肌肤甲错者,多由血瘀日久所致。另外,剧烈疼痛也可见面色青黑。

(三)望形体

望形体主要观察病人形体的强弱胖瘦、体形特征、躯干四肢、皮肉筋骨等等。人体以五脏为中心,五脏与五体有密切的关系,形体的强弱与内脏功能的盛衰是统一的,内盛则外强,内衰则外弱,故望形体可以测知内脏精气的盛衰。

人的形体有壮、弱、胖、瘦之分。形体强壮者,可表现为骨骼粗大、胸廓宽厚、肌肉强健、皮肤润泽,反映脏腑精气充实,虽然有病,但正气尚充,预后多较好。凡形体衰弱者,多表现为骨骼细小,胸廓狭窄,肌肉消瘦,皮肤干涩,反映脏腑精气不足,体弱易病,若病则预后较差。

胖指肥胖,并非健壮。肥而能食为形气有余;肥而食少,是形盛气虚。这类病人还常因阳虚水湿不化而聚湿生痰,故有"肥人多痰"之说。

瘦指消瘦。瘦而食少为脾胃虚弱,形瘦食多为胃火炽盛。形体消瘦,皮肤干燥不荣,并常伴有两颧发红,潮热盗汗,五心烦热等症状者,多是由于阴血不足,内有虚火,故又有"瘦人多火"之说。严重者,可表现为骨瘦如柴,肌肉削脱,已至大肉枯槁者,则是脏腑精气衰竭的危象。

(四)望姿态

望姿态,主要是观察病人的动静姿态以及

> **知识链接:**
> 《望诊遵经》提出"望诊八法"可作为望动静姿态的要点。即:动者、强者、仰者、伸者,多属阳证、热证、实证;静者、弱者、俯者、屈者,多属阴证、寒证、虚证。

与疾病有关的体位变化。在疾病中,由于阴阳气血的盛衰,姿态也随之发生异常变化,不同的疾病产生不同的病态。一般情况是喜动者多属阳证,喜静者多属阴证。

从坐形看,坐而喜伏,少气懒言,多为肺虚少气;坐而喜仰,胸胀气粗,多属肺实气逆;但坐不得卧,卧则气逆,多为心阳不足、水气凌心所致;但卧不能坐,坐则神疲或昏眩,多为气血俱虚或肝阳化风。

从卧式看,卧时向外,身轻能自转侧,为阳证、热证、实证;反之,如卧时喜向里,身重不能转侧,多为阴证、寒证、虚证;若病重至不能自己翻身转侧时,多是气血衰败已极,预后不良。蜷卧成团者,多为阳虚畏寒,或有剧痛;反之,仰面伸足而卧,多为阳证热盛而恶热。

四肢抽搐或拘挛,项背强直,角弓反张,属于痉病,常见于肝风内动之热极生风、小儿高热惊厥、温病热入营血等,也常见于气血不足,筋脉失养。此外,痫病、破伤风、狂犬病等,亦致动风发痉。战栗常见于疟疾发作,或外寒袭表邪正相争欲作战汗之兆。手足软弱无力,行动不灵多为痿证。关节拘挛屈伸不利,多属于痹证。

痛证也有特殊姿态。以双手护腹,行则前倾,多为腹痛;以手护腰,腰背板直,转动艰难,不得俯仰,多为腰腿痛;行走之际,突然止步不前,以手护心,多为真心痛。

二、望局部情况

望局部情况,或称局部望诊,是在全身望诊的基础上,根据病情或诊断需要,对病人身体的某些局部进行重点、细致观察。由于人体是一个有机整体,全身的病变可以反映在局部,局部病变也可影响全身,所以,望局部有助于了解整体的病变情况。

(一)望头面部

1. 望头　头为诸阳之会,精明之府,中藏脑髓。望头部主要是观察头之外形、动态及头发的色质变化及脱落情况。望头部的情况主要可以诊查脑、肾的病变及脏腑精气的盛衰。

(1)望头形:头颅的大小异常及畸形多见于婴幼儿期,小儿头颅均匀增大,颅骨骨缝裂开、面部较小,智力低下者,多属先天不足,肾精亏损,水液停聚于脑所致。小儿头颅狭小,头顶尖圆,颅缝闭合早,智力低下者,多属肾精不足,发育异常。小儿前额角突出,头顶平坦,称为方颅,属肾精不足,或脾胃虚弱,发育不良,多见于佝偻病、先天性梅毒等患儿。

(2)望发:头发的生长、光泽与肾气及精血的盛衰有密切的关系。通过观察头发的稠密、色泽可以了解肾气强弱及精血的盛衰。正常人发黑浓密润泽,是肾气盛而精血充足的表现。

> **知识链接:**
>
> 头颅大小通常以头围(头部通过眉间和枕骨粗隆的横向周长)来衡量,一般新生儿期约 34 cm,6 个月时约 42 cm,1 周岁时约 45 cm,2 周岁时约 47 cm,3 周岁时约 48.5 cm。明显超出此范围者为头形过大,明显小于此范围者为头形过小。

发黄干枯,稀疏易落,多为精血不足,可见于大病后或慢性虚损病人。若出现片状脱发,显露圆型或椭圆形光亮头皮,称为斑秃,常为血虚受风所致。青壮年头发稀疏易落,伴头昏、耳鸣、健忘、腰膝酸软者为肾虚;青少年白发,可因肾虚、劳神伤血引起。小儿头发稀疏黄软,生长迟缓,多因先天不足,肾精亏损所致;小儿发结如穗,枯黄无泽,多属疳积。

2. 望面部　面部又称颜面,是指包括额部在内的脸面部,是脏腑精气上荣的部位,又是心之气血及心神活动之外华。观察面部的色泽形态和神情表现，既可以了解神的衰旺，也可以诊察脏腑精气的盛衰和有关的病变。

(1)面肿：面部浮肿多见于水肿病，常为全身水肿的一部分。如果患者眼睑颜面先肿，发病较迅速，为阳水，多由外感风邪、肺失宣降所致；若兼见面色㿠白，发病缓慢，属阴水，多由脾肾阳衰，水湿泛溢所致；若兼见面唇青紫，心悸气喘，不能平卧，多属心肾阳衰，血行瘀阻，水气凌心。

(2)腮肿：一侧或两侧腮部以耳垂为中心肿起，边缘不清，按之有柔韧感或压痛者，常为痄腮，为外感温毒之邪所致，多见于儿童，属于传染病。若颧下、颌上、耳前发红肿起，伴有寒热、疼痛者，属于发颐，常因阳明热毒上攻所致。

(3)口眼㖞斜：突发单侧口眼㖞斜而无半身瘫痪，患侧面肌弛缓，额纹消失，眼不能闭合，鼻唇沟变浅，口角下垂，向健侧㖞斜，为风邪中络。若见口角㖞斜兼半身不遂者，则为中风，是由于肝阳化风，风痰阻闭经络所致。

(4)特殊面容：较常见如"惊恐貌"，即病人面部表情惊恐，多见于小儿惊风、狂犬病等患者。"苦笑貌"，即由于面肌痉挛所呈现的痉笑面容，多见于新生儿脐风、破伤风等病人。

(二)望五官

1. 望目　目为肝之窍，心之使。五脏六腑之精气皆上注于目，故目与五脏六腑皆有联系，而与心、肝、肾的关系更为密切，可反映脏腑精气的盛衰。因此，望目不仅是望神的重点，而且在诊察病情方面也有重要意义，对某些疾病的诊断甚至能起到"见微知著"的作用。望目主要望目的神、色、形、态。

(1)目神：主要观察两目神气之有无，凡两眼黑白分明，精彩内含，视物清楚，神光充沛者，是目有神，见于正常人，或虽病易治。如两目浊暗，瞳仁晦滞，失去精彩，浮光暴露，是目无神，常见于久病及危重病人。

(2)目色：正常人眼睑内侧及两眦红润，白睛色白而亮泽，黑睛呈褐色或棕色，角膜无色而透明。其异常改变主要有：如见目眦赤，为心

> **知识链接：**
> 古人将目的不同部位分属于五脏。此说最早源于《灵枢·大惑论》："精之窠为眼，骨之精为瞳子，筋之精为黑眼，血之精为络，其窠气之精为白眼，肌肉之精为约束。"后世医家据此归纳为：瞳人属肾，称为"水轮"；黑睛属肝，称为"风轮"；两眦血络属心，称为"血轮"；白睛属肺，称为"气轮"；眼睑属脾，称为"肉轮"。并认为观察目的不同部位的形色变化可以诊察相应脏腑的病变，此即"五轮"学说。

火；白睛赤为肺火；白睛现红络，为阴虚火旺；眼泡红肿湿烂为脾火；全目赤肿多眵，迎风流泪，为肝经风热；目眦淡白是血亏；白睛黄染，是黄疸之征；目眶周围见黑色，为肾虚水泛之水饮病，或寒湿下注的带下病。

(3)目形：目胞浮肿，状如卧蚕，多见于水肿初起。年老脾肾虚衰，常可见下眼睑松软微肿。眼窝凹陷，多为阴液耗损或气血虚衰，可见于吐泻或大汗伤津，以及久病重病患者。若眼窝深陷，视不见人，真脏脉现，为阴阳离决之危候，属病重。

(4)目态：正常人瞳孔正圆，双侧等大，对光反应灵敏，眼球运动随意灵活，其常见的异常表现如下：

两目上视，不能转动，伴项强抽搐，角弓反张，称戴眼反折，多见于惊风、痉厥或精脱神衰之

重证。横日斜视多属肝风内动的表现。瞳仁双侧散大,可见于肾精耗竭病人,为濒死危象。如一侧瞳仁渐渐散大,可见于中风及颅脑外伤或颅内肿瘤等病人。瞳仁缩小多属于肝胆火炽,亦见于川乌、草乌、毒蕈及有机磷农药等中毒。昏睡露晴指病人昏昏欲睡,睡后胞睑未闭而睛珠外露,是由于脾胃虚衰,脾虚清阳不升,胞睑失养,启闭失司所致。多见于小儿吐泻伤津,脾胃虚弱,慢脾风等病证。

睑废即眼睑下垂,指胞睑无力张开而上睑下垂。双睑下垂,多为先天不足,脾肾亏虚而致。单睑下垂或双睑下垂不一致者,多属脾气虚衰或外伤所致。

2.望鼻 鼻位于面部中央,为肺之窍,鼻又称明堂,为脾之所应,鼻的周围又有各脏腑的相应部位,足阳明胃经也分布于鼻旁。故望鼻不仅可以诊察肺和脾胃的疾病,而且还可以判断脏腑气血的虚实,胃气的盛衰,病情的轻重。望鼻主要是观察鼻之色泽、形态及其分泌物等变化。

(1)色泽:正常人鼻色红黄隐隐,明润光泽,是胃气充足或病后胃气来复的表现。鼻端色赤,多属脾、肺蕴热;鼻端色白,多属气血亏虚及失血病人;鼻头色微黑为肾虚水液内停;鼻头晦暗枯槁是脾胃虚衰,胃气失荣之重证。

(2)形态:鼻端生有红色粉刺,称"酒齇鼻",多属肺胃蕴热。鼻孔内赘生小肉,撑塞鼻孔,气息难通,称为鼻痔,多由湿热邪毒壅结鼻窍而成。鼻翼扇动呼吸喘促者,称为"鼻扇",多见于肺热及哮喘病人。若久病鼻扇,是肺肾精气虚衰之危证;新病鼻扇,多为肺热。

(3)分泌物异常:鼻流清涕,为外感风寒;鼻流浊涕,为外感风热;鼻流脓涕而气味腥臭者属"鼻渊",多因湿热蕴阻所致。

3.望耳 耳为肾之窍,手足少阳经脉分布于耳、手足太阳经脉和足阳明经也分布于耳或耳周围,故称耳为"宗脉之所聚"。在耳廓上有全身脏器和肢体的反应点,通过望耳可以诊察全身各部的病变,而尤与肾胆关系密切。望耳主要观察耳廓色泽,形态及耳内分泌物。

(1)色泽:正常人耳廓色泽微黄而红润,是气血充足的表现。耳轮色青黑则为阴寒内盛及剧痛患者;耳轮焦黑干枯,多属肾精亏耗,或见于温病后期肾阴久耗及下消等病证。小儿耳背有红络,耳根发凉,多是麻疹先兆。

(2)耳之形态:正常人耳廓肉厚而润泽,是肾气充足的表现。耳廓瘦小而薄,属肾精亏损。耳轮甲错多见于久病血瘀。耳轮干枯萎缩是肾精耗竭,属病危。

(3)耳道分泌物:正常耳道有少许耵聍,呈白色碎屑状。耳内流脓,称为脓耳,多由肝胆湿热,蕴结日久所致。后期则多为肾阴亏虚,虚火上炎。

4.望口与唇 口为饮食物的通道,脾开窍于口,其华在唇,手足阳明经脉环绕口唇,所以望口与唇的异常变化,可诊察脾胃的病变。望口唇要注意观察口唇的色泽、形态和动态变化。

(1)色泽:唇部色诊的临床意义与望面色同,但因唇黏膜薄而透明,故其色泽较之面色更为明显。正常人唇色以红而鲜润光泽为正常。若唇色深红,多属热盛,是因热而唇部络脉扩张,血液充盈的表现;唇色淡白多属血虚或失血,是血少不能上充于唇络所致;口唇樱桃红色多见于煤气中毒;唇色青紫者多属血瘀证,可见于心气、心阳虚衰和严重呼吸困难的病人。

(2)形态:嘴唇干枯皱裂,是津液已伤,唇失滋润。口腔糜烂,见唇内和口腔黏膜出现灰白色溃烂面,周围红晕,局部灼痛,称为"口疮"。若满口糜烂则称为"口糜",多由湿热内蕴,上蒸口腔所致。幼儿口腔、舌上出现片状白屑,称"鹅口疮",多由感受邪毒,心脾积热,上熏口舌所致。

(3)动态:正常人口唇开合自如,动作协调。其主要异常动态在《望诊遵经》中归纳为"口形六态",分述如下:

口张:口开而不闭,属虚证。张口气但出不入者,是肺气将绝,属病危。口噤:口闭而难张,牙关紧闭,属实证。多因肝风内动、筋脉拘急所致。可见于痉病、小儿惊风及破伤风等。口撮:上下口唇紧聚,为邪正交争所致。常见于小儿脐风或成人破伤风。口僻:即口㖞,指口角向一侧㖞斜,多属中风,为风痰阻络所致。口振:战栗鼓颔,口唇振摇,多因阳衰寒盛,正邪剧争所致。可见于外感寒邪、温病、伤寒欲作战汗,或疟疾发作。口动:口频繁开合,不能自制,多属胃气虚弱之征。若口角掣动不止,则为动风之象。

5. 望齿与龈　齿为骨之余,而肾主骨生髓,足阳明胃经上系于龈。望齿与龈主要可以测知肾、胃的病变及津液的盈亏。望齿龈应注意其色泽、形态和润燥的变化。

(1)望齿:正常人牙齿洁白润泽而坚硬,是肾气充盛,津液未伤的表现。

牙齿干燥,是胃阴受伤;齿燥如枯骨,多为肾阴枯竭、不能上荣于齿的表现;牙齿松动稀疏,齿根外露,多属肾虚或虚火上炎。病中咬牙啮齿多属热盛动风。睡中啮齿,多为胃热或虫积。

(2)望龈:龈红而润泽是为正常。如龈色淡白,是血虚不荣。红肿或兼出血多属胃火上炎。龈微红,微肿而不痛,或兼齿缝出血者,多属肾阴不足,虚火上炎。龈色淡白而不肿痛,齿缝出血者,为脾虚不能摄血。牙龈腐烂,流腐臭血水,甚至唇腐齿落者为牙疳。

6. 望咽喉　咽喉为肺、胃之门户,是呼吸、进食的通道,为诸经脉所络,其中足少阴肾经循喉咙,挟舌本,关系尤为密切。脏腑的病变可从咽喉的异常变化中反映出来.尤其是肺、胃、肾的病变,其诊断价值较大。正常的咽喉色淡红而泽,不肿不痛,呼吸通畅,吞咽顺畅,发音正常。望咽喉主要观察色泽、形态变化和有无脓点、假膜。

(1)红肿:咽喉红肿疼痛明显者,属实热证。若一侧或两侧突起肿块,形如蚕蛾,甚则溃烂或表面有黄白色脓点,拭之易去者为乳蛾,属肺胃热毒壅盛所致。咽部色红娇嫩,肿痛不甚者,多因肾阴亏虚,虚火上炎所致。

(2)溃烂:咽喉溃烂,周围红肿,多属实证;溃烂日久,周围淡红或苍白者,多属虚证。溃烂成片或凹陷,实者属热毒壅盛,虚则多为气血不足,肾阴亏损,热毒内陷。

(3)伪膜:咽部溃烂处表面覆盖一层黄白或灰白色膜,称伪膜或假膜。如伪膜松厚,容易拭去者,病情较轻,属肺胃热浊之邪上壅于喉;如果伪膜坚韧,不易剥离,重剥而出血,很快复生,病属重证,为"白喉",小儿多见,为外感疫邪所致。

(4)脓肿:咽喉局部红肿高突,若色较浅淡.脓势散漫,压之坚硬者,为脓未成;若色深红,周围红晕紧束,有波动感,压之软而凹陷者,为脓已成。脓液稠黄者,属实热证,清稀者,为虚寒证。脓液易排出,收口快者,属正气强盛,脓液难清除,溃处难收口,属正虚体弱。

(三)望躯体

躯体部的望诊包括望颈项、胸胁、腹部、腰背部。

1. 望颈项部　颈项是连接头部和躯干的部分,其前部称为颈,后部称为项。颈项部的望诊,应注意外形和动态变化。

(1)外形:正常人颈项直立,两侧对称,气管居中。其异常表现主要有:

瘿瘤:颈前喉结处,有肿物如瘤,或大或小,或单侧或双侧,可随吞咽上下移动,为瘿瘤,俗称"大脖子"。多因肝郁气结痰凝所致,或因水土失调,痰气搏结所致。

瘰疬:颈侧颔下有肿块如豆,累累如串珠。多因肺肾阴虚,虚火灼津,炼液成痰,结于颈部,或外感风火时毒,夹痰结于颈部所致。

(2)动态:正常人颈项转侧活动自如,颈侧动脉在安静时不易见到。其异常表现有:

项强:项部拘紧强直硬。若以拘紧为主,兼寒热表证者,是风寒侵袭太阳经脉,经气不利所致;若以强直为主,兼壮热神昏抽搐者,则多为温病火邪上攻所致。

项软:颈项软弱,抬头无力。小儿项软多为先天不足,肾精亏损,后天失养,发育不良,可见于佝偻病患儿;久病重病项软,头垂不抬,眼窝深陷,多为脏腑精气衰竭之危象。

颈脉搏动:在安静状态下,颈侧脉管搏动明显,可见于肝阳上亢及血虚重证患者。

颈脉怒张:指颈部脉管明显胀大,坐时明显,卧时更甚,兼见面青、唇紫、浮肿者,多为心血瘀阻,肺气壅塞,或心肾阳衰,水气凌心。

2. 望胸胁 胸内藏心肺,为宗气所聚,诸经循行之处。胁肋乃肝胆经脉循行之处。察胸胁可了解心、肺病变和宗气盛衰及肝胆、乳房疾患。

(1)形状:正常胸廓呈扁圆柱形,两侧对称,左右径大于前后径(比例约为 1.5:1),老人小儿则左右径略大于前后径或相等,两侧锁骨上下窝对称。常见的胸廓变形有:

胸廓扁平:胸廓较正常扁,前后径小于左右径之一半,又称"扁平胸"。常伴颈部细长,锁骨突出,两肩向前,锁骨上下窝凹陷。多属肺肾阴虚或气阴两虚,也可见于形瘦之人。

胸廓膨隆:胸廓呈圆形,前后径及左右径约相等,又称"桶状胸"。常伴颈短肩高,肋间隙增宽,锁骨上下窝平展。多属久病咳喘,耗伤肺肾,肺气不宣,壅滞日久而使胸廓变形。

两侧胸廓不对称:一侧胸廓塌陷,肋间隙变窄,肩部下垂,多见于肺痿或肺部手术后病人;一侧胸廓膨隆,肋间变宽或兼外凸,气管移向健侧者,多见于气胸、悬饮等病证。

鸡胸:胸骨下段明显前突,胸廓前后径大于左右径,胸部侧壁凹陷,形似鸡胸。多见于小儿佝偻病,多由先天不足,后天失养,肾气亏虚,骨骼发育异常所致。

肋如串珠:肋骨与肋软骨连接处变厚增大,状如串珠。属肾气不足,发育异常所致,见于佝偻病患儿。

乳房肿溃:妇女哺乳期乳房红肿热痛,乳汁不畅,甚则溃烂流脓,身发寒热者,为乳痈。多因肝气不疏,胃热壅滞,或外感邪毒所致。

(2)动态:正常人呼吸均匀轻松,胸廓起伏左右对称,节律整齐,每分钟约 16～18 次。妇女以胸式呼吸力主,男子及儿童以腹式呼吸为主。

临床常见呼吸异常情况有:两侧胸部呼吸不对称,即胸部一侧呼吸运动较对侧明显减弱,为呼吸运动减弱侧胸部有病,可见于悬饮、肺部肿瘤病人。吸气时间延长,吸气时可见胸骨上窝、锁骨上窝及肋间隙凹陷较明显,多因吸气困难所致,常见于白喉、急喉风等。呼气时间延长,常伴口张目突,端坐呼吸,多见于哮病。肺胀,多因呼气困难所致,可见于哮病、肺胀、尘肺等。胸式呼吸增强而腹式呼吸减弱,为腹部有病,如臌胀、积聚;反之,腹式呼吸增强而胸式呼吸减弱,为胸部有病,如肺痿、悬饮、胸部外伤等。一般而言,呼吸急促,胸廓起伏明显者,属实热证,多因邪热、痰浊犯肺所致;呼吸微弱,胸廓起伏不显者,属虚寒证,多因肺气亏虚或气虚体弱所致。呼吸节律不齐,表现为呼吸由浅渐深,再由深渐浅,以至暂停,往返重复,或呼吸与暂停相交替,多属肺气虚衰之危重证。

3. 望腹部 腹部内藏肝、胆、脾、胃、肾、膀胱、大肠、小肠及胞宫等脏腑,亦为诸经循行之处,故望腹部可诊察内在脏腑病变和气血的盛衰变化。正常人腹部平坦对称,直立时,腹部可稍隆起,仰卧时腹部稍凹陷。

(1)腹部膨隆:仰卧时,腹壁明显高于胸骨与耻骨中点连线。若仅腹部膨胀,四肢消瘦者,为肝郁气滞,湿阻血瘀的臌胀病。若腹部胀大兼有周身肿者,为肺、脾、肾三脏功能失调,水湿泛溢而形成的水肿。若腹之局部膨隆，常见于腹内有癥积的病人。

（2）腹部凹陷：仰卧时，腹壁明显低于胸骨与耻骨中点连线。若腹部凹陷，形体消瘦，属脾胃虚弱，气血不足，可见于久病脾胃气虚，或新病吐泻太过，津液大伤的病人。腹深凹着脊，肉消着骨者，属精气耗竭之危重病证。

（3）腹壁青筋暴露：病人腹大坚满，腹壁青筋怒张暴露，属肝郁气滞，脾虚湿阻日久，导致血行不畅，脉络瘀阻，可见于臌胀重证。

腹壁有肿物突起，每于直立、行走、用力后发生者为疝气，多发于脐孔、腹正中线及腹股沟等处。

4.望腰背部　背以脊柱为主干，为胸中之府，腰为肾之府，亦为心、肺之所居。故观察腰背部的异常表现，可以诊察有关脏腑经络的病变。正常人腰背部两侧对称，转侧俯仰自如，脊柱直立居中，在颈、腰段稍向前弯曲，胸、骶段稍向后弯曲，但无左右侧弯。病理情况常见：

（1）驼背（龟背）：在胸椎部或胸腰部脊柱过度弯曲而前胸塌陷。多见于肾精亏虚，发育异常，或脊椎病变，亦可见于年老体弱之人。

（2）脊柱侧弯：脊柱偏离正中线向左或右侧，多因小儿发育期坐姿不良所致，也见于先天不足，发育不良患儿及一侧胸部有病变者。

（3）角弓反张：患者病中出现脊柱后弯，反折如弓，常兼见颈项强直，四肢抽搐，多见于肝风内动及破伤风等病人。

另有腰部疼痛活动受限，难以转侧屈曲者，多因寒湿阻滞，腰部经脉拘急，或跌仆闪挫，局部气滞血瘀所致。

（四）望四肢

脏腑经络与四肢关系密切，就脏腑而言，心主四肢血脉，肺主四肢皮毛，肝主四肢之筋，脾主四肢肌肉，肾主四肢骨，其中脾与四肢关系尤为密切。就经脉而言，手三阴、手三阳经循行分布于上肢，足三阴、足三阳经脉循行分布于下肢。所以望四肢可以诊察脏腑和十二经的病变。望四肢主要观察四肢的形态变化及动态异常。

1.形态

（1）四肢畸形，下肢常见的有："膝内翻"，又称"O型腿"，直立时两踝并拢而两膝分离；"膝外翻"又称"X型腿"，指两膝并拢而两踝分离；"足内翻"，踝关节呈固定型内收位；"足外翻"，踝关节呈固定外展位。均属先天不足，后天失养，肾气不充，精气亏虚，发育不良所致。

（2）手指变形常见的有："杵状指"，指趾末节膨大如杵，多为久病心肺气虚，血瘀痰阻所致；"梭状指"，手指关节呈梭状畸形，活动受限，多为风湿久蕴，痰瘀结聚所致。

（3）四肢肿胀：多见于水肿病，常伴有全身浮肿，轻者亦可仅见足跗或踝关节部肿胀，按之凹陷，为肺、脾、肾三脏功能失调所致。

（4）四肢萎缩：四肢或某一肢体肌肉消瘦、萎缩、松软无力，多由气血亏虚或经络闭阻，肢体失养所致。

（5）膝部肿大：膝关节红肿热痛，屈伸不利，多见于热痹，为风湿郁久化热所致。膝部肿大，股胫消瘦，形似鹤膝者，称"鹤膝风"，为寒湿阻滞经脉日久，气血亏虚所致。

2.动态

四肢抽搐：指四肢筋脉挛急与弛张间作，舒缩交替，动作有力，见于惊风，多因肝风内动，筋脉拘急所致。

手足颤动:指手或下肢颤抖或摇振不定,不能自制,多由血虚筋脉失养或饮酒过度所致,亦可为动风先兆。

手足拘急:指手足筋肉挛急不舒,屈伸不利。在手可见腕部屈曲,手指强直,拇指内收,在足可见踝关节后弯,足趾强直而内收。多因寒湿凝滞或气血亏虚,筋脉失养所致。

肢体痿废:指肢体肌肉萎缩,筋脉弛缓、痿废不用者,多见于痿病,多因精津亏虚或湿热侵淫,筋脉失养所致。单侧上、下肢痿废不用者,称"半身不遂",多见于风痰阻络的中风病人。双下肢痿废不用者,多见于腰脊外伤或瘀血阻络所致之截瘫病人。

(五)望前后二阴

前阴为生殖和排尿器官,后阴指肛门,中医又称"魄门",为排便之门户。前阴为肾所司,宗筋所聚,太阴、阳明经所会,阴户通于胞宫而与冲任二脉密切相关,肝经绕阴器,故前阴肾、膀胱、肝关系密切。后阴亦为肾所司,脾主运化,大肠主传导糟粕,故后阴与脾胃、肠、肾关系密切。望前阴,男性注意观察阴茎、阴囊和睾丸等是否正常,有无红肿、硬结、溃疡及其他改变。女性之二阴望诊要有明确的目的性,由妇科医生进行,男医生应在女护士陪同下进行检查。

1. 望前阴

(1)外阴肿胀:男性阴囊或女性阴户肿胀,称阴肿。阴肿不痒不痛者,多见于水肿病。阴囊肿大,由小肠坠入囊中,或睾丸肿胀者,称"疝气"。阴囊或阴户红肿、瘙痒、灼痛,则多属肝经湿热下注所致。

(2)外阴收缩:男性阴茎、阴囊,女性阴户收缩,拘急疼痛者为阴缩。常因寒袭肝经,气血凝滞,肝脉拘急所致。

(3)外阴生疮:前阴部生疮,或有硬结破溃腐烂,时流脓水、血水者,称阴疮。多由肝经湿热,或感染梅毒所致。若硬结溃后如菜花样腐烂恶臭者,多属外阴癌肿,病属难治。

(4)睾丸异常:小儿睾丸过小或触摸不到,多是先天发育异常,亦可见于痄腮后遗症。

2. 望后阴 望诊时要注意观察肛门有无红肿、痔疮、裂口、瘘管或其他病变。肛门异常改变有:

(1)肛痈:肛门周围局部红肿疼痛.甚则重坠刺痛,破溃流脓,多因湿热下注或外感邪毒阻于肛周而发。

(2)肛裂:肛门及肛管皮肤黏膜有狭长裂伤,排便时疼痛流血,为肛裂。多因热结肠燥或阴津不足,燥屎内结,难于排出,努力撑伤所致,或湿热下注所致。

(3)痔疮:肛门内外有紫红色肿物突起如峙为痔疮。以肛门齿状线为界,有内外之分,发于齿状线以内者为内痔,以外者为外痔,内外皆有者为混合痔。多因肠中湿热蕴结或血热肠燥,或久坐、负重、便秘等,而使肛门血脉瘀滞所致。

(4)脱肛:指直肠黏膜组织或直肠全层脱出肛外。轻者仅在便时脱出,便后自然回缩,重者脱出后不能自行回缩,须用手慢慢还纳。多见于久泻久痢之人,由脾气虚衰、中气下陷所致。

(六)望皮肤

皮肤为一身之表,肺在体合皮,卫气循行其间,脏腑气血亦外荣于皮肤,有保护机体的作用。凡感受外邪,皮表当先受之,脏腑病变亦可反映于皮肤。所以望皮肤色泽、形态的异常,可判断邪气的性质、脏腑的虚实、气血的盛衰,从而判断疾病的性质及轻重预后。

1. 色泽 望皮肤色泽以面色为主,全身皮肤色泽的其他变化有以下几个方面。

(1)皮肤发赤:皮肤忽然鲜红成片,如染脂涂丹,边缘清楚,灼热肿胀者,为丹毒。发于头面者称"抱头火丹",发于小腿足部者称"流火",发于全身、游走不定者,为"赤游丹"。发于上部者多由风热化火所致,发于下部者多因湿热化火而成,也可因外伤染毒而引起。

(2)皮肤发黄:皮肤、面目、爪甲皆黄,为黄疸,多因外感湿热、疫毒、内伤酒食,或脾虚湿困,血瘀气滞等所致。可分为阳黄、阴黄两类。阳黄,黄色鲜明如橘皮色,多因湿热蕴蒸,胆汁外溢肌肤而成。阴黄,黄色晦暗如烟熏,多因寒湿阻遏,胆汁外溢肌肤所致。

(3)皮肤白斑:四肢、面部等处皮肤上出现了大小不等的白斑,界限清楚,病程缓慢,称"白驳风",或称"白癜"、"花斑"。多因风湿侵袭,气血失和,肌肤失养所致。

2.形态 正常人皮肤润泽,柔韧光滑。常见异常形态有:

(1)皮肤干燥:指皮肤干枯无华,甚至皲裂、脱屑。多为津液耗伤或营血亏虚,而肌肤失养,或因外邪侵袭、气血滞涩等所致。

(2)肌肤甲错:指皮肤干燥粗糙,状如鱼鳞称肌肤甲错。多因瘀血阻滞日久,皮肤失于濡养而致。

(3)斑疹:斑和疹都是全身性疾病表现于皮肤的症状,两者虽然常常并称,但要加以区别。斑色红,点大成片,平摊于皮肤下,抚之不碍手,压之不褪色者为斑。由于病机不同,有阳斑与阴斑之分。斑色红紫鲜明,形似锦纹、云片,兼有身热、烦躁、脉数等实热证表现者属阳斑,多因温热邪毒,内迫营血而发;斑色青紫晦暗,隐隐稀少,兼有面白、神疲、肢凉、脉虚等虚寒证表现者为阴斑,多因脾虚血失统摄或阳衰寒凝而成。疹形如粟粒,色红而高起,抚之碍手,压之褪色。由于病因不同可分为麻疹、风疹、隐疹等等,亦可见于温热病中。多因外感风热时邪或过敏,或热入营血所致。

(4)白㾦:是皮肤出现的白色小疱疹,晶莹如粟,高出皮肤,擦破流水,多发于颈胸部,四肢偶见,面部不见,消失时有皮屑脱落。多由外感湿热之邪,郁于肌表,汗出不彻,酝酿而致,常见于暑湿、湿温患者。其中,色白、点细如粟,明亮滋润者,称晶㾦,为顺证,说明津气尚充足;㾦色干枯无泽,称枯㾦,为逆证,说明津气已亏。

(5)水痘:小儿皮肤出现粉红色斑丘疹,迅速变成椭圆形小水疱,顶满无脐,晶莹明亮,浆液稀薄,皮薄易破,分批出现,常兼有轻度恶寒发热表现,是儿科常见的传染病,由外感时邪,内蕴湿热所致。

(6)痈、疽、疔、疖:指发于皮肉筋骨之间的外科疮疡类疾患。

痈:凡发病局部范围较大,红肿热痛,根盘紧束的为痈,多因湿热火毒内蕴,气血瘀滞,热盛肉腐而成。具有未脓易消,成脓易溃,脓液黏稠,疮口易敛的特点。

疽:若漫肿无头,根脚平塌,肤色不变,不热少痛者为疽,多因气血亏虚,阴寒凝滞而发。具有未脓难消,已脓难溃,脓汁稀薄,疮口难敛的特点。

疔:若范围较小,初起如粟,根脚坚硬较深,麻木或发痒,继则顶白而痛者为疔,多发于颜面、手足,疔毒是由风邪火毒蕴结而成,若火热毒邪流窜经脉,则可见患处红线向近端蔓延,称红丝疔,又称"疔毒走黄"为邪毒内陷之势。

疖:起于浅表,形小而圆,红肿热痛不甚,容易化脓,脓溃即愈为疖,多由外感火热毒邪或湿热蕴结而成。

三、望排出物

望排出物是观察患者的分泌物和排泄物,如痰涎、呕吐物、二便、涕唾、汗、泪、带下等,审察其形、色、质、量等变化以诊断病情的方法。一般而言,排出物色泽清白,质地稀,多为寒证、虚证;色泽黄赤,质地黏稠,形态秽浊不洁,多属热证、实证。

(一)望痰涎

痰涎是机体水液代谢障碍的病理产物,其形成主要与脾肺两脏功能失常关系密切,故古人云"脾为生痰之源,肺为贮痰之器"。临床上分为有形之痰与无形之痰两类,这里所指的是咳唾而出的有形之痰涎。

痰黄黏稠或有块者,属热痰。多因热邪犯肺,煎熬津液,肺失清肃所致。

痰白滑而量多,易咯出者,属湿痰,多因脾失健运,水湿内停,聚而成痰,上犯于肺所致。痰少而黏,难于咯出者,属燥痰,多因燥邪伤肺煎熬津液,肺失清肃而成。痰中带血,血色鲜红者,称咯血,多由火热灼伤肺络所致,常见于肺阴亏虚,或肝火犯肺等证。痰中脓血并见,其气腥臭者,为肺痈,是热毒壅肺日久,肉腐血败成脓所致。

(二)望呕吐物

呕吐为胃气上逆所致,据其色、质、量的变化可了解胃气上逆的原因及疾病的性质。

呕吐物清稀无臭味,多属寒呕,乃脾胃阳虚,腐熟无力,或寒邪犯胃,损伤胃阳,导致水液内停,胃失和降而致。

呕吐物秽浊酸臭,多属热呕,因热邪犯胃,蒸腐胃中食物,胃失和降所致。

呕吐酸腐、不消化食物,为伤食,多因暴饮暴食,损伤脾胃所致。

呕吐黄绿苦水,多属肝胆郁热或湿热,因肝气犯胃,胆汁上溢而致。

呕吐血色鲜红或紫暗有块,夹杂食物残渣,多属胃有积热或肝火犯胃,或胃腑血瘀所致。

(三)望大便

大便的形成主要与脾胃、肠的功能关系密切,另外与肝的疏泄,肾阳的温煦亦有关。所以观察大便的形、色、质、量,可以了解脾胃、肠及肝肾的功能和病变情况。

大便清稀,完谷不化,或如鸭溏者,多属脾虚或肾虚泄泻,多因脾胃虚弱,脾失健运,或由于肾虚而火不暖土,清浊不分所致。

大便色黄褐如糜有恶臭者,属湿热泄泻,由湿热或暑湿损伤胃肠,大肠传导失职所致。大便灰白呈陶土色,多见于黄疸。

大便干结燥如羊粪,排出困难,属肠燥津亏,多因热盛伤津,或胃火炽盛,肠道津亏所致,亦可见于老年人津亏肠燥者。大便如黏冻而夹有脓血且兼腹痛,里急后重者,见于痢疾,由湿热蕴结大肠,大肠传导失职所致。大便带血,或全为血液,或便血相混,称便血。若血色鲜红,附在大便表面,或排便前后滴出者,为近血,多见于风热灼伤肠络所致的肠风下血或痔疮、肛裂等;若血色暗红或紫黑,与大便均匀混合者,为远血,多因肝胃郁热、脾胃虚寒或气血瘀滞等所致。

(四)望小便

小便的形成与肾和膀胱密切相关,也与肺之肃降,脾的运化,三焦通调,以及津液的盈亏有关,故观察小便色、量、质的变化,主要是了解肾与膀胱等相关脏腑的病变和津液的盈亏。

小便清长量多,伴有形寒肢冷,多属虚寒证。小便短黄,多属热证,亦见于汗、吐、下伤津者。尿中带血,可见于尿血或血淋等病证,多因热伤血络,或脾肾失摄,或湿热蕴结膀胱所致;尿血而伴有排尿困难而灼热刺痛者,是血淋。尿浑浊如米泔水或滑腻如膏脂,见于尿浊或膏淋等病证,多因脾肾亏虚,清浊不分,或湿热下注所致。尿有砂石,小便困难而痛,为石淋,因湿热内蕴,煎熬尿中杂质结成砂石所致。

四、望舌

舌诊是通过观察舌象的变化以诊察疾病的方法,是望诊的重要内容,也是中医诊察疾病的特色之一。早在《黄帝内经》中就有关于望舌诊病的记载,张仲景在《伤寒杂病论》中已将舌诊作为中医辨证论治的依据。到元代,舌诊专著《敖氏伤寒金镜录》问世,并载舌象图36幅。至明、清时期,温病学派兴起,在对温热病的研究过程中,对辨舌验齿非常重视,总结出"温病察舌"的方法及内容,在温病的辨证用药中起重要作用。近代,随着医学科学的发展,对舌诊进行了多方面的研究,使舌诊这一诊病的方法得到了很快发展,成为中医诊察疾病一种重要方法。望舌是通过观察舌象进行诊断的一种望诊方法,舌象是由舌质和舌苔两部分的色泽形态所构成的形象,所以望舌主要是望舌质和望舌苔。

(一)舌诊原理

1.舌的组织结构　舌是附着于口腔底部、下颌骨、舌骨的肌性器官,由肌肉及脉络组织组成,称为舌质或舌体。舌的上面称舌背,舌的下面称舌底或舌下。舌面以人字沟为界,分为舌体和舌根两部分,中医望舌主要望舌体,根据脏腑相关原理,舌体又分为舌尖、舌中、舌根及舌边四个部分。舌质表面覆有一层苔状物,称为舌苔,是由胃气蒸发谷气上承于舌面而成。

2.舌与脏腑经络　舌与脏腑经络的关系十分密切。

舌为心之苗,手少阴心经之别系舌本。望舌色可以了解心主血脉的功能以及人体气血的盛衰情况。舌体运动是否灵活自如,语言是否清晰,以及舌的味觉功能亦与"心藏神"的功能密切相关。

舌为脾之外候,足太阴脾经连舌本,散舌下。舌苔是胃气蒸化水谷,上承于舌面而形成。而且脾为气血生化之源,舌体有赖气血的濡养。

在经络联系方面,除前所述之心经之别系舌本,脾经连舌本、散舌下外,还有足少阴肾经循喉咙、挟舌本,足厥阴肝经络舌本,肺系上达咽喉,与舌根相连。

由此可见,五脏六腑或直接或间接地通过经络均与舌相联系,脏腑之精气上荣于舌,津液滋润于舌,脏腑的病变也必然反映于舌。

3.舌面部分　脏腑病变反映于舌面,具有一定的规律。一般常用的是五脏划分法,心肺居上,以舌尖主心肺;脾胃居中,故以舌中部主脾胃;肾位于下,故以舌根部来主肾;肝胆居躯体之侧,故以舌边主肝胆(图8-1)。

另外,还有胃经划分法,即舌尖属上脘,舌中属中脘,舌根属下脘,主要用于胃病的辨证。

(二)舌诊的方法及注意事项

1.诊舌的方法

(1)伸舌姿势:患者取正坐位或仰卧位。尽量张口,将舌自然伸出口外,舌体放松,舌面平展,使舌尖略向下,充分暴露舌面。避免过分用力、舌体紧张蜷曲及伸舌时间过长。

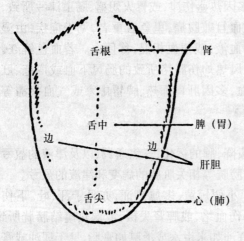

图8-1　舌诊脏腑部位分属示意图

（2）观察顺序：一般先看舌质，再看舌苔。望舌的顺序是先看舌尖，次看舌中、舌边，最后看舌根。养成在尽量短的时间内有序观察的习惯，一次观察进间不能太长，有不清楚者，可在3～5分钟后再望一次。

（3）配合刮舌和揩舌：刮舌是用消毒压舌板的边缘，用适中的力量，在舌面上由后向前刮三五次，再行观察；揩舌是用消毒纱布裹于手指或压舌板上，蘸少许生理盐水，在舌面上揩抹数次后再行观察。刮舌、揩舌一方面可去掉厚苔以观察舌质，同时亦可用以鉴别舌苔之有根无根或是否属于染苔。

2. 注意事项

（1）光线：以白天充足柔和的自然光线为佳，光线要直接射照到舌面上，但应避免太阳光直接照射。光线不足时，可用辅助光。另外，还要注意周围有色物体的反射光。

（2）饮食及药物：饮食及某些药物可以致舌象发生变化。如进食后由于咀嚼的摩擦及自洁作用可使舌苔由厚变薄；喝水多可使舌苔变润；辛热刺激性食物可使舌稍偏红；种仁类富含脂肪的食品可使舌苔变腻；长期服用抗生素可产生黑腻苔或霉腐苔等。

另外，某些食物或药物，还可使舌苔着色，称为染苔。如黄连素、蛋黄、橘子、柿子、维生素B_2等可将舌染成黄色；杨梅、酸梅、甘草片、咖啡、茶、葡萄、橄榄及长期吸烟等可使苔染成灰色、黑色；牛奶、豆浆等可使舌苔变白而厚。染苔附着不均匀，在短时间内可自然退去，或经揩、刮可除去，而且与病情不相符，应注意鉴别。

（3）时间与季节：晨起时舌苔稍厚，舌色稍暗滞；白天进食后则苔变薄，舌色红活；夏季暑湿盛时，苔多淡黄而厚；秋季舌苔多薄而干，冬季则多润湿。

（4）年龄与体质：舌象可因年龄、体质的不同而有一定的差异。一般老年人舌常苍老而色暗红；儿童舌多淡嫩，苔少或有剥苔。肥胖之人，舌较淡胖；消瘦之人，舌较瘦小而偏红。

（三）舌诊内容及正常舌象

1. 舌诊内容　舌诊主要观察舌质和舌苔两部分。舌质又称舌体，是舌的肌肉和脉络等组织。望舌质包括望舌神、舌色、舌形、舌态四方面。舌苔是舌体上附着的一层苔状物，望舌苔可分望苔色和望苔质两方面，以察邪气的深浅、性质，邪正的消长，胃气的存亡。望诊时，必须全面观察舌质与舌苔，并进行综合分析，才能全面了解疾病的情况。

2. 正常舌象　正常舌象可概括为"淡红舌、薄白苔"。具体说，其舌体柔软，运动灵活自如，颜色淡红而红活，鲜明滋润；舌苔薄白润泽，颗粒均匀，薄薄地铺于舌面，揩之不去，其下有根，干湿适中，不黏不腻等。

（四）望舌质

1. 舌神　主要表现在舌质的荣枯和灵动方面。舌质荣润而有光彩，表现为舌的运动灵活，舌色红润，鲜明光泽，富有生气，称为有神，见于正常人，或虽病而预后较好。舌质枯涩晦暗，表现为舌的运动不灵，舌质干枯，晦暗无光，称为无神，见于危重病证。

2. 舌色　望舌色，即观察舌质的颜色。一般可分为淡红、淡白、红、绛、青、紫六种。除淡红色为正常舌色外，其余都是主病之色。

（1）淡白舌：舌色较正常人舌色浅淡，白色偏多红色偏少，称淡舌。如舌色白，全无血色，则称为枯白舌。

临床意义：主阳虚或气血不足。多由于阳气不足，血失温运，不能上荣于舌，或阳虚生寒，经脉收引，运行于舌之血量减少而舌淡白。气血不足，舌失充盈，则见舌谈白，甚则枯白。

(2)红、绛舌:舌色鲜红,较淡红舌为深,称为红舌。绛为深红色,较红舌颜色更深浓之舌,称为绛舌。

临床意义:红舌主热证,绛舌主里热亢盛、阴虚火旺,由于邪热亢盛,热入营血或阴虚火旺,邪热亢盛致气血沸涌、舌体脉络充盈,则舌色鲜红。热入营血,灼伤营阴,血液浓缩,则舌绛,甚至紫绛。阴虚水涸,虚火上炎则舌红。一般舌色愈红,提示热势愈甚,故绛舌比红舌的病情深重。

➡案例分析:

患者男性,舌色青紫,且口燥而漱水而不欲咽,应判断为何证?
内有瘀血

舌色稍红或仅见舌边尖红,多提示外感风热表证初起。舌尖红赤破碎,多为心火上炎。舌两边红赤,多为肝经热盛。舌色红绛而有苔者,多由外感热病热盛期或内伤病脏腑阳热偏盛所致,属实热证;舌色红绛而少苔或无苔者,多由热病后期阴液受损,或久病阴虚火旺,属虚热证。

(3)青、紫舌:全舌呈均匀青色或紫色,或在舌色中泛现青紫色,均称为青紫舌。青紫舌还有多种表现,舌淡而泛现青紫色,则为淡青紫舌;红绛舌泛现青紫色,则为紫红或绛紫舌;舌上局部出现青紫色斑点,大小不一,不高于舌面,称为"瘀斑舌"或"瘀点舌"。

临床意义:主气血运行不畅。

青紫舌形成一般见于三种情况:一是由阴寒内盛,阳气不宣,气血不畅,血脉瘀滞而致,多表现为青紫舌或瘀斑舌;二是由于热毒炽盛,深入营血,营阴受灼,气血不畅而现绛紫舌;三是由肺失宣肃,或肝失疏泄,气机不畅,或气虚无以推动血行而致血流缓慢,舌色泛现青紫或出现瘀斑。此外尚有暴力外伤,损伤血络,血液溢出而现瘀斑,舌色可无明显异常。

3.舌形 舌形是指舌体的形状,包括荣枯、老嫩、胖瘦、裂纹、芒刺、齿痕等异常变化。

(1)荣枯:舌质滋润,红活鲜明为荣舌;舌质干枯,色泽晦暗,缺少血色为枯舌。舌质的荣枯,是衡量机体正气盛衰的标志之一,也是估计疾病的轻重和预后的依据。

(2)老嫩:舌质纹理粗糙,形色坚敛,舌色较暗者为老舌。舌质纹理细腻,其色娇嫩,其形多浮胖,称为嫩舌。舌质老嫩是舌色和形质的综合表现。不论舌色苔色如何,舌质坚敛苍老,多见于实证;舌质浮胖娇嫩,多见于虚证。老和嫩是疾病虚实的标志之一。

(3)胖瘦:舌体较正常舌大,甚至伸舌满口,或有齿痕,称胖大舌。舌体肿大,舌色鲜红或青紫,胀塞满口,不能缩回口中,称肿胀舌。舌体瘦小枯薄者,称为瘦薄舌。

胖大舌多因津液输布失常,是体内水湿停滞的表现。瘦薄舌多由气血阴液不足,不能充盈舌体,而使舌失濡养所致。

舌色淡白,舌体胖大者多为气虚、阳虚。舌胖大而色红者多为里热。舌肿胀色红绛,多见于心脾热盛,外感湿热。舌体瘦薄,舌色淡白者,多见于久病气血两虚。舌体瘦薄,舌色红绛,少苔或无苔,多见于阴虚火旺。

(4)点刺:点是指蕈状乳头体积增大,数目增多,乳头内充血水肿,大者称星,小者称点。刺,是指蕈状乳头增大、高突,并形成尖锋,形如芒刺,抚之棘手,称为芒刺舌。

舌生点刺提示脏腑阳热亢盛,或为血分热盛。根据点刺所在部位,一般可以推测热在何脏。如舌尖生点刺,多为心火亢盛;舌中生点刺,多为胃肠热盛等等。

观察点刺的颜色,还可以估计气血运行情况以及疾病的程度。如点刺鲜红为血热,点刺绛紫为热盛而气血壅滞。

(5)裂纹:舌面上出现各种形状的裂纹、裂沟,深浅不一,多少不等,称为裂纹舌。裂沟中无舌苔覆盖,多因精血亏损,津液耗伤,舌体失养,舌面乳头萎缩或组织皲裂所致,是全身营养不良的一种表现。此外,健康人中大约有0.5%的人在舌面上有纵横向深沟,称先天性舌裂,其裂纹中多有舌苔覆盖,身体无其他不适,为先天性舌裂,必须与病理性裂纹舌作鉴别。

(6)齿痕:舌体边缘有牙齿压迫的痕迹,称齿痕舌。其成因多由脾虚不能运化水湿,以致水湿内停而舌体胖大,受牙齿挤压而形成齿痕。所以齿痕常与胖大舌同见,主脾虚或湿盛。

4.舌态　指舌体运动时的状态。正常舌态是舌体活动灵敏,伸缩自如,提示气血充盛,经脉通调,脏腑健旺。常见病理舌态有强硬、痿软、震颤、歪斜、吐弄和短缩等异常变化。

(1)强硬:舌体板硬强直,运动不灵,以致语言謇涩不清,称为强硬舌。多见于热入心包,高热伤津,痰浊内阻,中风或中风先兆等。

舌强硬而舌色红绛少津,多见于热盛之证。舌体强硬而舌苔厚腻,多见于风痰阻络。突然舌强语言謇涩,伴有肢体麻木、眩晕者多为中风先兆。

> **知识链接:**
> 　　《千金要方》指出:"舌强不能言,病在脏腑。"说明舌强硬一般不是局部病变,而是关系到内脏的病变。

(2)痿软:舌体软弱、无力屈伸,痿废不灵,称为痿软舌。可见于气血俱虚,热灼津伤,阴亏已极等证。舌痿软而红绛少苔,多见于外感热病后期,邪热伤阴,或内伤久病,阴虚火旺。舌痿软而舌色枯白无华,多见于久病气血虚衰,全身情况较差的患者。

(3)颤动:舌体不自主颤动,动摇不宁者,称为舌颤动。其轻者仅伸舌时颤动;重者不伸舌时亦抖颤难宁。舌颤动是动风的表现之一。凡气血虚衰,阴液亏损,舌失濡养而无力平稳伸展舌体,或为热极动风、肝阳化风等,都可以产生舌颤动。

舌淡白而颤动者,多见于气血两虚动风。舌绛紫而颤动,多见于热盛动风。舌红少苔而颤动,多见于阴虚动风。

(4)吐弄:舌伸于口外,不即回缩者,称为吐舌;伸舌即回缩,或反复舐口唇四周。抖动不宁,均称弄舌。吐舌和弄舌一般都属心脾有热。病情危急时见吐舌,多为心气已绝。弄舌多为热甚动风的先兆。弄舌也可见于小儿智力发育不全。

(5)短缩:舌体卷短、紧缩,不能伸长,严重者舌不抵齿为短缩。舌短缩常与痿软并见。多为病情危重的征象。

舌短缩,色淡或青紫而湿润,多属寒凝筋脉,或气血虚衰。舌短缩,色红绛而干,多属热病伤津。舌短而胖大,多属风痰阻络。

此外,先天性舌系带过短,亦可影响舌体伸出,称为绊舌。应与短缩舌鉴别,无辨证意义。

5.舌下络脉　舌下络脉是位于舌系带两侧纵行的大络脉,管径小于2.7 mm,长度不超过舌下肉阜至舌尖的3/5,络脉颜色为淡紫色。望舌下络脉主要观察其长度、形态、颜色、粗细、舌下小血络等变化。

舌下络脉的观察方法是:先让病人张口,将舌体向上腭方向翘起,舌尖可轻抵上腭,不要用力太过,使舌体保持松弛,使舌下络脉充分显露。先观察舌系带两侧大络脉的粗细、颜色,有无怒张、弯曲等变化,然后再查看周围细小络脉的颜色、形态,以及有无紫暗的珠状结节和紫色血络。

舌下络脉异常及其临床意义:舌下络脉细而短,色淡红,周围小络脉不明显,舌色和舌下黏膜色偏淡者,多属于气血不足。舌下络脉粗胀,或舌下络脉呈青紫、紫红、绛紫、紫黑色,或舌下细小络脉呈暗红色或紫色网状,或舌下络脉曲张如紫色珠子状大小不等的瘀血结节等改变,都是血瘀的征象。其形成原因可有寒、热、气滞、痰湿、阳虚等不同,需进一步结合其他症状进行分析。

舌下络脉的变化,有时会出现在舌色变化之前。因此,舌下络脉是分析气血运行情况的重要依据。

(五)望舌苔

正常的舌苔是由胃气上蒸舌面而成,故胃气的盛衰,可从舌苔的变化上反映出来。望舌苔,应注意苔色和苔质两方面的变化。

1. 苔色　即舌苔之颜色。一般分为白苔、黄苔、灰苔、黑苔四类,由于苔色与病邪性质有关,所以观察苔色可以了解疾病的性质。

(1)白苔:一般常见于表证、寒证。由于外感邪气尚未传里,舌苔往往无明显变化,仍为正常之薄白苔。若舌淡苔白而湿润,常是里寒证或寒湿证。

但在特殊情况下,白苔也主热证。如舌上满布白苔,如白粉堆积,扪之不燥,为"积粉苔",是由外感秽浊不正之气,毒热内盛所致。常见于瘟疫或内痈,是由秽浊湿邪与热毒相结而成。再如苔白燥裂,粗如砂石,扪之粗糙,称"糙裂苔",常见于温病或误服温药之后。

(2)黄苔:一般主里证、热证。由于热邪熏灼,所以苔现黄色。淡黄苔又称微黄苔,为热轻;深黄苔又称正黄苔,为热重;焦黄苔又称老黄苔,为热结。外感病如见舌苔由白转黄,为表邪入里化热的征象。薄黄苔提示热势轻浅,见于外感风热表证或风寒化热入里。

(3)灰苔:灰苔即苔色浅黑。主里证,常见于里热证,也见于寒湿证。苔灰而干,多属热炽伤津,可见外感热病,或阴虚火旺,常见于内伤染病。苔灰而润,见于痰饮内停,或为寒湿内阻。

(4)黑苔:黑苔多由焦黄苔或灰苔发展而来,一般来讲,所主病证无论寒热,多属危重。

苔色越黑,病情越重。如苔黑而燥裂,甚则生芒刺,为热极津枯。

2. 苔质　指舌苔的形态、质地。包括舌苔的厚薄、润燥、腐腻、剥落、有根无根等变化。

(1)厚薄:以"见底"和"不见底"为标准。凡透过舌苔隐约可见舌质的为见底苔,即为薄苔。由胃气所生,属正常舌苔。有病见到薄苔,多为疾病初起或病邪在表,病情较轻。不能透过舌苔见到舌质的为不见底苔,即是厚苔。多为病邪入里,或胃肠积滞,病情较重。一般而言,舌苔由薄而增厚,多为正不胜邪,病邪由表传里,病情由轻转重,为病势发展的表现;舌苔由厚变薄,多为正气来复,内郁之邪得以消散外达,是病情由重转轻,病势退却的表现。

(2)润燥:舌面润泽,干湿适中,不滑不燥,为润苔。若舌面水分过多,扪之水湿而滑利,甚至伸舌涎流欲滴,为滑苔。舌苔干燥,扪之无津,为燥苔,由津液不能上承所致。苔质粗糙如石砂,扪之糙手者,称"糙苔"。

舌苔的润燥主要反映体内津液盈亏及输布情况。润苔属正常舌苔,疾病中见润苔则提示津液未伤,可见于风寒表证、湿证初起、瘀血等。滑苔为水湿内聚,可见于寒证,湿证。燥苔提示津液已伤,或津失输布,多因高热、大汗、吐泻或过服温燥等伤津所致。

苔质粗糙,扪之碍手为糙苔,常是燥苔的进一步发展,多见于热盛津伤之重证;糙而不干者,为秽浊邪气盘踞中焦。苔由润变燥,是热盛津伤,或津失输布;苔由燥变润,是热退津生,或饮邪始化。

(3)腐腻:苔厚而颗粒粗大疏松,形如豆腐渣堆积舌面,根底松浮,揩之可去,称为"腐苔"。多因体内阳热有余,蒸腾胃中腐浊之气上泛而成,常见于食积胃肠,或痰浊内蕴等。病久则胃气匮乏,不能续生新苔,致舌苔无根,浮于舌面,则多预后不良。

苔质颗粒细腻致密,紧贴舌面,揩之不去,刮之不脱,状如油腻,称为"腻苔"。多因湿浊内盛,阳气被阴邪所遏而致,多见于痰饮、湿浊、食积等证。

(4)剥落:疾病过程中舌苔全部或部分剥脱,剥脱处光滑无苔,称剥苔。由于剥落部位及大小范围有所不同,临床有花剥(或称地图舌)、前剥、中剥、根剥等名称。若全部剥脱,不生新苔,光洁如镜,称镜面舌、光剥舌。若舌苔剥落处,舌面不光滑,仍有新生苔质颗粒或乳头可见者,称"类剥苔"。

舌苔剥落主胃气匮乏、胃阴枯竭、气血两虚等。若舌苔剥脱不全,剥处光滑,余处斑斑驳驳地残存舌苔,称花剥苔,是胃之气阴两伤所致。舌苔从有到无,是胃的气阴不足,正气渐衰的表现;但舌苔剥落之后,复生薄白之苔,乃邪去正胜,胃气渐复之佳兆。类剥苔为病久气血不续

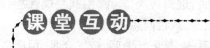

课堂互动

望舌苔分为望苔质及望苔色,其异常表现各有哪些?

但胃气尚存。值得注意的是,无论舌苔的增长或消退,都以逐渐转变为佳,倘使舌苔骤长骤退,多为病情暴变征象。光剥苔是胃阴枯竭,胃气大伤之征象。

(5)有根苔与无根苔:无论苔之厚薄,若紧贴舌面,刮之难去,如从舌里生出者是为"有根苔",又叫"真苔";若苔松浮不着实,刮之即去,舌面光滑,称为"无根苔",又叫"假苔"。有根苔表示病邪虽盛,但胃气未衰;无根苔表示胃气已衰,是无胃气的征象。

总之,观察舌苔的厚薄可知病的深浅;舌苔的润燥,可知津液的盈亏;舌苔的腐腻,可知湿浊等情况;舌苔的剥落和有根、无根,可知气阴的盛衰及病情的发展趋势等。

3.舌质与舌苔的综合诊察　疾病的发展过程,是一个复杂的过程,因此在分别掌握舌质、舌苔的基本变化及其主病时,还应同时分析舌质与舌苔的相互关系。一般认为,察舌质的颜色形质主要反映脏腑气血津液的变化,舌苔的变化主要反映病邪及疾病的性质,所以望舌质可以了解脏腑虚实和气血盛衰,察舌苔可以了解病证的寒热、邪正的盛衰。

在一般情况下,舌质与舌苔变化是一致的,其主病往往是各自主病的综合。如里实热证,多见舌红苔黄而干;里虚寒证多见舌淡苔白而润。但是也有二者变化不一致的时候,故更需四诊合参,综合评判。如苔白虽主寒主湿,但若红绛舌兼白干苔,则属燥热伤津,由于燥气化火迅速,苔色尚未转黄,便已入营;再如白厚积粉苔,亦主邪热炽盛,并不主寒;灰黑苔可属热证,亦可属寒证,须结合舌质润燥来辨。有时二者主病是矛盾的,但也需结合诊看。如红绛舌白滑腻苔,在外感属营分有热,气分有湿;在内伤为阴虚火旺,又有痰浊食积。所以,当舌质舌苔变化不一致时,往往提示体内有两种或两种以上的病机变化,病情比较复杂。临床辨证要注意其标本缓急关系,具体分析,综合评判。

(六)舌诊的意义

1.判断邪正的盛衰　正邪的盛衰能明显反映于舌象。正盛邪实则舌质苍老,正气不足则

舌质娇嫩。气血充盛则舌体红润,气血通利则舌色红活鲜明。气血不足则舌色淡白。气血运行不畅,则舌青紫。津液充足则舌质、舌苔滋润不燥;津液不足,则舌干苔燥。心火亢盛则舌尖红或口舌生疮;肝风内动则舌体震颤或歪斜;脾失健运,水湿内停,则舌苔厚腻;热入营分则舌质红绛。

2.区别病邪的性质 不同性质的病邪,所致疾病在舌象上的反映亦不同。如表寒证,苔多薄白;表热证,苔薄微黄;为里热证,则见舌红苔黄而干燥;里寒证,可见舌淡苔白而润滑;痰饮、湿浊、食滞均可见舌苔厚腻;瘀血内停,则舌质紫暗或有瘀点,或舌下络脉青紫。因此,风、寒、湿、热、燥、痰、瘀、食等病因,大多可从舌象上加以鉴别。

3.分辨病位的深浅 如前所述,无论外感内伤,察苔之厚薄,可了解邪气的深浅轻重,苔薄主表,苔厚主里。外感温热邪气,经卫、气、营、血层层深入,舌色则由淡红转红,转红绛,转紫绛或紫暗,各有不同。

4.推断病情进退及预后 舌象的转化可以推断病情进退,在外感病中尤为迅速明显。舌苔由白转黄,进而转灰,转黑,由润变燥,说明温热病邪由浅入深,病情由轻变重,反之则邪热渐退,津液渐复,病情向愈。

舌荣有神,是正气尚盛,精气充足,预后良好;舌枯无神,则提示正气虚衰,精亏气虚,预后不良;舌苔薄白而有根,为胃气旺盛,胃阴充足,病多轻浅;舌苔无根,或光剥无苔,为胃气衰败,胃阴枯涸,病多凶险。

舌象变化能客观地反映病情,对临床辨证施治有十分重要的作用。

五、望小儿指纹

望小儿指纹,是观察浮露于小儿两手食指掌侧前缘浅表络脉的形色变化来诊察病情的方法,称为"指纹诊法",适用于三岁以下的幼儿。食指掌侧前缘的络脉是手太阴肺经的一个分支,与寸口脉同属肺经,故诊察小儿食指络脉的形、色变化与诊寸口脉意义相同。指纹分"风"、"气"、"命"三关,即食指第一节(即掌指横纹至第二节横纹之间)为"风关",第二节(即第二节横纹至第三节横纹之间)为"气关",第三节(即第三节横纹至末端)为"命关"。

(一)望指纹的方法

将患儿抱到向光处,医者用左手的食指和拇指握住患儿食指末端,以右手大拇指在其食指掌侧,从命关向气关、风关直推几次,用力要适当,使指纹更为明显,便于观察。

(二)望指纹的临床意义

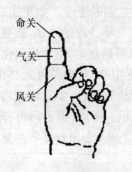

命关
气关
风关

图8-2 小儿指纹三关图

小儿正常指纹色泽浅红微黄,隐现于风关之内,大多不浮露,甚至不明显,多是斜形、单枝、粗细适中。

1.望纹位变化——三关测轻重(图8-2) 纹位是指纹出现的部位。根据指纹在手指三关中出现的部位,以测邪气的浅深,病情的轻重。指纹显于风关,表示邪浅,病轻,常见于外感初起;指纹从风关透至气关,其色较深,为邪深病重;指纹过气关达于命关,其色更深者,是邪入脏腑,病情严重;若指纹透过风、气、命三关,一直延伸到指甲端者,是谓"透关射甲",其色紫黑,病属凶险,预后不良。

2.望纹色变化——红紫辨寒热 纹色鲜红多属外感表证;

纹色紫红,多属热证;纹色青,主惊风或痛证;纹色青紫或紫黑,为血络郁闭重危证候;纹色淡白,多属脾虚、疳积。

3.纹形变化——浮沉分表里,淡滞定虚实 指纹浮而明显的,主病在表;沉隐不显的,主病在里。指纹色浅淡不滞者,多属虚证,是正气不足;指纹色深暗滞者,多属实证,为邪气有余。

总之,望小儿指纹的要点就是"三关测轻重,浮沉分表里,红紫辨寒热,淡滞定虚实,纹形色相参,留神仔细看"。

第二节 闻 诊

闻诊是通过听声音和嗅气味来诊察疾病的方法。听声音是医生通过诊察病人的声音、语言、呼吸、咳嗽、呕吐、呃逆、嗳气、太息、喷嚏、肠鸣等各种声响来诊断疾病。嗅气味是医生通过嗅病体发出的异常气味,以及分泌物、排泄物的气味及病室气味来诊断疾病。

由于人体的声音和气味,都是在脏腑生理和病理活动过程中产生的,所以通过对声音和气味的诊察,能了解病情,判断脏腑的生理和病理变化,为辨证论治提供依据。

闻诊是诊察疾病的重要方法之一,受到历代医家重视。如《素问·阴阳应象大论》提出以五音、五声应五脏的理论,《素问·脉要精微论》中以声音、语言、呼吸等来判断疾病过程中正邪盛衰状态。后世医家又将病体气味等列入闻诊范围,从而使闻诊从耳听扩展到鼻嗅。现代还可借助听诊器等,来提高听诊的水平。

一、听声音

听声音,主要是听辨患者言语气息的高低、强弱、清浊、缓急等变化,以及咳嗽、呕吐、呃逆、嗳气等声响的异常,以分辨病情的寒热虚实等性质的诊病方法。

(一)正常声音

健康的声音,虽有个体差异,但发声自然,音调和畅,刚柔相济,此为正常声音的共同特点,表示人体精神气血津液充盈,发声器官和脏腑的功能正常。由于人们性别、年龄、身体等形质禀赋之不同,正常人的声音亦各不相同,男性多声低而浊,女性多声高而清,儿童则声音尖利清脆,老人则声音浑厚低沉。

声音与情志的变化也有关系。如怒时发声急厉,悲哀则发声悲惨而断续,快乐时发声多舒畅而缓和等。这些因一时感情触动而发的声音,也属于正常范围,与疾病无关。

(二)病变声音

病变声音,指疾病反映于声音上的变化。一般来说,在正常生理变化范围之外及个体差异以外的声音,均属病变声音。

1.发声异常 在患病时,若语声高亢洪亮,多言而躁动,多属实证、热证。若感受风、寒、湿诸邪,声音常兼重浊。若语声低微无力,少言而沉静,多属虚证、寒证或邪去正伤之证。

(1)音哑与失音:音哑与失音有着轻重之分,轻为音哑,即声嘶,重为失音,即完全不能发音。临床发病往往先见音哑,病情继续发展则见失音,故二者病因病机基本相同,当先辨别虚实。新病多属实证,因外感风寒或风热袭肺,或因痰浊壅肺,肺失清肃所致。久病多属虚证,因多种原因导致阴虚火旺,肺肾精气内伤,即"金破不鸣"。

（2）鼻鼾：鼻鼾是指气道不利时鼻喉发出的异常呼吸声。正常人在熟睡时亦可见鼾声。若鼾声不绝，昏睡不醒，多见于高热神昏或中风入脏之危候。

（3）呻吟

呻吟是病人因痛苦而发出的声音，表示身有痛楚不解，多见于疼痛、胀满之证。若呻吟不止以手护胸腹者，多是胸脘疼痛或腹痛；动则呻吟，多是肢体筋骨疼痛等。

2.语言异常　语言是表达思维的一种重要的形式，受心神的主宰，故语言异常多属心的病变。一般来说，沉默寡言者多属虚证、寒证；烦躁多言者，多属实证、热证。

（1）谵语：指病人神志不清，语无伦次，声高有力，多因邪热内扰心神。常见于多种外感病的极期高热阶段，如温病热入心包或阳明腑实证等。

（2）郑声：指病人精神恍惚，语言重复，语声低弱断续，为心气大伤，精神散乱所致，属虚证。见于多种疾病的晚期、危重阶段。

（3）狂言：指精神错乱，笑骂无常，狂躁妄言的症状。多因情志不遂，气郁化火，痰火互结，内扰心神所致，属阳证、实证。多见于狂病或伤寒蓄血证。

（4）独语：指病人出现自言自语，喃喃不休，见人则止，首尾不续的症状，多因心气不足，心神失养，或气郁痰阻，蒙蔽心神所致，可见于癫病。

（5）错语：指病人神识清楚而语言错乱，说后知错的症状。有虚实之分，虚证为心气不足，心神失养，多见于久病体虚或老年脏气衰微之人；实证为痰湿、瘀血、气滞，阻蔽心窍所致。

（6）言謇：指神志清楚、思维正常但语言表达迟钝，或言辞不流畅，或吐字不流畅而言，常与舌强并见，属风痰阻蔽清窍，或风痰阻络。见于中风先兆或中风后遗症。

3.呼吸异常与咳嗽　呼吸异常与咳嗽是肺病常见的症状。肺主呼吸，肺功能正常则呼吸均匀，不出现咳嗽、咯痰等症状。当外邪侵袭或其他脏腑病变影响于肺，就会使肺气不利而出现呼吸异常和咳嗽。一般而言，外感邪气有余，呼吸气粗而快，是热证、实证；内伤正气不足，呼吸气微而慢，是虚证、寒证。

（1）呼吸异常：呼吸异常主要表现为喘、哮、短气、少气、气微、气粗等现象。

喘，又称"气喘"，是指呼吸急促困难，甚至张口抬肩，鼻翼扇动，端坐呼吸，不能平卧的现象。可见于多种急慢性肺脏疾病。喘在临床辨证时，要首先区分虚实。实喘的特点是发病急

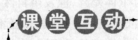

课堂互动

呼吸异常有哪些？怎样区别喘与哮、少气与短气？

骤，呼吸困难，声高息涌气粗，唯以呼出为快，甚则仰首目突，脉数有力，多因外邪袭肺或痰浊阻肺所致。虚喘的特点是发病缓慢，呼吸短促，似不相接续，但得引一长息为快，活动后喘促更甚，气怯声低，形体虚弱，倦怠乏力，脉微弱，多因肺之气阴两虚，或肾不纳气所致。

哮，是以呼吸急促，喉间有哮鸣音为特征。多反复发作，不易痊愈，往往在季节转换、气候变动突然时复发。哮要注意区别寒热，寒哮又称"冷哮"，多在冬春季节遇冷而作，因阳虚痰饮内停，或寒饮阻肺所致。热哮，则常在夏秋季节，气候燥热时发作，常因阴虚火旺或热痰阻肺所致。

哮证与喘证常同时出现，故往往称为哮喘。但两证在病因、病机及临床表现上均有不同，应予区别。哮以呼吸急促，喉间发出哮鸣音为特征，而喘虽呼吸急促，但喉间并无哮鸣音，故有

"哮以声响名,喘以气息言"之说。哮必兼喘,而喘未必兼哮。哮是某些发作性疾病的特定症状,常反复发作,缠绵难愈,即所谓"哮有宿根",而喘则属并发于多种急、慢性病证的主要症状,无反复发作之特点,故可与哮相区别。

短气是以呼吸短促,不相接续为特点。有虚实之分,声低息微者属虚,多由肺气虚弱或元气不足而致;声高息粗者属实,常因痰饮、气滞所致。

少气是以呼吸微弱,语声低微无力为特点。闻之气息自然或稍显微弱,唯说话时感觉气不接续,故兼语声低弱或懒言。患者多伴有倦怠懒言,面色不华,时自觉气不足以言,常深吸一口气后再继续说话,总由气虚而致,主诸虚不足,是身体虚弱的表现。

(2)咳嗽:咳嗽是肺病中最常见的症状,是肺气上逆,强烈呼气冲击喉部而发出的声响,是因肺的疾病,或其他脏腑的病变及肺,导致肺失清肃,肺气上逆的一种表现。"咳"是指有声无痰,"嗽"是指有痰无声,"咳嗽"为有声有痰。实际在临床上并不区分,统称为"咳嗽"。咳嗽首当鉴别外感和内伤。一般说来,外感咳嗽,起病较急,病程较短,必兼表证,多属实证;内伤咳嗽,起病缓慢,病程较长或反复发作,以虚证居多。

咳嗽之辨证,要注意咳声的特点,如咳声沉闷,多属寒湿,咳声清脆多属燥热等。咳嗽声音重浊,兼见痰清稀白、喉痒、鼻塞,多为外感风寒。咳而声低,痰多而易咳出,是寒、湿或痰饮。咳声清脆,为燥为热。干咳无痰,或少痰,是燥咳或火热咳嗽。咳声不扬,痰稠色黄,不易咯出,咽干而痛,鼻出热气,则为肺热。咳声不畅,多为肺气不宣。

临床上还常见顿咳和犬吠样咳嗽。顿咳又称为"百日咳",其特点是咳嗽阵作,咳声连续,是痉挛性发作,咳剧气逆则涕泪俱出,甚至呕吐,阵咳后伴有怪叫,其声如"鹭鸶叫声"。顿咳以五岁以下的小儿多见,多发于冬春季节,其病程较长,不易速愈。多因风邪与伏痰搏结,郁而化热,阻遏气道所致。白喉则咳声如犬吠,干咳阵作,多为肺肾阴虚,火毒攻喉。

4.呕吐、嗳气与呃逆 均属胃气上逆所致,因病邪影响的部位不同,而见呕吐、嗳气与呃逆等不同表现。

(1)呕吐:又可分为呕、干呕、吐三种不同的情况。有声有物称为呕;有物无声称为吐;干呕是指欲吐而无物有声,或仅呕出少量涎沫。临床统称为呕吐。

由于导致胃气上逆的原因不同,故呕吐的声响形态亦有区别,从而可辨病证的寒、热、虚、实。如吐势徐缓,声音微弱者,多属虚寒呕吐;而吐势较急,声音响亮者,多为实热呕吐。虚证呕吐多因脾胃阳虚和胃阴不足所致。实证呕吐多是邪气犯胃、浊气上逆所致。

(2)嗳气:古名"噫",俗称"打饱嗝",是胃中气体上出于咽喉时发出的声音。饱食之后,偶有嗳气不属病态。嗳气亦当分虚实。虚证嗳气,其声多低弱无力,多因脾胃虚弱所致。实证嗳气,如食滞胃脘者,嗳气每于食后频作,气味酸腐而臭,嗳后腹满稍减,即"嗳腐"。属肝郁者,则嗳气频频,无食臭味,嗳后胸胁胀满不减,每随情志变化而诱发或增减。

(3)呃逆:古称为"哕",指喉间呃呃连声的症状,是胃气上逆,从咽部冲出,发出的一种不由自主的冲击声,为胃气上逆,横膈拘挛所致。可据发作之新久、呃声之长短、高低和间歇时间的不同,辨别疾病的虚、实、寒、热。一般呃声高亢,音响有力的多属实、属热;呃声低沉,气弱无力的多属虚、属寒。实证往往发病较急,多因寒邪直中脾胃或肝火犯胃所致。虚证多因脾肾阳衰或胃阴不足所致。正常人在刚进食后,或遇风寒,或进食过快均可见呃逆,往往是暂时的,大多能自愈。

5.太息 又称"叹气",是指病人自觉胸中憋闷而长吁或短叹后胸中自觉宽舒的一种现象,若频频叹息则称"善太息",多为情志所伤,肝郁气结之象,亦可时常发出长吁短叹之声。

6.喷嚏 是指急剧吸气,然后气由口鼻迅速喷出并发出声音,即"打喷嚏"。是肺气上冲于鼻而作,为肺气宣泄,驱邪外出的表现。外感风寒多见此证,且常为早期症状。若外感、内伤病久不愈,突现喷嚏,则为气复阳回、病愈之佳象。

7.肠鸣 指胃肠蠕动,辘辘有声的症状,由胃肠气机升降失调而致。肠鸣发生的频率、强度、音调等与胃肠功能、进食情况、感邪性质等有关。当患者动摇身体或推抚脘腹部时,脘腹部鸣响辘辘有声者,称为振水声,若是饮水之后出现多属正常,若非饮水而见到振水声,多为水饮留聚于胃。

肠鸣高亢而频急,脘腹痞满,大便泄泻,多是由于感受了风寒湿邪致胃肠气机紊乱。肠鸣阵作,伴有腹痛欲泻,泻后痛减,胸胁满闷不舒者,为肝脾不调。

肠鸣如果稀少主要显示肠道传导功能障碍,可因实热蕴结胃肠,肠道气机受阻,或肝脾不调,气机郁滞,肠道腑气欠通,或阴寒凝滞,气机闭阻,肠道不通所致。

如果肠鸣音完全消失,腹胀满痛者,多属肠道气滞不通之重证。

二、嗅气味

嗅气味是指医生通过嗅觉闻病人发出的异常气味,来鉴别病证的寒热虚实,判断病情轻重预后,以帮助诊断的方法。健康的人体,气血运行流畅,脏腑功能正常,故无异味可发。而在得病以后,脏腑气血津液受到病邪的侵袭困扰,而致气血失运,内脏功能失调,秽浊不除,腐败由生,故产生异常气味。常见的异常气味可分病体气味、排出物气味和病室气味等,均指与疾病有关的气味而言。一般而言,气味酸腐臭秽者,多属实热;气味微有腥臭者,多属虚寒。

(一)病体气味

1.口气 是指患者张口时,口中发出异常气味。多见于口腔本身的病变或胃肠有热之人。口腔疾病致口臭的,可见于牙疳、龋齿或口腔不洁等。口气秽臭者,为胃热。口气酸臭者,为内有宿食。口气腐臭或兼有咳吐脓血者,多为内有溃疡腐疮。

2.汗气 引起出汗的原因不同,汗液的气味也不同。汗出腥膻,是风湿热邪久蕴皮肤,津液受到蒸耗而成,多见于风温、湿温、热病或汗出后衣物不洁。腋下随汗散发阵阵臊臭气味者,是湿热内蕴所致,可见于狐臭病。

(二)排出物气味

一般而言,湿热或热邪致病,其排出物多浑浊而有臭秽、难闻的气味;寒邪或寒湿邪气致病,其排出物多清稀而微有腥臭气味。

小便臊臭,其色黄浑浊,属实热证。若小便清长,微有腥臊或无特殊气味,属虚证、寒证。大便恶臭难闻者,多为热结肠道。大便溏泻而腥者,多属脾胃虚寒。大便酸臭,伴有不消化食物,为食积内停。

月经或产后恶露臭秽,因热邪侵袭胞宫。带下气臭秽,色黄,为湿热下注。带下气腥,色白,为寒湿下注。崩漏,带下奇臭,并杂见异常颜色,多属危重病证。

（三）病室气味

病室的气味由病体本身及其排出物等发出。如室内有血腥味,病者多是失血证。室内有腐臭气味,多有浊腐疮疡。室内有尸臭气味,是脏腑败坏,病属危重。室内有氨味（尿臊味）,多见于水肿病晚期患者。室内有烂苹果气味（酮体气味）,多见于消渴病重证患者。病室气味,是由于病体本身或排泄物所发出,气味已从病体发展到病室,说明病情沉重。

第三节　问　诊

问诊是医者通过询问病人或陪诊者,了解疾病的发生、发展、治疗经过、现在症状和其他与疾病有关的情况,以诊察疾病的方法。

问诊的目的在于充分收集其他三诊无法取得的与辨证关系密切的资料。如疾病发生的时间、地点、原因或诱因,以及治疗的经过,自觉症状,既往健康情况等。这些常是辨证中不可缺少的重要证据之一,掌握了这些情况有利于对疾病的病因、病位、病性作出正确的判断。

因而问诊在疾病的诊察中具有重要意义。问诊是诊察疾病重要方法,在四诊中占有非常重要的位置,是临床诊察疾病的第一步。在疾病的早期或某些情志致病,病人只有自觉症状,而无明显客观体征,问诊就尤为重要。它能提示病变的重点,有利于疾病的早期诊断。正确的问诊往往能把医生的思维判断引入正确的轨道,有利于对疾病作出迅速准确的诊断。因此,在医疗实践中,历代医家部十分重视问诊,《素问·征四失论》说:"诊病不问其始,忧患饮食之失节,起居之过度,或伤于毒,不先言此,卒持寸口,何病能中。"充分说明了问诊的重要性。

一、问诊的方法

问诊时要做到恰当准确,简要而无遗漏,需遵循以下原则:

（一）确定主诉

要围绕主诉进行询问。主诉是病人就诊时陈述的最主要的症状、体征及持续时间。问诊时,应首先抓住病人最主要的病痛然后再围绕其进行有目的、有步骤的询问,突出重点,全面了解。初步得出所有可能出现的疾病诊断,再进一步围绕可能的疾病诊断询问,以便最终得出确定的临床诊断或印象诊断。

（二）问辨结合

问诊时,不是全部问完之后再综合分析的,而是一边问,一边对病人或陪诊者的回答加以分析辨证,采取类比的方法,与相似证中的各个方面加以对比,缺少哪些情况的证据就再进一步询问那些方面,可以使问诊的目的明确,做到详而不繁,简而不漏,搜集的资料全面准确。问诊结束时,医生的头脑中就可形成一个清晰的印象诊断或结论。

临床问诊时,为了达到预期的目的,还应注意以下几点:

1.医生要注意力集中,抛去其他杂念,认真询问,不可敷衍了事。

2.医生态度要和蔼可亲,语言要通俗易懂,不用医学术语去问,以取得患者的信任和合作,必要时启发患者回答,但要避免暗示,以求病情真实。

3.医生要注意患者的心理活动,帮助患者解除精神负担,树立起战胜疾病的信心,不要给患者的精神带来不良影响。

4. 对于危重病人,要以抢救为先,急则治标,对症治疗,不要先求确诊再行治疗,以免贻误时机,造成医疗事故。

二、问诊的内容

问诊的内容主要包括:一般项目、主诉和病史、现在症状等。

(一)问一般项目

问一般项目,包括姓名、性别、年龄、民族、职业、婚否、籍贯、现单位、现住址等。

询问和记录一般项目,可以加强医患联系,随访病人,对患者的诊治负责,同时也可作为诊断疾病的参考。年龄、性别、职业、籍贯等不同,则有不同的多发病。如男子可有遗精、早泄、阳痿等病;妇女可有经、带、胎、产等病;麻疹、水痘、百日咳等病多见于小儿。一般来说,青壮年气血充足,患病多实证;老年人气血衰,患病多虚证。问籍贯、住址可以了解地方病。以上这些都是诊断及治疗上的重要参考资料。

(二)问主诉和病史

1. 主诉　患者就诊时陈述其感觉最明显或最痛苦的主要症状及其持续的时间。主诉通常是患者就诊的主要原因,也是疾病的主要矛盾。准确的主诉可以帮助医生判断疾病的大致类别,病情的轻重缓急,并为调查、认识、分析、处理疾病提供重要线索,具有重要的诊断价值。

> **知识链接:**
> 　主诉四要素:症状或体征的部位、性质、程度(症状发作的轻重及次数)、时间(发病时间的长短)。

主诉包括不同时间出现的几个症状时,则应按其症状发生的先后顺序排列。一般主诉所包含的症状只能是一个或两三个,不能过多。记录主诉时,文字要准确、简洁明了,不能繁琐、笼统、含糊其辞;不能使用正式病名作为主诉;不能记录疾病演变过程。

2. 现病史　包括疾病(主诉所述的疾病)从起病之初到就诊时病情演变与诊察治疗的全部过程,以及就诊时的全部自觉症状。一般应从以下几个方面询问:

(1)起病情况:要询问起病的环境与时间,自觉有无明显的起病原因或诱因,是否有传染病接触史,起病的轻重缓急,疾病初起的症状及其部位、性质、持续时间及程度等。

(2)病情演变过程:要按时间顺序询问从起病到就诊时病情发展变化的主要情况,症状的性质、部位、程度有无明显变化,其变化有无规律性,影响变化的原因或诱因是否存在,病情演变有无规律性,其总的趋势如何。

(3)诊察治疗过程:要询问起病之初到就诊前的整个过程中所进行过的诊断与治疗。疾病初起曾到何处就医,作过何种检查,检查结果如何,诊为何病,作何治疗,服用何药物,以及剂量、用法、时间、效果如何等,有否出现其他不良反应等。以上都应重点扼要地加以记录。

现病史,是整个疾病史的主要组成部分,了解现病史,可以帮助医生分析病情,摸索疾病的规律,对确定诊断有着重要意义。

3. 既往史、生活史、家族史

(1)既往史:又称过去病史,包括既往健康状况,曾患过何种主要疾病(不包括主诉中所陈述的疾病),其诊治的主要情况,现在是否痊愈,或留有何种后遗症,是否患过传染病,有无药物或其他过敏史。对小儿还应注意询问既往预防接种情况。既往的健康与患病情况常常与现患疾病有一定的联系,可作为诊断现有疾病的参考。

(2)生活史:包括患者的生活习惯、经历、饮食嗜好、劳逸起居、工作情况等。应询问出生地、居住地及时间较长的生活地区,尤其是注意有地方病或传染病流行的地区。还应询问精神状况如何,是否受到过较大精神刺激,并问其生活习惯,饮食嗜好,有无烟酒等其他嗜好。妇女应询问月经及生育史。工作情况应询问劳动性质、强度及作息时间是否正常等。

生活史中的生活经历、习惯、工作情况等社会因素对病人的疾病都可能有一定的影响,分析这些情况可为辨证论治提供一定的依据。饮食的嗜欲,常可导致脏气的偏盛偏衰。精神状态的变化,常常是引起某些情志病的原因。

(3)家族史:是指患者直系亲属或者血缘关系较近的旁系亲属的患病情况,有无传染性疾病或遗传性疾病。如肺痨、癫狂等。

三、问现在症状

问现在症状是指询问病人就诊时所感受到的痛苦和不适,以及与病情相关的全身情况。

问现在症状是问诊的中心环节,因为症状是病理变化的反映,是临床诊断的主要依据。明代医家张景岳总结了前人问诊的经验,将问诊内容归纳为《十问歌》,后人又将其略作修改补充为:"一问寒热二问汗,三问头身四问便,五问饮食六问胸,七聋八渴俱当辨,九问旧病十问因,再兼服药参机变,妇女尤必问经期,迟速闭崩皆可见,再添片语告儿科,天花麻疹全占验。"以上内容言简意赅,实用价值较大,但在临床运用时,应根据实际情况,灵活而有主次地进行询问,而不能机械地套问。

(一)问寒热

问寒热是询问病人有无怕冷或发热的感觉。寒与热是临床最常见的症状,是辨别病邪性质和机体阴阳盛衰的重要依据,为问诊的重点内容。

寒,即指病人怕冷的感觉,有恶寒、畏寒之分。恶寒指病人自觉寒冷,虽加衣被、近火取暖仍不能缓解者;畏寒指病人自觉寒冷,但加衣被或近火取暖而寒能缓解者。

热,指发热,指患者体温高于正常,或者体温正常,病人自觉全身或局部发热。寒热的产生,主要取决于病邪的性质和机体的阴阳盛衰两个方面。因此,通过问患者寒热感觉可以辨别病变的寒热性质和阴阳盛衰等情况。

寒与热是临床常见症状,问诊时应注意询问患者有无寒与热的感觉,二者是单独存在还是同时并见,还要注意询问寒热症状的轻重程度,出现的时间,持续时间的长短,临床表现特点及其兼证等。临床常见以下情况:

1.恶寒发热　是指恶寒与发热同时出现,见于外感表证。其产生的原因是由于外邪袭表,损伤卫阳,肌表失于温煦而恶寒;正气奋起抗邪,阳气趋向于表,加之外邪束表,阳气不得宣发,郁而发热。其特点是恶寒发热并见,发热持续而不间断。因为外邪性质不同,其寒热症

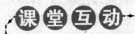

课堂互动

恶寒、畏寒、恶风的概念是什么?说明其临床意义。

状亦有所区别,临床根据寒热轻重及兼证,分为以下三种类型:

(1)恶寒重,发热轻:病人自觉恶寒明显,并有轻度发热,主表寒证。是由外感风寒所致,因寒为阴邪,束表伤阳,故恶寒明显;而卫阳郁闭不宣,故同时又有轻度发热。

（2）发热重,恶寒轻:病人自觉发热较重,而轻微怕冷,主表热证,是由外感风热所致。因热为阳邪,易致阳盛,故发热重;风热袭表,腠理开泄,故微有恶寒。

（3）发热轻而恶风:病人遇风则冷,避之则缓,较恶寒为轻,故称恶风,由外感风邪所致,因风性开泄,腠理疏松,阳气郁遏不甚,故发热恶寒皆轻。

表证寒热的轻重,不仅与病邪性质有关,同时与感邪的轻重,正气的盛衰也密切相关。一般来说,邪正俱盛者,恶寒发热俱重;邪盛正衰者,多恶寒重发热轻;邪轻正衰者,恶寒发热均较轻。因此,注意区分寒热的轻重程度,不仅有助于判断疾病的性质,还可推测邪正之盛衰。

2.但寒不热　在疾病过程中,病人只有寒冷的感觉而无发热者,即为但寒不热,多见于里寒证。根据其发病缓急及有关兼证,但寒不热可分为以下类型:

（1）新病恶寒:指病人突然感觉恶寒,四肢不温,脘腹或其他局部冷痛剧烈,得温痛减,脉沉迟有力者,为实寒证。多是由感受寒邪较重,寒邪直接侵袭脏腑、经络,郁遏阳气,机体失于温煦,故突起恶寒而体温不高。某些风寒表证在发病初期,也可只出现怕冷的感觉而不发热,但这种怕冷的感觉通常是发热的前奏,随着病情的发展,病人很快会出现体温升高,呈现出恶寒发热的状态。

（2）久病畏寒:是患者自觉怕冷,但加衣被近火取暖可以缓解,称为畏寒,多为里寒证。机体内伤久病,阳气虚于内,或寒邪过盛,直中于里损伤阳气,温煦肌表无力而出现怕冷的感觉。此时若加衣近火,防止阳气的耗散,或以热助阳,使阳气暂时恢复,肌表得温,畏寒即可缓解。

3.但热不寒　患者但觉发热而无怕冷的感觉者,称为但热不寒,多见于里热证,由于热势轻重、时间长短及其变化规律的不同,临床上有壮热、潮热、微热之分。

（1）壮热:即病人身发高热(体温超过39℃),持续不退,称为壮热。常兼面赤、大汗、烦渴饮冷、脉洪大等,属里实热证。为风寒入里化热或邪热内传于里,正盛邪实,交争剧烈,里热炽盛,蒸达于外所致。多见于温热病气分证或伤寒阳明经证。

（2）潮热:即病人定时发热或定时热甚,如潮汐之有定时,称为潮热。由于潮热的热势高低、持续时间不同,临床上又有以下三种情况:

阳明潮热:以日晡(晡时,即申时,下午3～5时)发热或热甚为特点,其热势较高,故又称"日晡潮热"。属阳明腑实证,因邪热蕴结阳明,而阳明经气旺于日晡,故日晡热甚。常兼见腹满硬痛,大便秘结等。

湿温潮热:其特点是午后热甚,身热不扬(即肌肤初扪之不觉很热,但扪之稍久即感灼手),主湿温病。湿性黏腻,湿热蕴结,湿遏热伏,则身热不扬;湿为阴邪,阴邪旺于阴分,故午后热甚。常兼见头身困重,胸脘痞闷,苔腻等。

阴虚潮热:是指午后或入夜低热,其特点为五心烦热,骨蒸发热(热自骨内向外蒸发的感觉),又称"骨蒸潮热",主阴虚证。午后阳气渐衰,本应阴气盛,而阴虚不能制阳,阴虚阳亢则虚热内生,故午后或入夜发热,夜间卫阳入内而蒸于阴,故骨蒸发热。常兼见颧红,盗汗等症状。

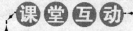
　　请区别阳明潮热、湿温潮热、阴虚潮热发生的时间及临床特点?

（3）微热:即患者发热时间较长,热势较轻微,体温一般在37～38℃之间,时间较长,又称长期低热。可见于温病后期,内伤气虚、阴虚、小儿夏季热等病证中。

4.寒热往来　指恶寒与发热交替发作。其寒时自觉寒而不热,其热时自觉热而不寒。界线分明,可见于少阳病及疟疾。临床可见以下两种类型:

(1)寒热往来,发无定时,兼胸胁苦满、口苦、咽干、目眩、脉弦等症状,属少阳病。是外感病邪由表入里,但尚未入里,正与邪交争于半表半里,邪胜则恶寒,正胜则发热,故寒热交替而作。

(2)寒热往来,发有定时,一日一发,或二、三日一发,兼头痛剧烈、口渴、多汗等症状,属疟疾。由于疟邪伏于半表半里,入与阴争则发寒战,出与阳争则发壮热,故寒战与壮热交替出现。

(二)问汗

汗为津液所化生,在体内津液经阳气蒸发从腠理外泄于肌表成为汗液。

正常人在过劳、运动剧烈、环境或饮食过热、情绪紧张等情况下可以出汗,属于正常现象。发生疾病时,各种因素影响了汗的生成与调节,可引起异常出汗。发病时出汗也有两重性,一方面出汗可以排出致病的邪气,促进机体恢复健康,是机体抗邪的正常反应;另一方面汗为津液所生,过度出汗可以耗伤津液,导致阴阳失衡的严重后果。问汗时主要询问病人有无出汗,出汗的时间、部位、汗量有多少,出汗的特点,主要兼证及出汗后症状的变化。常见有以下几种情况:

1.无汗　外感内伤,新病久病都可见有全身无汗。

(1)表证无汗:兼恶寒重,发热轻,头身疼痛,脉浮紧等症状,属表寒证,亦称表实证。因寒为阴邪,其性收引,寒邪束表,收敛肌腠,玄府闭塞,汗液不得外泄,故无汗。

(2)里证无汗:里证当汗出而无汗者,多因阳气不足,蒸化无力,或津血亏耗,汗失化源所致,常见于久病虚证。

2.有汗　病理上的有汗有多种情况。凡营卫不密,内热壅盛,阴阳失调,皆可引起出汗的异常而有汗。

(1)表证有汗:兼见发热恶风,脉浮缓等症状者,属太阳中风证,亦称表虚证,因风为阳邪,其性开泄,故风邪袭表,腠理玄府开张,津液外泄,则有汗出。若兼见发热重、恶寒轻、头咽疼痛、脉浮数等症状者,则属表热证,为外感风热邪气所致。因风热为阳邪,其性开泄升散,风热袭表,腠理开启,热蒸津液外泄而有汗。

(2)里证有汗:里证汗出则多因各种原因引起里热炽盛,阳气过亢,迫津外泄所致。具有特征性的里证汗出有以下几种:

自汗:凡日间汗出,活动尤盛者,为自汗。常兼见畏寒、神疲、气短等症状,属阳气虚。阳气虚弱,不能固护肌表,玄府不密,津液外泄,故自汗出,劳则气耗,故活动时尤甚。

盗汗:凡睡时汗出,醒则汗止者,为盗汗。常兼有潮热、颧红等症状,属阴虚。阴虚生内热,入睡时卫阳行于里,不能固护肌表,虚热内蒸,津液外泄,故睡时汗出,醒后卫气复出,固护肌表,故醒后汗止。

大汗:即汗出量多,津液大量外泄。临床有虚实之分,症见蒸蒸发热,汗出不已,兼见面赤、大渴饮冷、脉洪大者,多因表邪入里化热或风热内传,以致里热亢盛,迫津外泄,故壮热而大汗出。

绝汗:见大汗淋漓不止,常出现于疾病危重阶段,又称"绝汗"、"脱汗",可由亡阴、亡阳而致。若冷汗淋漓、面色苍白、四肢厥冷、脉微欲绝,属亡阳之汗;若汗出如油、热而黏手、高热烦渴、脉细数疾,则为亡阴之汗。

战汗:病人先恶寒战栗,表情痛苦,几经挣扎,而后汗出者,称为战汗。多见于伤寒邪正相争剧烈之时,是疾病发展的转折点。若汗出热退,脉静身凉,则为邪去正安,疾病好转的表现;若汗后身热不退,烦躁不安,脉来急疾,则为正不胜邪,邪盛正衰,疾病恶化的表现。故问战汗及汗后情况,对于判断疾病的预后有重要意义。

3. 局部辨汗

头汗:指病人仅头部或头项部出汗较多,亦叫"但头汗出"。头汗多因上焦邪热或中焦湿热上蒸,迫津外泄,或病危虚阳浮越于上所致。

半身汗:指病人仅半侧身体有汗,或半侧身体经常无汗,或上或下,或左或右。可见于中风先兆、中风、痿证、截瘫等病。多因患侧经络闭阻,气血运行不畅所致。

手足心汗:指病人手心、足心出汗较多。多因热邪郁于内或阴虚阳亢,迫津外出达于四肢所致。

(三)问疼痛

疼痛是临床上最常见的自觉症状之一,往往也是患者就诊的主要因素。疼痛可发生于患者机体的各个部位,其性质及种类不尽相同,但其形成的机理不外两个方面:一是"不通则痛",是因感受外邪,或气滞血瘀,或痰浊凝滞,或食停虫积等阻滞经络、脏腑,使气血运行不畅而致疼痛,属实证疼痛;二是"不荣则痛",因气血不足,或阴精阳气亏损等,使经脉空虚、脏腑失养、组织失荣而致疼痛,属虚证疼痛。

询问疼痛,重点在于询问疼痛的部位、性质、程度、时间及喜恶等。在此,仅就疼痛的部位、性质及虚实三方面加以介绍。

1. 问疼痛部位 人体是一个有机的整体,机体的各个部位总与一定的脏腑经络相联系,故询问疼痛部位可判断病变位置。

(1)头痛:前额及眉棱骨痛,为阳明经病;后头部连及项痛,属太阳经病,头两侧痛,属少阳经病;巅顶痛,属厥阴经病。

(2)胸痛:胸痛,是指胸部疼痛。胸部内藏心肺,故胸痛多为心肺病变。询问时,着重应分辨胸痛的确切部位,以了解病变的部位所在。

左胸心前区憋闷作痛,时痛时止者,多因痰、瘀等邪阻滞心脉所致,可见于胸痹等病。胸痛剧烈,面色青灰,手足青冷者,多因心脉急骤闭塞所致,可见于真心痛等病。

胸痛,颧赤盗汗,午后潮热者,多因肺阴亏虚,虚火灼络所致,可见于肺痨等病。胸痛,咳喘气粗,壮热面赤者,多因热邪壅肺,肺络不利所致,可见于肺痈等病。

(3)胁痛:指胁一侧或双侧疼痛。两胁为肝胆所居,又是肝胆经脉循行所经之处,故胁痛与肝胆病变关系密切。肝郁气滞、肝胆湿热、肝胆火盛及悬饮等均可导致胁痛。

(4)脘痛:胃脘疼痛,多属胃的病变。常因寒、热、食积、气滞等原因引起胃失和降而致胃脘疼痛,可有虚实之分。一般而言,食后痛剧者,多为实证;食后痛减者,多为虚证。

胃脘痛的性质不同,其致病原因也不同。如胃脘冷痛,痛势较剧,得热痛减,属寒邪犯胃。胃脘灼痛,多食善饥,口臭便秘者,属胃火炽盛。胃脘胀痛,嗳气不舒,属胃腑气滞,多是肝气犯

> **知识链接:**
>
> 腹有大腹、小腹和少腹之分。脐以上为大腹,属脾胃;脐以下至耻骨毛际以上为小腹,属膀胱、大小肠及胞宫;小腹两侧为少腹,是足厥阴肝经循行的部位。

胃所致。胃脘刺痛,固定不移,属瘀血胃痛。胃脘胀痛,嗳腐吞酸,厌食为食滞胃脘。胃脘隐痛,呕吐清水,属胃阳虚。胃脘灼痛嘈杂,饥不欲食,属胃阴虚。

(5)腹痛:临床上腹痛的问诊常与按诊相结合,其重点则是先查明疼痛部位,判断病变所在,再结合疼痛性质及兼证来了解导致疼痛的原因,以辨别病证之虚实。脐腹痛,多属脾与大小肠病变;小腹痛,属肾与膀胱病变;少腹痛,则属肝之病变。如疼痛是由寒凝、热结、气滞、血瘀、食积、虫积等因素所致,则多属实证;如由气虚、血虚、阳虚等因素所致,则多为虚证。

(6)背痛:背部中央为脊,脊内有髓,督脉行于脊内,足太阳膀胱经循行于脊两侧,同时两肩背部又有手三阳经分布。故若脊痛不可俯仰者,多为督脉损伤所致;背痛及项,乃因风寒之邪客于太阳经而致;肩背作痛,则多为风湿阻滞,经络不通引起。

(7)腰痛:腰为肾之府,无论腰部单侧或双侧疼痛,多与肾相关,亦可因寒湿痹阻,或瘀血阻络而致。腰脊或腰骶疼痛,多属寒湿痹证,或为瘀血阻络,或由肾虚所致;腰痛以两侧为主,多为肾虚;腰脊痛连及下肢者,多属经络阻滞;腰痛连腹,绕如带状,为带脉受损。

(8)四肢痛:多由风、寒、湿邪侵犯经络、肌肉、关节,阻碍其气血运行所致。亦有因脾胃虚损,水谷精微不能布达于四肢而引起。若见足跟或胫膝酸痛者,多因肾虚引起,常见于老年人或体弱者。根据疼痛的部位及性质可以判断病变的原因、部位。如四肢关节窜痛,多为风痹;四肢关节痛,周身困重多为湿痹;四肢关节疼痛剧烈,得热痛减为寒痹;四肢关节灼痛喜冷,或有红肿,多为热痹。

(9)周身痛:头身、腰背、四肢等部均觉疼痛者,称为周身疼痛。一般来说,新病周身疼痛属实证,多是外感风寒、风湿或湿热疫毒所致;久病周身疼痛,则属虚证,多由气血亏虚,形体失养而致。

2.问疼痛性质　由于引起疼痛的病因病机不同,故疼痛的性质有别。通过询问疼痛的性质,可以辨别疼痛的病因与病机。

(1)胀痛:疼痛且有胀感,为胀痛,属气滞作痛的特点。因寒凝、肝郁等使气机郁滞不通,故疼痛且胀。头目胀痛,则为肝阳上亢或肝火上炎所致。

(2)刺痛:疼痛有针刺感,为刺痛,多为瘀血致痛的特点。因气滞、血寒等使血行不畅而瘀滞,或因跌打损伤等使瘀血内停,阻滞经脉,气血不通,故刺痛不移。

(3)重痛:疼痛有沉重感者为重痛,多为湿邪为患。因湿为阴邪,其性重浊,湿邪阻滞,经脉不通,故痛有沉重感。

(4)灼痛:指疼痛有灼热感并喜凉者,为灼痛。因火邪实热,或阴虚阳亢,虚火内生而致火热窜扰经络,而见灼痛。

(5)冷痛:疼痛有寒冷感并喜暖者,为冷痛,多属有寒。因感受寒邪,经络受阻,或因机体阳气不足,经络、脏腑失于温煦而出现冷痛。

(6)掣痛:抽掣牵引而痛,由一处而连及他处者,为掣痛,又称引痛或彻痛,多因筋脉失养,或经脉阻滞不通所致。

(7)走窜痛:疼痛部位游走不定,为走窜痛。多属风邪为患,或气滞所致。因风性善行而数变,故疼痛部位游走不定,多见于四肢关节,而气滞无形,时聚时散,亦致疼痛走窜不定,多见于胸胁脘腹。

(8)绞痛:疼痛剧烈如刀绞者,为绞痛。多属有形实邪闭阻气机,如心脉痹阻引起的"真心痛",结石阻滞胆管引起的上腹痛,寒邪犯胃所引起的胃脘痛等,都具有痛如刀绞的特点。

(9)隐痛:疼痛轻微,时发时止,绵绵不休,持续时间较长者,为隐痛。多因阳气精血不足,脏腑、经络、组织失养,故而隐隐作痛。

(10)空痛:疼痛有空虚感觉者为空痛。多因气血亏虚,阴精不足,脏腑、经络失于充养所致。

3. 问疼痛虚实　凡新病疼痛,痛势较剧烈,或持续不解,或痛而拒按者,多属实证疼痛;久病疼痛,痛势较轻,或时痛时止,或痛而喜按者,多属虚证疼痛。

(四)问周身其他不适

问周身其他不适,是指询问周身各部,如头部、胸胁、腹部等处,除疼痛以外的其他症状。常见的周身其他不适症状有:头晕、目眩、目涩、视力减退、耳鸣、耳聋、重听、胸闷、心悸、腹胀、麻木等。临床问诊时,要询问有无其他不适症状及症状产生有无明显诱因、持续时间长短、表现特点、主要兼证等。

1. 头晕　是指患者自觉视物昏花旋转,轻者闭目可缓解,重者感觉天旋地转,不能站立,闭目亦不能缓解。头晕是临床上常见症状之一,可由多种原因引起。如头晕胀痛,口苦,易怒,脉弦数,多因肝火上炎、肝阳上亢、脑神被扰所致。头晕面白,神疲乏力,舌淡脉弱者,多是由于气血亏虚,脑失充养所致。头晕而重,如物缠裹,痰多而苔白腻者,多因痰湿内阻,清阳不升所致。头晕耳鸣、腰膝酸软并有遗精者,多因肾精亏虚,髓海失养所致。

2. 胸闷　指胸部有堵塞不畅,满闷不舒的感觉,称为胸闷,亦称"胸痞"、"胸满",多因胸部气机不畅所致。胸闷与心、肺等脏气机不畅,肺失宣降,肺气壅滞有密切的关系。如胸闷、心悸气短者,多见于心气虚或心阳不足。胸闷、咳喘痰多者,多是由于痰饮停肺所致。胸闷、壮热、鼻翼扇动者,多由热邪或痰热壅肺所致。胸闷气喘、畏寒肢冷者,多因寒邪客肺所致。

3. 心悸怔忡　指病人自觉心跳异常,心慌不安,不能自主,称为心悸。反映心与心神病变。若因受惊而心悸或心悸易惊者,称为惊悸。如见心中跳动剧烈,悸动不安,持续时间较长,病情较重,则为怔忡。引起心悸的原因很多,如心阳亏虚,鼓动乏力;气血不足,心失所养;阴虚火旺,心神被扰;水饮内停,上犯凌心;痰浊阻滞,心气不调;气滞血瘀,扰动心神等皆可使心神不宁而出现惊悸、怔忡的症状。

4. 腹胀　指病人自觉腹部饱胀、满闷,如有物支撑的感觉,或有腹部增大的表现。实证可见于寒湿犯胃、阳明腑实、食积胃肠、肝气郁滞、痰饮内停等证。虚证多见于脾胃虚弱,腐熟运化无力。

5. 麻木　是指病人肌肤感觉减弱或消失,亦称不仁。可因气血不足或风痰湿邪阻络、气滞血瘀,使肌肤、筋脉失去气血营养所致。

(五)问耳目

1. 问目

(1)目痛:指病人自觉单目或双目疼痛的症状。目痛而赤,属肝火上炎;目赤肿痛,羞明多眵,多属风热;目痛较剧,伴头痛,恶心呕吐,瞳孔散大,多是青光眼;目隐隐痛,时作时止,多为阴虚火旺。

(2)目眩:指病人视物旋转动荡,或眼前如有蚊蝇飞动的症状。多因肝肾阴虚,肝阳上亢,肝血不足,或气血不足,目失所养而致。

(3)目涩:指眼目干燥涩滞,或似有异物入目等不适感觉。伴有目赤,流泪,多属肝火上炎所致。若伴久视加重,闭目静养减轻,多属血虚阴亏。

（4）雀目：病人白昼视力正常，到黄昏视物不清，至天明视觉又恢复正常的叫雀目，又称夜盲。多因肝血不足或肾阴损耗，目失所养而成。

2.问耳

（1）耳鸣：病人自觉耳内鸣响，如闻蝉鸣或潮水声，或左或右，或两侧同时鸣响，或时发时止，或持续不停，称为耳鸣。临床有虚实之分，若暴起耳鸣声大，用手按而鸣声不减，属实证，多因肝胆火盛所致；渐觉耳鸣，声音细小，以手按之，鸣声减轻，属虚证，多由肾虚精亏，髓海不充，耳失所养而成。

（2）耳聋：即病人听觉丧失的症状，常由耳鸣发展而成。新病突发耳聋多属实证，因邪气蒙蔽清窍，清窍失养所致，渐聋多属虚证，多因脏腑虚损而成。

（3）重听：指病人自觉听力略减退，听音不清，声音重复，往往引起错觉。日久渐成者，以虚证较多，常见于老年体弱者，多因肾精亏虚，耳窍失荣。若骤发重听，以实证居多，常因痰浊上蒙，或风邪上袭耳窍。

（六）问饮食与口味

问饮食与口味包括询问口渴、饮水、进食、口味等几个方面。应注意有无口渴、饮水多少、喜饮冷热、食欲情况、食量多少、食物的善恶、口中有无异常的味觉和气味等情况。

1.问口渴与饮水　询问病人口渴与饮水的情况，可以了解患者津液的盛衰和输布情况，以及病证的寒热虚实。

（1）口不渴：为津液未伤，见于寒证或无明显热邪之证。

（2）口渴：口渴多由津液不足或输布障碍所致。临床可见如下情况：

口渴多饮：即病人口渴明显，饮水量多，是津液大伤的表现。多见于实热证、消渴病及汗吐下后。

渴不多饮：即病人虽有口干或口渴感觉，但又不想喝水或饮水不多。是津液轻度损伤或津液输布障碍的表现。可见于阴虚、湿热、痰饮、瘀血等证。

临床上口渴与饮水的辨证应根据口渴的特点、饮水的多少和有关兼证来加以综合分析。

2.问食欲与食量　询问患者的食欲与食量，可以判断患者脾胃功能的强弱，疾病的轻重及预后。

（1）食欲减退与厌食：食欲减退，包括不欲食、纳少、纳呆。不欲食，又称食欲不振，是指不想进食，或食之无味，食量减少。纳少，是指进食量减少，常由不欲食所致。纳呆，是指无饥饿感和无要求进食，甚则厌食。厌食，是指厌恶食物，或恶闻食味。

食欲减退，患者不欲食，食量减少，多见于脾胃气虚、湿邪困脾等证。厌食，多因伤食而致。妇女妊娠初期，厌食呕吐者，为妊娠恶阻。饥不欲食，是患者感觉饥饿而又不想进食，或进食很少，亦属食欲减退范畴，可见于胃阴不足证。若新病食欲减退，一般是正气抗邪的保护性反应。久病食欲减退，兼有面色萎黄、神疲倦怠、舌淡、脉虚者，多属脾胃虚弱。

（2）多食易饥：是指患者食欲亢进，食量较多，食后不久即感饥饿，又称为"消谷善饥"，临床多伴有身体逐渐消瘦等症状。可见于胃火亢盛、胃强脾弱等证。亦可见于消渴病。

（3）偏嗜：是指嗜食某种食物或某种异物。其中偏嗜异物者，又称异嗜，若小儿异嗜，喜吃泥土、生米等异物，多属虫积。若妇女已婚停经而嗜食酸味，多为妊娠。

询问食欲与食量时，还应注意进食情况如何。如病人喜进热食，多属寒证；喜进冷食多属热证。进食后稍安，多属虚证；进食后加重，多属实证或虚中夹实证。疾病过程中，食欲渐复，表示胃气渐复,预后良好;反之,食欲渐退,食量渐减,表示胃气渐衰,预后多不良。若病重不能食,突然暴食,食量较多,是脾胃之气将绝的危象,称"除中"。实际上是中气衰败,死亡前兆,属"回光返照"的一种表现。

3. **口味** 是指病人口中的异常味觉。口淡乏味,多因脾胃气虚而致。口甜,多见于脾胃湿热证。口黏腻,多属湿困脾胃。口中泛酸,可见于肝胆蕴热证。若口中酸腐,多见于伤食证。口苦,属热证的表现,可见于火邪为病和肝胆郁热之证。口咸,多属肾病及寒证。

(七)问二便

问二便,是询问患者大小便的有关情况,如大小便的性状、颜色、气味、便量多少、排便的时间、两次排便的间隔时间、排便时的感觉及排便时的伴随症状等。询问二便的情况可以判断机体消化功能的强弱,津液代谢的状况,同时也是辨别疾病寒热虚实性质的重要依据。这里介绍二便的次数、量的多少、排便时的异常感觉及排便时间等。

1. **问大便** 健康人一般一日或两日大便一次,为黄色成形软便,排便顺利通畅,如受疾病的影响,消化功能失职则粪便中有黏液及未消化食物等。气血津液失调,脏腑功能失常,即可使排便次数和排便感觉等出现异常。

(1)便次异常:是指排便次数增多或减少,超过了正常范围,有便秘与泄泻之分。

便秘:又称大便难。指粪便在肠内滞留过久,排便间隔时间延长,便次减少,或时间虽不延长但排便困难的症状,称为便秘。其病机总由大肠传导功能失常所致。可见于胃肠积热,或阳虚寒凝,或气血津亏,或腹内癥块阻结等。

泄泻:又称腹泻,即大便稀软不成形,甚则呈水样,排便间隔时间缩短,便次增多。多由脾胃功能失调、小肠不能分清别浊、大肠传导亢进、水湿下趋所致。临床可见于脾虚、肾阳虚、肝郁乘脾、伤食、湿热蕴结大肠,或外感风寒湿热疫毒之邪等。

(2)排便感觉异常:排便感觉异常,是指排便时有明显不适感觉,病因病机不同,产生的感觉亦不同。

肛门灼热:是指排便时肛门有烧灼感。多由大肠湿热蕴结,或热结旁流,热迫直肠而致。

排便不爽:是指腹痛且排便不通畅爽快,而有滞涩难尽之感。多由肠道气机不畅所致。可见于肝郁犯脾、伤食泄泻、湿热蕴结等。

里急后重:是指腹痛窘迫,时时欲泻,肛门重坠,便出不爽。是痢疾的一个主要症状。多因湿热之邪内阻,肠道气滞所致。

大便失禁:是指久泻不愈,大便不能控制,呈滑出之状,又称"滑泻"。多因久病体虚,脾肾阳虚衰,肛门失约而致。可见于脾阳虚衰、肾阳虚衰,或脾肾阳衰等。

肛门气坠:是指肛门有重坠向下之感,甚则肛欲脱出。多因脾气虚衰,中气下陷而致。多见于中气下陷。

2. **问小便** 在一般情况下,健康成人一昼夜排尿量为 1000 ~ 1800 ml,尿次白天 3 ~ 5 次,夜间 0 ~ 1 次。排尿次数、尿量,可受饮水、气温、出汗、年龄等因素的影响而略有不同。受疾病的影响,若机体的津液营血不足,气化功能失常,水饮停留等,即可使排尿次数、尿量及排尿时的感觉出现异常情况。

(1)尿量异常:是指昼夜尿量过多或过少,超出正常范围。

尿量增多:多因寒凝气机,水气不化,或肾阳虚衰,阳不化气,水液外泄而量多。可见于虚寒证,肾阳虚证及消渴病中。

尿量减少:可因机体津液匮乏,尿液化源不足,或尿道阻滞,或阳气虚衰,气化不利而致。常见于实热证、汗吐下伤津、癃闭、淋证等病证之中。

(2)尿次异常:尿次增多:又叫小便频数,指排尿次数增多,时欲小便的症状。新病尿频、尿急、尿痛,是下焦湿热;小便频数,量多色清,夜尿频多,多为肾气不固、膀胱失约所致。

尿次减少:可见于癃闭。小便不畅,点滴而出为癃,小便不通,点滴不出为闭,一般多统称为癃闭。病机有虚有实。实者多为湿热蕴结、肝气郁结或瘀血、结石阻塞尿道而致。虚者多为年老气虚,肾阳虚衰,膀胱气化不利而致。

(3)排尿异常:是指排尿感觉和排尿过程发生变化,出现异常情况,如尿痛、尿失禁、遗尿等。

小便涩痛:即排尿不畅,且伴有急迫灼热疼痛感。多为湿热内蕴、热灼津伤、结石或瘀血阻塞、肝郁气滞、阴虚火旺等所致。

余沥不尽:即小便后仍有余沥点滴不尽,又称尿后余沥。多因久病体弱、肾阳亏虚、肾气不固、湿热邪气留着于尿路等所致。

小便失禁:是指小便不能随意识控制而自行溢出。多为肾气不足,下元不固,膀胱失约,下焦虚寒,膀胱失煦,不能制约尿液而致。若患者神志昏迷,而小便自遗,则病情危重。

遗尿:是指成人或三岁以上小儿在睡眠中小便经常不自主排出,俗称尿床。多因禀赋不足,肾气亏虚或脾虚气陷及膀胱虚寒所致。也可因肝经湿热,下迫膀胱引起。

(八)问睡眠

问睡眠,应了解病人有无失眠或嗜睡,睡眠时间的长短、入睡难易、有梦无梦等。临床常见的睡眠失常有失眠、嗜睡。

1. 失眠　又称"不寐"、"不得眠",是指经常不易入睡,或睡而易醒,不易再睡,或睡而不酣,易于惊醒,甚至彻夜不眠的表现。主要是由于机体阴阳平衡失调,阳不入阴,神不守舍所致。气血不足,神失所养;阴虚阳亢,虚热内生;肾水不足,心火亢盛等,皆可扰动心神,导致失眠,属虚。痰火、食积、瘀血等邪火上扰,心神不宁,亦可出现失眠,属实证。

2. 嗜睡　又称多眠,是指神疲困倦,睡意很浓,经常不自主入睡。其轻者神识清楚,呼之可醒而应。精神极度疲惫,困倦易睡,或似睡而非睡的状态,称为"但欲寐"。嗜睡则为神气不足而致。湿邪困阻,清阳不升;脾气虚弱,中气不足,不能上荣,皆可使精明之府失于清阳之荣,故出现嗜睡。若邪扰清窍,热蔽心神,即可出现神识蒙眬,昏睡不醒。可见于温热病,热入营血,邪陷心包之证。也可见于中风病。大病之后,精神疲惫而嗜睡,是正气未复的表现。

(九)问经带

妇女有月经、带下、妊娠、产育等生理特点,发生疾病时,常能引起上述方面的病理改变。因此,对青春期开始之后的女性患者,除了一般的问诊内容外,还应注意询问其经、带等情况,作为妇科或一般疾病的诊断与辨证依据。

1. 问月经　应注意询问月经的周期,行经的天数,月经的量、色、质、有无闭经或行经腹痛等表现。

(1)经期异常:主要表现为月经先期、月经

> **知识链接:**
>
> 月经的周期是指每次月经相隔的时间,正常约为 28 天。月经的出血量,称为经量,正常平均为 50 ~ 100 ml,可略有差异。经色正红无块,质地不稀不稠,女子 14 岁左右月经初潮,49 岁左右绝经。

后期和月经先后不定期。

月经先期:连续 2 个月经周期提前八九天以上,称为月经先期。多因血热妄行或气虚不摄等而致。

月经后期:连续 2 个月经周期错后八九天以上,称月经后期。多因血寒、血虚、血瘀等所致。

月经先后不定期:月经超前与错后不定,相差时间多在八九天以上者,称为月经先后不定期,又称月经紊乱。多因情志不舒,肝气郁结,失于条达,气机逆乱,或者脾肾虚衰,气血不足,冲任失调,或瘀血内阻,气血不畅,经期错乱,故月经先后不定期。

(2)经量异常:主要表现为月经过多和月经过少。

月经过多,每次月经量超过 100 ml,称为月经过多。多因血热妄行,瘀血内阻,气虚不摄等而致。

月经量少,每次月经量少于 30 ml,甚至点滴即净者称为月经过少。多因寒凝,经血不至,或血虚,经血化源不足,或血瘀,经行不畅而致。

(3)崩漏:指非正常行经期间妇女阴道不规则的出血。来势迅猛,出血量多者,称为崩(中);势缓而量少,淋漓不断者,称为漏(下)。临床以血热、气虚最为多见。血得热则妄行,损伤冲任,经血不止,其势多急骤。脾虚,中气下陷,或气虚冲任不固,血失摄纳,经血不止,其势多缓和。此外,瘀血也可致崩漏。

(4)闭经:成熟女性,月经未潮,或来而中止,停经 3 个月以上,又未妊娠者,称闭经。闭经是由多种原因造成的,其病机可见于肝气郁结,瘀血,湿盛痰阻、阴虚、脾虚等证,引起经血闭塞,或血虚血枯,经血失其源泉,闭而不行。

闭经应注意与妊娠期、哺乳期、绝经期等生理性闭经,或者青春期、更年期,因情绪、环境改变而致一时性闭经及暗经加以区别。

(5)经行腹痛:是在月经期间,或行经前后,出现小腹部疼痛的症状,亦称痛经。多因胞脉不利,气血运行不畅,或胞脉失养所致。可见于寒凝、气滞血瘀、气血亏虚等。若行经腹痛,痛在经前者多属实,痛在经后者多属虚。按之痛甚为实,按之痛减为虚。得热痛减为寒,得热痛不减或益甚为热。绞痛为寒,刺痛、钝痛为血瘀;隐隐作痛为血虚;持续作痛为血滞;时痛时止为气滞。胀痛也为气滞血瘀,气滞为主则胀甚于痛,瘀血为主则痛甚于胀。

2. 问带下 应注意带下量的多少,色、质和气味等。凡带下色白而清稀、无臭,多属虚证、寒证。带下色黄或赤,稠黏臭秽,多属实证、热证。若带下色白量多,淋漓不绝,清稀如涕,多属寒湿下注。带下色黄,黏稠臭秽,多属湿热下注。若白带中混有血液,为赤白带,多属肝经郁热。

(十)问小儿

小儿科古称"哑科",不仅问诊困难,而且不一定准确。问诊时,若小儿不能述说,可以询问其亲属。问小儿,除了一般的问诊内容外,还要注意询问出生前后情况、喂养情况、生长发育情况及预防接种情况,传染病史及传染病接触史。

新生儿的疾病多与先天因素或分娩情况有关,故应着重询问妊娠期母亲的营养健康状况,有何疾病,曾服何药,分娩是否为难产、早产等,以了解小儿的先天情况。

婴幼儿发育较快,营养需求较成人多,而脾胃功能又较弱,如喂养不当,易患营养不良、腹泻、五软、五迟等病,故应注意问喂养方法及坐、爬、立、走、出牙、学语的迟早情况,了解小儿后天营养状况和生长发育是否符合规律。

小儿6个月至5周岁，从母体获得的先天免疫力逐渐消失，而后天的免疫机能尚未形成，故易感染水痘、麻疹等急性传染病。预防接种可帮助小儿建立后天免疫机能，以减少感染发病。患过某些传染病，如麻疹，常可获得终身免疫力，而不会再患此病。若密切接触传染病患者，常可引起小儿感染发病。

小儿脏腑娇嫩，抵抗力弱，调节功能低下，易受气候及环境影响，感受六淫之邪而导致外感病，出现发热恶寒、咳嗽、咽痛等症状；小儿脾胃薄弱，消化力差，极易伤食，出现呕吐、泄泻等症状；婴幼儿脑神经发育不完善，易受惊吓，而见哭闹、惊叫等症状。所以要了解小儿致病原因，应注意围绕上述情况进行询问。

第四节 切 诊

切诊分为脉诊和按诊两部分，是运用双手对患者体表进行触、摸、按、压，从而获得重要辨证资料的一种诊察方法。脉诊是按脉搏；按诊是对患者机体的肌肤、手足、胸腹及其他部位的触摸按压。

一、脉诊

脉诊又称切脉，是指医生以手指切按某些特定部位的脉搏，体验脉动应指的形象，以辨别病证的一种诊察方法。它是中医学一种独特的诊断疾病的方法。据文献记载，早在公元前5世纪，著名医家扁鹊就擅长候脉诊病。有关脉学内容的文字记载，始见于《黄帝内经》。书中详细记载了诊脉的部位，持脉的方法，诊寸口的原理，脉象变化的临床意义和常见脉象与主病等，同时还对病情危重时出现的真脏脉和怪脉的内容作了记录。晋代王叔和著《脉经》，分述三部九候、寸口脉法等，确定了二十四种脉象，是我国现存最早的脉学专著。就诊脉部位而言，《黄帝内经》中就有寸口诊法、人迎寸口合参诊脉法、三部九候遍身诊脉法等，东汉张仲景提出人迎、寸口、趺阳三部诊脉法，而《难经》《脉经》明确地提出寸口分为寸关尺三部诊法并沿用至今。诊脉，不管是哪个部位，都是靠医生手指灵敏的触觉来体验。因此，要准确地分辨部位与脉象，除了掌握脉诊理论之外，还要多作实践练习，做到既有理论，又有技巧，才能掌握这种诊法。

(一)脉象形成的原理

脉象即脉动应指的形象。心主血脉，包括血和脉两个方面，脉为血府，心与脉相连，心脏有规律的搏动，推动血液在脉管内运行，脉管也随之产生有节律的搏动。血液循行脉管之中，流布全身，环周不息，除心脏的主导作用外，还必须有各脏器的协调配合。肺朝百脉，即是循行全身的血脉，均汇聚于肺，且肺主气，通过肺气的敷布，血液才能布散全身；脾胃为气血生化之源，脾主统血；肝藏血，主疏泄，调节循环血量；肾藏精，精化气，是人体阳气的根本，各脏腑组织功能活动的原动力，且精可以化生血液，是生成血液的物质基础之一。因此，脉象的形成与脏腑气血密切相关。

(二)脉诊的临床意义

脉象的形成，既然和脏腑气血关系十分密切，那么，气血脏腑发生病变，血脉运行受到影响，脉象就有变化，故通过诊察脉象的变化，可以判断疾病的病位、性质、邪正盛衰，并且推断疾病的进退预后。

1.判断疾病的病位、性质和邪正盛衰 疾病的表现尽管极其复杂,但从病位的浅深来说,不在表便在里,而脉象的浮沉,常可以反映病位的浅深。如脉浮,病位多在表;脉沉,病位多在里。疾病的性质可分寒证与热证,脉象的迟数,可反映疾病的性质,如迟脉多主寒证,数脉多主热证。邪正斗争的消长,产生虚实的病理变化,则脉象的有力无力,能反映疾病的虚实证候,脉虚弱无力,是正气不足的虚证,脉实有力,是邪气亢盛的实证。

2.推断疾病的进退预后 脉诊对于推断疾病的进退预后,有一定的临床意义。如久病脉见缓和,是胃气渐复,病退向愈之兆;久病气虚,虚劳,失血,久泄久利而见洪脉,则多属邪盛正衰的危候。

外感热病,热势渐退,脉象出现缓和,是将愈之候;若脉急疾,烦躁,则病进。如战汗,汗出脉静,热退身凉,为病退向愈;若脉急疾,烦躁为病进危候。

（三）诊脉的部位

诊脉的部位,有遍诊法,三部诊法和寸口诊法。遍诊法见于《素问·三部九候论》,切脉的部位有头、手、足三部,三部诊法见于汉代张仲景所著的《伤寒杂病论》。三部,即人迎(颈侧动脉),寸口,趺阳(足背动脉)。以上两种诊脉的部位,后世已少采用,自晋以来,普遍选用的切脉部位是寸口。寸口诊法始见于《内经》,主张独取寸口的是《难经》,但当时这一主张未能普遍推行,直至晋代王叔和所著的《脉经》,才推广了独取寸口的诊脉方法(图8-3)。

寸口又称腕口、气口,其位置在腕后桡动脉搏动处,诊脉独取寸口的理论依据是:寸口为手太阴肺经之动脉,为气血会聚之处,而五脏六腑十二经脉气血的运行皆起于肺而止于肺,故脏腑气血之病变可反映于寸口。另外,手太阴肺经起于中焦,与脾经同属太阴,与脾胃之气相通,而脾胃为后天之本,气血生化之源,故脏腑气血之盛衰都可反映于寸口,所以独取寸口可以诊察全身的病变。

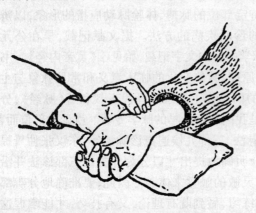

图8-3 正确的切脉姿势

寸口分寸、关、尺三部,以高骨(桡骨茎突)为标志,其稍内方的部位为关,关前(腕端)为寸,关后(肘端)为尺。两手各分寸、关、尺三部,共六部脉。寸、关、尺三部可分浮、中、沉三候,是寸口诊法的三部九候。

寸关尺分候脏腑,历代医家说法不一,现在临床上大致认为:

左寸可候心,右寸可候肺,并统括胸以下及头部的疾病;左关可候肝胆,右关可候脾胃,统括膈以下至脐以上部位的疾病;两尺可候肾,并包括脐以下至足部疾病。

（四）诊脉方法和注意事项

1.时间 诊脉的时间最好是清晨,因为清晨患者不受饮食、活动等各种因素的影响,体内外环境都比较安静,气血经脉较少受干扰,故容易鉴别病脉。但清晨诊脉的要求一般很难做到,特别是门诊、急诊的患者,应及时诊察病情,而不能拘泥于平旦。

总的来说,诊脉时要求有一个安静的内外环境。诊脉之前,先让患者休息片刻,使气血平静,医生也要平心静气,然后开始诊脉。诊室也要保持安静。在特殊的情况下应随时随地诊察患者,不必拘泥于这些条件。

2.体位 要让患者取坐位或正卧位,手臂平放和心脏近于同一水平,直腕仰掌,并在腕关节下面垫一松软的脉枕,这样可使寸口充分暴露伸展,气血运行无阻,便于诊察脉象。

3.指法 诊脉的指法是指医生诊脉的操作方法,正确运用指法可以获取比较丰富的脉象信息。

诊脉指法要领可概括为:三指平齐、中指定关、指目按脉、布指疏密适度。

医者和患者侧向坐,用左手按诊患者的右手,用右手按诊患者的左手。诊脉下指时,首先用中指按在掌后高骨内侧关脉位置,接着用食指按在关前的寸脉位置,无名指按在关后尺脉位置。位置放准之后,三指应呈弓形,指头平

> **知识链接:**
> 指目:指尖和指腹交界隆起之处与指甲二角连线之间的部位,形如人目,是手指触觉较灵敏的部位。

齐,以指腹接触脉体。布指的疏密要和患者的身长相适应,身高臂长者,布指宜疏,身矮臂短者,布指宜密,总以适度为宜。

诊小儿脉可用"一指(拇指或食指)定关法",而不细分寸、关、尺三部,因小儿寸口部位甚短,不容三指定寸关尺。

4.举、按、寻 这是诊脉时运用指力的轻重、挪移及布指变化以探索脉象的一种手法。常用指法为举、按、寻。

举法:医生的手指较轻按在寸口脉搏跳动部位以体察脉象,又叫浮取或轻取。

按法:医生手指用力较重,甚至按至筋骨以体察脉象,又称沉取或重取。

寻法:"寻"有寻找的意思。医生手指用力不轻不重,按至肌肉,并调节适当指力或左右推寻,以体察脉象,又称为中取。

三指平布同时用力按脉,称为总按;为了重点体会某一部脉象,也可用一指单按其中一部脉象,如要重点体会寸脉时,微微提起中指和无名指,诊关脉则微提食指和无名指,诊尺脉则微提食指和中指。临床上总按、单按常配合使用,这样对比的诊脉方法,颇为实用。单按分候寸口三部,以察病在何经何脏,总按以审五脏六腑的病变。

5.平息 一呼一吸称一息。诊脉时,医者的呼吸要自然均匀,用一息的时间去计算患者脉搏的至数,如正常脉象及病理性脉象之迟、数、缓、疾等脉,均以息计。正常人呼吸每分钟16~18次,每次呼吸脉动4次,间或5次,正常人的脉搏次数为每分钟70~80次。由此可见,凭医生的呼吸对病人的脉搏进行计数的方法是有价值的。另外,还要求医者在诊脉时,思想集中,全神贯注。因此,平息除了以"息"计脉之外,还要做到虚心而静,全神贯注。

6.候五十动 医生对病人诊脉的时间一般不应少于50次脉跳时间。即每次按脉时间,每侧脉搏跳动不应少于50次。其意义有两个方面:一是为了解五十动中有无促、结、代脉,防止漏诊。二是为说明诊脉不能草率从事,必须以辨清脉象为目的。如果第一个五十动仍辨不清楚,可延至第二个或第三个五十动。总之,每次诊脉时间,以2~3分钟为宜。

(五)构成脉象的八个要素

构成各种脉象的主要因素,大致归纳为脉象的部位、至数、长度、力度、宽度、流利度、紧张度、均匀度八个方面。

脉位:指脉动显现部位的浅深。脉位表浅为浮脉,脉位深沉为沉脉。

至数:指脉搏的频率。中医以一个呼吸周期为脉搏的计量单位。一呼一吸为"一息"。一息脉来四、五至为平脉,一息六至为数脉,一息三至为迟脉。

脉长:指脉动应指的轴向范围长短。即脉动范围超越寸、关、尺三部称为长脉,应指不及三部,但见关部或寸部者均称为短脉。

脉力:指脉搏应指的强弱。脉搏应指有力为实脉,应指无力为虚脉。

脉宽:指脉动应指的径向范围大小,即手指感觉到脉道的粗细(不等于血管的粗细)。脉道宽大的为大脉,狭小的为细脉。

流利度:指脉搏来势的流利通畅程度。脉来流利圆滑者为滑脉,脉来其势艰难不流利者为涩脉。

紧张度:指脉管的紧张或弛缓程度。脉管绷紧为弦脉,弛缓为缓脉。

均匀度:均匀度包括两个方面,一是脉动节律是否均匀,二是脉搏力度、大小是否一致。一致为均匀,不一致为参差不齐。

(六)正常脉象

正常脉象古称平脉,是健康无病之人的脉象。正常脉象的形态是三部有脉,一息四五至(相当于每分钟70~80次),不浮不沉,不大不小,从容和缓,柔和有力,节律一致,尺脉沉取有力,并随生理活动和气候环境的不同而有相应的正常变化。正常脉象有胃、有神、有根三个特点。

有胃:有胃气的脉象。正常脉象不浮不沉,不快不慢,从容和缓,节律一致便是有胃气。即使是病脉,无论浮沉迟数,但有徐和之象者,便是有胃气。

> **课堂互动**
>
> 什么叫有胃、有神、有根,请解释其所包含的意义?

脉有胃气,则为平脉,脉少胃气,则为病变,脉无胃气,则属真脏脉,或为难治或不治之征象,故脉有无胃气对判断疾病凶吉预后有重要的意义。

有神:即脉有神气。诊脉神之有无,可察精气之盈亏,并与胃气的盛衰有关系。有神的脉象形态为脉律整齐,柔和有力。如见弦实之脉,弦实之中仍带有柔和之象,微弱之脉,微弱之中不至于完全无力者,都叫有脉神。神之盛衰,对判断疾病的预后有一定的意义。

有根:是指脉有根基。有根脉表现为三部脉沉取有力,或尺脉有力。若病中肾气犹存,先天之本未绝,尺脉沉取尚可见,便是有生机。若脉浮大散乱,按之则无,则为无根之脉,为元气离散,提示病情危笃。

(七)脉象的生理变异

正常脉象随人体内外因素的影响而有相应的生理性变化。

由于受气候的影响,平脉有春弦,夏洪,秋浮,冬沉的变化。因人与天地相应,人体受自然界四时气候变化的影响,生理功能也相应地变化,故正常人四时平脉也有所不同。地理环境也能影响脉象,如南方地处低下,气候偏温,空气湿润,人体肌腠缓疏,故脉多细软或略数;北方地势高,空气干燥,气候偏寒,人体肌腠紧缩,故脉多表现为沉实。妇女脉象较男子濡弱而略快,妇女婚后妊娠,脉常见滑数而冲和。年龄越小,脉搏越快,婴儿每分钟脉搏120~140次;五六岁的幼儿,每分钟脉搏90~110次;年龄渐长则脉象渐和缓。青年体壮脉搏有力;老人气血虚弱,精力渐衰,脉搏较弱。身躯高大的人,脉的显现部位较长;矮小的人,脉的显现部位较短。瘦人肌肉薄,脉常浮;肥胖的人,皮下脂肪厚,脉常沉。一时性的精神刺激,脉象也发生变化,如喜则伤心而脉缓,怒则伤肝而脉急,惊则气乱而脉动等。此说明情志变化能引起脉象的变化,但当情志恢复平静之后,脉象也就恢复正常。剧烈运动或远行,脉多急疾;人入睡之后,脉多迟缓;脑力劳动之人,脉多弱于体力劳动者。

此外,有一些人,脉不见于寸口,而从尺部斜向手背,称斜飞脉;若脉出现于寸口的背侧,则称反关脉。还有脉出现于腕部其他位置者,都是生理特异脉位,是桡动脉解剖位置的变异,不属病脉。

(八)病理性脉象

疾病反映于脉象的变化,叫做病脉。一般来说,除了正常生理变化范围及个体生理特异之外的脉象,均属病脉。我国最早的脉学专书《脉经》提出二十四种脉象,《景岳全书》提出十六种,《濒湖脉学》提出二十七种,李士材的《诊家正眼》又增加疾脉,故近代多从二十八脉论述。

在二十八病脉中,有单一脉与复合脉之别。有的脉在位、数、形、势方面仅有单一的变化,如浮脉、沉脉表现为脉位的变化,迟脉、数脉表现为至数的变化。这种单方面变化而形成的脉象,称单一脉。许多脉象要从位数形势多方面综合体察,才能进行区别。如弱脉由虚沉小三脉合成,牢脉由沉、实、大、弦、长五脉合成,浮大有力势猛为洪脉等,这种由两个或两个以上方面的变化而形成的脉象,称复合脉。单一脉往往不能全面反映疾病的本质,而复合脉则可以从多方面反映疾病的情况,除了上述二十八脉之外,还常出现数种脉象并见的相兼脉。如浮紧、浮缓、沉细、滑数等。

1.脉位分类

(1)浮脉:

【脉象】 轻取即得,重按稍减而不空,举之有余,按之不足,如水上漂木。

【主病】 表证。浮而有力为实;浮而无力为虚。

【临床意义】 浮脉主表,反映病邪在经络肌表部位,外邪侵袭肌腠,卫阳奋起抵抗,脉气鼓动于外,脉应指而浮,故浮而有力。内伤久病体虚,阳气不能潜藏而浮越于外,亦有见浮脉者,必浮大而无力,不可误作外感而论治。

【相类脉】

①散脉:

【脉象】 浮散无根,中候似无,沉候不应,常伴至数不齐。形容为"散似杨花无定踪"。

【主病】 元气离散。

【临床意义】 散脉主元气离散,脏腑之气将绝的危重证候。因心力衰竭,阴阳不敛,阳气离散,故脉来浮散而不紧,稍用重力则按之不应,漫无根蒂。阴衰阳消,心气不能维系血液运行,故脉来时快时慢,至数不齐。

②芤脉:

【脉象】 浮大中空,如按葱管。应指浮大而软,按之上下或两边实而中间空。

【主病】 失血,伤阴。

【临床意义】 芤脉多见于失血伤阴之证,故芤脉的出现与阴血亡失,脉管失充有关,因突然失血过多,血量骤然减少,营血不足,无以充脉,或津液大伤,血不得充,血失阴伤则阳气无所附而浮越于外,因而形成浮大中空之芤脉。

（2）沉脉：

【脉象】 轻取不应,重按乃得,举之不足,按之有余,如石沉水底。

【主病】 里证。沉而有力为里实证,沉而无力为里虚证。亦可见于正常人。

【临床意义】 病邪在里,正气相搏于内,气血内困,故脉沉而有力,为里实证;若脏腑虚弱,阳气衰微,气血不足,无力统运营气于表,则脉沉而无力,为里虚证。

【相类脉】

①伏脉：

【脉象】 重手推按筋骨始得,甚则伏而不显。伏脉的脉象特点是脉管搏动的部位比沉脉更深,隐伏于筋下,附着于骨上。故浮取、中取均不见,需用重指力直接按至骨上,然后推动筋肉才能触到脉动,甚至伏而不见。

【主病】 邪闭,厥证,痛极。

【临床意义】 因邪气内伏,脉气不能宣通,脉道潜伏不显而出现伏脉;若阳气衰微欲绝,不能鼓动血脉亦见伏脉。前者多见实邪暴病,后者多见于久病正衰。

②牢脉：

【脉象】 沉按实大弦长,轻取中取均不应,沉取始得,但搏动有力,势大形长,坚牢不移。其特点是脉位沉长,脉势实大而弦。

【主病】 阴寒内盛,疝气癥瘕。

【临床意义】 牢脉之形成,是由于阴寒内积,阳气沉潜于下,故脉来沉而实大弦长,坚牢不移。多见于阴寒内盛,疝气癥瘕之实证。

2. 脉率分类

（1）迟脉：

【脉象】 脉来迟慢,一息不足四至(相当于每分钟脉搏60次以下)。

【主病】 寒证。迟而有力为寒痛冷积,迟而无力为虚寒。久经锻炼的运动员,脉迟而有力,则不属病脉。

【临床意义】 迟脉主寒证,由于阳气不足,鼓动血行无力,故脉来一息不足四至。若阴寒冷积阻滞,阳失健运,血行不畅,脉迟而有力。因阳虚而寒者,脉多迟而无力。邪热结聚,阻滞气血运行,也见迟脉,但必迟而有力,按之必实,迟脉不可概认为是寒证,当脉症合参。

【相类脉】

缓脉：

【脉象】 一息四至,脉来怠缓。

【主病】 湿证,脾胃虚弱。

【临床意义】 湿性黏滞,气机为湿邪所困;脾胃虚弱,气血乏源,气血不足以充盈鼓动,故脉见怠缓;平缓之脉,可见于正常人,是为气血充足,百脉通畅。若病中脉转缓和,是正气恢复之征。

（2）数脉：

【脉象】 一息脉来五至以上(每分钟脉搏在90次以上)。

【主病】 热证。数而有力为实热,数而无力为虚热。

【临床意义】 邪热内盛,气血运行加速,故见数脉。因邪热盛,正气不虚,正邪交争剧烈,故脉数而有力,主实热证。若久病耗伤阴液,阴虚内热则脉虽数而无力。若脉显浮数,重按无根,是虚阳外越之危候。

【相类脉】

①疾脉:

【脉象】　脉来急疾,一息七八至。其脉率比数脉更快,相当于脉搏每分钟 140 ~ 160 次。

【主病】　阳极阴竭,元气欲脱。

【临床意义】　实热证阳亢无制,真阴垂危,故脉来急疾而按之愈坚。若阴液枯竭,阳气外越欲脱,则脉疾而无力。

②动脉:

【脉象】　脉形应指如豆,厥厥动摇,滑数有力,其脉搏搏动部位在关部明显。

【主病】　痛证、惊证。妇女妊娠反应期可出现动脉,这对临床诊断早孕有一定价值。

【临床意义】　动脉是阴阳相搏,升降失和,使其气血冲动,故脉道随气血冲动而呈动脉。痛则阴阳不和,气血不通,惊则气血紊乱,心突跳,故脉亦应之而突跳,故痛与惊可见动脉。

3.脉力分类

(1)虚脉:

【脉象】　三部脉举之无力,按之空虚,应指松软。

【主病】　虚证。

【临床意义】　气虚不足以运其血,故脉来无力,血虚不足充盈脉道,故按之空虚。由于气虚不敛而外张,血虚气无所附而外浮,脉道松弛,故脉形大而势软。

【相类脉】

①弱脉:

【脉象】　沉细无力而软。其搏动部位在皮肉之下靠近筋骨处,指下感到细而无力。

【主病】　气血阴阳俱虚证。

【临床意义】　阴血不足,不能充盈脉道,阳衰气少,无力鼓动,推动血行,故脉来沉而细软,而形成弱脉。

②微脉:

【脉象】　极细极软,按之欲绝,似有若无。

【主病】　阴阳气血诸虚,阳气衰微。

【临床意义】　阳气衰微,无力鼓动,血微则无以充脉道,故见微脉。浮以候阳,轻取之似无为阳气衰。沉以候阴,重取之似无是阴气竭。久病正气损失,气血被耗,正气殆尽,故久病脉微,为气将绝之兆;新病脉微,是阳气暴脱,亦可见于阳虚邪微者。

(2)实脉:

【脉象】　三部脉举按均有力,其势来去皆盛。亦为有力脉象的总称。

【主病】　实证。亦见于正常人。

【脉理】　邪气亢盛而正气不虚,邪正相搏,气血壅盛,脉道紧满,故脉来应指坚实有力。平人亦可见实脉,这是正气充足,脏腑功能良好的表现。平人实脉应是静而和缓,与主病之实脉躁而坚硬不同。

4.脉形分类　脉形包括脉长、脉宽。脉长度异常的有长脉、短脉;脉宽度异常的有洪脉、细脉等。

（1）长脉：

【脉象】 首尾端直，超过本位。其脉象特点是脉搏的搏动范围较长，超过寸、关、尺三部。

【主病】 阳证、热证、实证，亦可见于正常人。

【脉理】 健康人正气充足，百脉畅通无损，气机升降调畅，脉来长而和缓；若肝阳有余，

课堂互动

常见病理脉象的主病及脉象特点是什么？

阳盛内热，邪气方盛，充斥脉道，加上邪正相搏，脉来长而硬直，或有兼脉，为病脉。

（2）短脉：

【脉象】 首尾俱短，不能满部，常只显于关部，而在寸、尺两部多不显。其特点是搏动范围短小，脉体不如平脉之长，脉动不满本位。

【主病】 气病。有力为气郁，无力为气虚。

【脉理】 气虚不足以帅血，则脉动不及尺寸本部，脉来短而无力。亦有因气郁血瘀或痰滞食积，阻碍脉道，以致脉气不伸而见短脉，但必短而有力，故短脉不可概作不足之脉，应注意其有力无力。

（3）洪脉：

【脉象】 脉体宽大，充实有力，状若波涛汹涌，来盛去衰。

【主病】 阳热亢盛

【脉理】 洪脉的形成，由阳气有余，气壅火亢，内热充斥，致使脉道扩张，气盛血涌，故脉见洪象。若久病气虚或虚劳、失血、久泄等病证而出现洪脉，是正虚邪盛的危险证候或为阴液枯竭，孤阳独亢或虚阳亡脱。此时，浮取洪盛，沉取无力而无神。

（4）细脉：

【脉象】 脉细如线，但应指明显。其特点是指下寻之往来如线，但按之不绝，应指起落明显。

【主病】 气血两虚，诸虚劳损，湿证。

【脉理】 细为气血两虚所致，营血亏虚不能充盈脉道，气不足则无力鼓动血液运行，故脉体细小而无力。湿邪阻碍脉道，伤人阳气也见细脉。

5.脉势分类　脉势，指脉的流利度和脉紧张度。脉流利度异常的有滑脉、涩脉；脉紧张度异常的有弦脉、濡脉等。

（1）滑脉：

【脉象】 往来流利，如珠走盘，应指圆滑。

【主病】 痰饮，食积，实热。亦常是青壮年的常脉，妇女的孕脉。

【脉理】 邪气壅盛于内，正气不衰，气实血涌，故脉往来甚为流利，应指圆滑。若滑脉见于平人，必滑而和缓，总由气血充盛，气充则脉流畅，血盛则脉道充盈，故脉来滑而和缓。

妇女妊娠见滑脉，是气血充盛而调和的表现。

（2）涩脉：

【脉象】 迟细而短，往来艰涩，极不流利，如轻刀刮竹。

【主病】 精血亏少，气滞血瘀，夹痰，夹食。

【脉理】 精伤血少津亏，不能濡养经脉，血行不畅，脉气往来艰涩，故脉涩而无力；气滞血

瘀,痰、食胶固,气机不畅,血行受阻,则脉涩而有力。

(3)弦脉:

【脉象】 端直以长,如按琴弦。其特点是脉形端直,脉势较强,脉道较硬,切脉时有挺然指下、直起直落的感觉,可形容为"从中直过"。程度可随病情轻重而不同,轻则如按琴弦,重则如按弓弦,甚至如循刀刃。

【主病】 肝胆病,痰饮,痛证。

【脉理】 弦是脉气紧张的表现。肝主疏泄,调畅气机,以柔和为贵,若邪气滞肝,疏泄失常,气郁不利则见弦脉。诸痛、痰饮,气机阻滞,阴阳不和,脉气因而紧张,故脉弦。虚劳内伤,中气不足,肝病乘脾,亦见弦脉。若脉弦而如循刀刃,便是胃气全无,病多难治。

【相类脉】

①紧脉:

【脉象】 脉来绷急,状若牵绳转索。其特点是脉势紧张有力,坚搏抗指,脉管的紧张度、力度均比弦脉高。

【主病】 寒证、痛证。

【脉理】 寒邪侵袭人体,与正气相搏,以致脉道紧张而拘急,故见紧脉。诸痛而见紧脉,也是寒邪积滞与正气激搏之缘故。

②革脉:

【脉象】 浮而搏指,中空外坚,如按鼓皮。其特点为浮取时脉管搏动范围较大而且较硬,有搏指感,但重按则乏力,有豁然而空之感,为外急内空之状。

【主病】 亡血、失精、半产、漏下。

【脉理】 因精血耗伤,脉管不充,正气不固,气无所恋而浮越于外,以致脉来浮大搏指,外急中空,恰似绷急的鼓皮。

(4)濡脉:

【脉象】 浮而细软无力,如絮浮于水中。其特点是搏动部位在浅层,形细而软,轻取即得,重按不显。

【主病】 虚证、湿证。

【脉理】 濡脉主诸虚,若为精血两伤,阴虚不能维阳,故脉浮软,精血不充,则脉细;若为气虚阳衰,虚阳不敛,脉也浮软,浮而细软,则为濡脉。若湿邪困阻脾胃,阻遏阳气,脉气不振,亦见濡脉。

6.脉率分类

(1)结脉:

【脉象】 脉来缓慢,时有中止,止无定数。

【主病】 阴盛气结,寒痰血瘀,癥瘕积聚。

【脉理】 阴盛气机郁结,阳气受阻,血行瘀滞,故脉来缓急,脉气不相顺接,时一止,止后复来,止无定数,常见于寒痰血瘀所致的心脉瘀阻证。结脉见于虚证,多为久病虚劳,气血虚衰,脉气不继,故断而时一止,气血续则脉复来,止无定数。

(2)代脉:

【脉象】 脉来一止,止有定数,良久方来。其特点是脉律不齐,有规律的歇止,歇止的时间较长,脉势较软弱。

【主病】 脏气衰微、痛证、惊恐、跌仆损伤等。

【脉理】 脏气衰微，气血亏损，以致脉气不能衔接而歇止，不能自还，良久复动。痛证、惊恐、跌仆损伤等见代脉，是因暂时性的气结、血瘀、痰凝等阻于经脉，致脉气阻滞，不相衔接，而致脉代而应指有力。

（3）促脉：

【脉象】 脉来数，时而一止，止无定数。其特点是脉率较快而有不规则的歇止。

【主病】 阳热亢盛，气血痰食郁滞。亦见于脏气衰败。

【脉理】 阳热盛极，或气血痰饮，宿食郁滞化热，正邪相搏，血行急速，故脉来急数。热灼阴津则津血衰少，心气受损，脉气不续，故脉时有歇止，止后复来，止无定数。促脉亦可见于虚证，若元阴亏损，则数中一止，止无定数，必促而无力。

7. 相兼脉与主病 相兼脉是指两种或两种以上单因素脉相兼出现，复合构成的脉象，又称为复合脉。在二十八脉中，有的脉象属于单因素脉，如浮、沉、迟、数、长、短、大、细等脉。而有些脉本身就是由几种单因素脉合成的，如弱脉是由沉、细、软三种相合而成，濡脉是由浮、细、软三种相合而成；动脉由滑、数、短三者合成；牢脉由沉、实、大、弦、长五种相合而成。

临床上所见脉象基本都是复合脉。相兼脉象的主病，往往等于各个脉所主病的总和，如浮为表，数为热，浮数主表热。现将常见的相兼脉及主病列于下：

浮紧：见于外感寒邪之表寒证，或风寒痹病疼痛。

浮缓：见于风邪伤卫，营卫不和的太阳中风证。

浮数：见于风热袭表的表热证。

浮滑：见于表证夹痰，或素体多痰湿而又感受外邪者。

沉迟：见于里寒证。

弦数：见于肝郁化火或肝胆湿热、肝阳上亢。

滑数：见于痰热、湿热，或食积内热。

洪数：见于阳明经证、气分热盛。

沉弦：见于肝郁气滞或水饮内停。

沉涩：见于血瘀。

弦细：见于肝肾阴虚、肝郁脾虚。

沉缓：见于脾虚，水湿停留。

沉细：见于阴虚、血虚。

弦滑数：见于肝火夹痰，肝胆湿热或肝阳上扰，痰火内蕴等。

沉细数：阴虚内热或血虚。

弦紧：见于寒证、痛证，常见于寒滞肝脉或肝郁气滞等所致的疼痛。

（九）诊小儿脉

诊小儿脉，与成人有所不同，因小儿寸口部位狭小，难分寸关尺三部。此外，小儿临诊时容易惊哭，惊则气乱，脉气亦乱，故难于掌握，后世医家多以一指总候三部。操作方法是医生用左手握小儿手，再用右手大拇指按小儿掌后高骨脉上，分三部以定息数。对四岁以上的小儿，则以高骨中线为关，向高骨的前后两侧（掌端和肘端）挪动拇指，分诊寸、关、尺部。七八岁的病儿可以挪动拇指诊三部。九至十岁病儿，可以次第下指，依寸关尺三部诊脉。十岁以上病儿则按成人三部诊脉进行。

小儿脉象主病,以浮、沉、迟、数定表、里、寒、热,以有力无力定虚实,不详求二十八脉。

(十)脉症顺逆与从舍

1.**脉症顺逆**　脉症顺逆是指根据脉与症是否相应来判断疾病的顺逆。在一般情况下,脉与症是一致的,即脉症相应,但也有时候脉与症不一致,也就是脉症不相应,甚至还会出现相反的情况。从判断疾病的顺逆来说,脉症相应者主病顺,不相应者逆,逆则主病凶。一般来说,凡有余病证,脉见洪、数、滑、实则谓脉证相应,为顺,表示邪实正盛,正气足以抗邪;若反见细、微、弱的脉象,则为脉证相反,为逆,说明邪盛正虚,易致邪陷。再如,暴病脉来浮、洪、数、实者为顺,反映正气充盛能抗邪;久病脉来沉、微、细、弱为顺,说明有邪衰正复之机,若新病脉见沉、细、微、弱,说明正气已衰;久病脉见浮、洪、数、实,则表示正衰而邪不退,均属逆证。

2.**脉症从舍**　既然有脉症不相应的情况,其中必有一真一假,或为症真脉假,或为症假脉真,所以临证时必须辨明脉症的真假以决定从舍,或舍脉从症,或舍症从脉。

舍脉从症:在症真脉假的情况下,必须舍脉从症。例如,症见腹胀满,疼痛拒按,大便燥结,舌红苔黄厚焦燥,而脉迟细者,则症所反映的是实热内结肠胃,是真,脉所反映的是因热结于里,阻滞血液运行,故出迟细脉,是假象,此时当舍脉从症。

舍症从脉:在症假脉真的情况下,必须舍症从脉。例如,伤寒,热闭于内,症见四肢厥冷,而脉滑数,脉所反映的是真热,症所反映的是由于热邪内伏,格阴于外,出现四肢厥冷,是假寒,此时当舍症从脉。

二、按诊

按诊,就是医者用手直接触摸、按压患者体表的某些部位,以了解局部的异常变化,从而推断疾病的部位、性质和病情的轻重等情况的一种诊病方法。

(一)按诊的方法和意义

1.**方法**

(1)体位:按诊时病人取坐位或仰卧位。病人取坐位时,医生应面对病人而坐或站立进行,用左手扶住病人身体,右手触摸按压某一局部。这种体位多用于皮肤、手足、腧穴的按诊。按胸腹时,病人须采取仰卧位,全身放松,两腿伸直,两手放在身旁。医生站在病人右侧,右手或双手对病人进行切按。在切按腹内肿块或腹肌紧张度时,可再令病人屈起双膝,使腹肌松弛,便于切按。

(2)手法:按诊的手法大致可分触、摸、按、叩四类。

触是医生用指或手掌轻轻接触患者局部,如额部及四肢皮肤等,以了解凉热、润燥等情况,用于分辨病属外感还是内伤,是否汗出,以及阳气阴津之盈亏。

摸是医生用手指稍用力寻抚局部,如胸腹、腧穴、肿胀部位等,以探明局部的感觉情况及肿物的形态、大小等,以辨病位及病性虚实。

按是以重手按压局部,如胸腹或肿物部位,以了解深部有无压痛,肿块的形态、质地、大小、活动度,以及肿胀的程度、性质等,以辨脏腑虚实和邪气的痼结情况。

按诊时,医者要体贴患者,手法要轻巧,要避免突然暴力,冷天要事先把手暖和后再行检查。一般先触摸,后按压,指力由轻到重,由浅入深。同时要嘱咐病人主动配合,随时反映自己的感觉,还要边检查边观察病人的表情变化,了解其痛苦所在。按诊时要认真仔细,不能忽略任何与疾病有关的部位。

以上三法的区别表现在指力轻重不同,所达部位浅深有别。触者用手轻诊皮肤;摸者稍用力达于肌层;按则重指力诊筋骨或腹腔深部。临床操作时可综合运用。一般是先触摸,后按压,由轻而重,由浅入深,先远后近,先上后下地进行诊察。

叩即叩击法,是医生用手叩击病人身体某部,使之震动产生叩击音、波动感或震动感,以此来确定病变的性质和程度的一种检查方法。叩击法有直接叩击法和间接叩击法两种。直接叩击法是医生用手指直接触击体表部位。例如,对臌胀病人可进行直接叩诊,若叩之如鼓者为气臌,叩之音浊者为水臌。也可将手放于患者腹部两例对称部位,用一侧手叩击,若对侧手掌有波动感,是有积水的表现。间接叩击法是医生用左手掌平贴在体表,右手握成空拳叩击左手背,边叩边询问患者叩击部位的感觉,有无局部引痛,以推测病变部位和程度。如腰部有叩击痛,除考虑可能与局部骨骼疾病有关外,主要与肾脏疾病有关。

2.意义　按诊是切诊的一部分,是四诊中不可忽略的一环。它在望、闻、问的基础上,更进一步地深入探明疾病的部位和性质等情况。对于胸腹部的疼痛、肿胀、痰饮、癥块等病变,通过触按,更可以充实诊断与辨证所必需的资料。

(二)按诊的内容

按诊的应用范围较广。临床上以按肌肤、按手足、按胸腹、按腧穴等为常用,兹分述如下:

1.按肌肤　是为了辨别肌肤的寒热、润燥、疼痛及肿胀等情况。

凡阳证、热证多见肌肤灼热;阴证、寒证多见肌肤清凉。手足心灼热较甚者,多为阴虚内热。

按肌肤不仅能从冷暖以知寒热,更可从热的甚微而分表里虚实。凡身热初按甚热,久按热反转轻的,是热在表;若久按其热反甚,热自内向外蒸发者,为热在里。

肌肤濡软而喜按者,为虚证;患处硬痛拒按者,为实证。轻按即痛者,病在表浅;重按方痛者,病在深部。

皮肤干燥者,见于尚未出汗;干瘪者,为津液不足;湿润者,为身已汗出或津液未伤,气血充盛;肌肤枯涩者,为气血不足。新病皮肤多滑润而有光泽,为气血未伤之表现。久病肌肤枯涩者,为气血两伤;肌肤甲错者,多为血虚失荣或瘀血所致。

按压肿胀,可以辨别水肿和气肿。按之凹陷,放手即留手印,不能即起的,为水肿;按之凹陷,举手即起的,为气肿。

触按疮疡局部的凉热、软硬,来判断证之阴阳寒热和是否成脓。一般说来,肿硬不热者,属寒证;肿处灼手而压痛者,为热证。根盘平塌漫肿的属虚证,根盘收束而高起的属实证。患处坚硬多属无脓,边硬顶软内必成脓。至于肌肉深部的脓肿,则以"应手"或"不应手"来决定有脓无脓。方法是两手分放在肿物的两侧,一手时轻时重加以压力,一手静候深处有无波动感,若有波动感应手,即为有脓,根据波动范围的大小,即可测知脓液的多少。

2.按手足　触摸病人的手足主要在探明寒热,以判断病证性质的寒热虚实及表里内外顺逆。一般来说,凡手足惧冷的,是阳虚寒盛,属寒证;手足惧热的,多为阳盛热炽,属热证。但亦有因阳热太盛以致阳气闭结于内,不得外达而手足厥冷的里热证,即热深厥亦深的表现,应注意鉴别。热证见手足热者,属顺候;热证反见手足逆冷者,属逆候,是病情严重的表现。

诊手足寒热,还可以辨别外感病或内伤病。手足的背部较热的,为外感发热,手足心较热的,为内伤发热。此外,还有以手心热与额上热的互诊来分别表热或里热的方法。额上热甚于手心热的,为表热;手心热甚于额上热的,为里热。这一诊法有参考意义。

在儿科方面,小儿指尖冷主惊厥,中指独热主外感风寒。中指指尖独冷,为麻疹、水痘将发之象。

此外,诊手足的寒温可测知阳气的存亡,推测疾病预后,亦具有重要意义。阳虚之证,四肢犹温,是阳气尚存,尚可治疗;若四肢厥冷,其病多凶,预后不良。

3. 按胸腹　胸腹各部位的划分如下:膈上为胸、膈下为腹。侧胸部从腹下至11、12肋骨的区域为胁。腹部剑突下方位置称为心下。胃脘相当于上腹部。大腹为脐上部位,小腹在脐下,少腹即小腹之两侧(图8-4)。

按胸腹就是根据病情的需要,有目的地对胸前区、胁肋部和腹部进行触摸、按压,必要时进行叩击,以了解其局部的病变情况。

胸腹按诊的内容,又可分为按虚里、按胸胁和按腹部三部分。

(1)按虚里:虚里位于左乳下心尖搏动处,为诸脉所宗。探索虚里搏动的情况,可以了解宗气的强弱,疾病之虚实,预后之吉凶。古人对此非常重视。

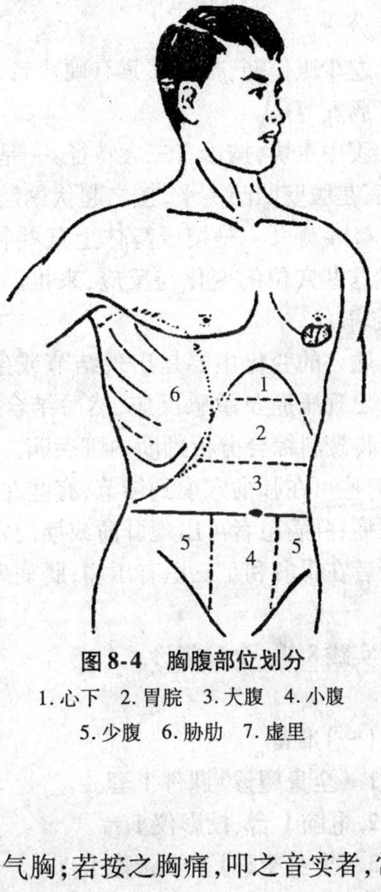

正常情况下,虚里按之应手,动而不紧,缓而不急,其搏动范围直径约2~2.5 cm,为健康之征。按之微弱无力,为不及,是宗气内虚。若动而应衣,为太过,是宗气外泄之象。若按之弹手,洪大而搏,或绝而不应者,是心气衰绝,属于危重的证候。

孕妇胎前产后,虚里动高者为恶候,虚损痨瘵之病,虚里日渐动高者为病进。

至于惊恐,大怒或剧烈运动后,虚里搏动虽高,但静息片刻即平复如常者,是生理现象。肥胖之人因胸壁较厚,虚里搏动不明显,亦属生理。

(2)按胸胁:胸为心肺之所居,按胸部可了解心肺的病变情况;肝胆位于右胁,肝胆经脉分布两胁,故按胁肋主要是了解肝胆疾病。

图8-4　胸腹部位划分
1. 心下　2. 胃脘　3. 大腹　4. 小腹
5. 少腹　6. 胁肋　7. 虚里

前胸高起,叩之膨膨然,其音清者,多为肺胀,亦见于气胸;若按之胸痛,叩之音实者,常为饮停胸膈或痰热壅肺;胸部外伤则见局部青紫肿胀而拒按。

肝脏位于右胁内,上界在锁骨中线处平第五肋,下界与右肋弓下缘一致,故在肋下一般不能扪及。胁下肿块,刺痛拒按为气滞血瘀。右胁下肿块,若按之表面凹凸不平,应注意排除肝癌。疟疾日久,胁下出现肿块,按之硬者为疟母。

(3)按脘腹:是通过触按胃脘部及腹部,了解其凉热、软硬、胀满、肿块、压痛等情况,以辨别不同脏腑组织的发病及证之寒热虚实的诊断方法。

按脘部主要是诊察胃腑病证。脘部痞满,按之较硬而疼痛者属实证,多因实邪聚结胃脘所致,按之濡软而无痛者属虚证,多因胃腑虚弱所致。

按腹部主要是诊断肝、脾、小肠、大肠、膀胱、胞宫及其附件组织的病证,其通过腹部的凉热、软硬、胀满、肿块、压痛等异常变化反映出来。一般来说,凡腹部按之肌肤凉而喜温者,属寒证;腹部按之肌肤灼热而喜凉者,属热证;腹痛喜按者多属虚证;腹痛拒按者多属实证。

腹部胀满,按之有充实感觉,有压痛,叩之声音重浊的,为实满。腹部膨满,但按之不实,无压痛,叩之作空声的,为气胀,多属虚满。腹部高度胀大,如鼓之状者,称为膨胀,它是一种严重的病证,可分水臌与气臌。以手分置腹之两侧,一手轻拍,另一手可触到波动感。同时,按之如囊裹水,且腹壁有凹痕者,为水臌;以手叩之如鼓,无波动感,按之亦无凹痕者,为气臌。另外,有些高度肥胖的人,亦见腹大如鼓,但按之柔软,且无脐突及其他重病征象,当与臌胀鉴别。

检查腹部肿块要注意肿块的部位、大小、形态、硬度、压痛、能否移动等情况。凡肿块推之不移,痛有定处,按之有形为癥积,病属血分;肿块痛无定处,按之无形,聚散不定的为瘕聚,病属气分。

左少腹作痛,按之累累有硬块者,肠中有宿粪。右少腹作痛,按之疼痛,有包块应手者,常见于肠痈等病。

腹中虫块,按诊有三大特征:一是形如筋结,久按会转移;二是细心诊察,觉指下如蚯蚓蠕动;三是腹壁凹凸不平,按之起伏聚散,往来不定。

4.按腧穴　是按压身体上某些特定穴位,通过这些穴位的变化与反应,来推断内脏的某些疾病。

腧穴的变化主要是出现结节或条索状物,或者出现压痛及敏感反应,然后结合望、闻、问诊所得资料综合分析判断内脏疾病。如肺病患者,有些可在肺俞穴摸到结节,有些在中府穴出现压痛;肝病患者可出现肝俞或期门穴压痛;胃病患者在胃俞和足三里有压痛;肠痈患者在上巨虚(阑尾穴)有压痛。这些均具有诊断意义。

> **知识链接:**
> 　　腧穴是脏腑经络之气转输之处,是内脏病变在体表的反应点。因此,早在《灵枢·背俞》中就记载:"欲得而验之,按其处,应在中而痛解,乃其俞也。"

实践8-1　全身望诊

(一)准备
1.《全身望诊》课件1套。
2.电脑1台、投影仪1台。
3.《全身望诊》教学录像1部。
4.《望诊》图谱4本,每小组1本(每组5人左右)。

(二)实践过程
1.参加实验者集体观看整套《全身望诊》课件,由教师进行讲解。
2.观看《全身望诊》教学片录像1部。
3.参加实验者分组观看《望诊》彩色图谱。由教师选择典型图片进行讲解。
4.根据教学要求填写实验报告。
5.实验内容　通过观看神、色、形、态的课件和图片资料,掌握神色形态的观察要点,熟悉各种临床征象的特点及其临床辨证意义。体内脏腑、经络、气血的生理活动及其病理变化,必然有相应的临床征象反映于外。其中,有一部分生理、病理征象通过神色形态表现出来。通过对课件和图片的阅读观察,便可更多地了解临床病例在神、色、形、态等方面的病理特征。

（1）望神：观看得神、失神和假神的各种不同表现,掌握神的概念,得神、失神、假神的辨别要点和各自的临床意义。

（2）望面色：观看常色、病色、主色、客色五色变化的特征,掌握五色主病的主要内容。

（3）望形态：观看正常形体和病态形体,掌握消瘦、肥胖、鸡胸、驼背、膝内翻畸形、桶状胸、扁平胸、腹胀、舟状腹等异常形体的特征及其临床意义。

（4）望姿态：观看痹证、痿证、半身不遂、端坐呼吸、角弓反张等病理性姿态的特征,掌握异常姿态的临床意义。

（5）望头面、五官、颈项等局部病证。

（三）注意事项

1. 实验学生提前 10 分钟进入实验室,做好实验准备。

2. 教师应选择典型图片进行准确讲解。

（四）结果和讨论

1. 通过对图片的分析初步掌握全身望诊的观察要点。

2. 写出 10 张神色形态教学考核片的病理特征及其临床意义。

实践 8-2　望舌

（一）准备

1.《舌诊》课件 1 套。

2. 电脑 1 台、投影仪 1 台。

3.《舌诊》教学录像 1 部。

4.《舌诊》图谱 4 本,每小组本（每组 5 人左右）。

（二）实践过程

1. 参加实验者集体观看整套《舌诊》课件,由教师进行讲解。

2. 观看《舌诊》教学片录像一部。

3. 参加实验者分组观看《舌诊》彩色图谱。由教师选择典型图片进行讲解。

4. 根据教学要求填写实验报告。

5. 实验内容　舌同脏腑、气血津液之间,通过经络保持着密切的联系,舌象能比较客观地反映脏腑、气血津液的生理功能和病理变化。所以观察舌象可以了解内脏的病变、气血的盛衰、津液的盈亏,推断疾病的预后,是辨证的重要依据。

（1）学习望舌的方法（如伸舌姿势、观察顺序等）、注意事项（如光线、饮食、季节、时间、年龄、体质等因素对舌象的影响）。

（2）观察舌的大体结构,包括舌体、舌表面与舌下的结构。

（3）观察舌的不同部位与脏腑的分属关系。

（4）观察正常舌象（包括舌质、舌苔及舌下）的色泽形态。

（5）病理性舌象的色泽形态特征及其临床意义。

舌质：

①舌质的神色变化：荣舌、枯舌、淡白舌、红绛舌、青紫舌。

②舌形变化：老、嫩、胖、瘦、点刺、裂纹、齿痕。

③舌态变化:痿软、歪斜、卷缩、颤动、吐弄、强硬。

舌苔:

①苔质变化:厚、薄、润、燥(糙)、滑、腻、剥落、有根、无根等。

②苔色变化:白苔、黄苔、灰黑苔。

(6)舌象分析:病理舌象的描述;舌质与舌苔的综合分析方法。

(三)注意事项

1.实验学生提前10分钟进入实验室,做好实验准备。

2.教师应选择典型图片进行准确讲解。

(四)结果和讨论

1.通过对图片的分析初步掌握望舌的方法。

2.描述五张舌诊教学考核片的舌象(包括舌质和舌苔)在色、质、形态方面的特征,综合分析其临床意义。

实践8-3 闻诊

(一)准备

1.《闻诊》课件1套。

2.电脑1台、投影仪1台。

3.《闻诊》教学录像1部。

(二)实践过程

1.参加实验者集体观看整套《闻诊》课件,由教师进行讲解。

2.观看《闻诊》教学片录像1部。

3.根据教学要求填写实验报告。

4.实验内容:通过课堂讨论掌握声音的高低、强弱、清浊等变化的一般临床意义,口气、汗、痰、二便、带下及病室气味等变化及其临床意义。由于人体的声音和气味,都是在脏腑生理和病理活动过程中产生的,所以,通过对声音和气味的诊察,能了解病情,判断脏腑的生理和病理变化,为辨证论治提供依据。

(1)学习判断正常声音与异常声音的方法。

(2)讨论常见病变声音的一般规律、特点。

(3)讨论异常气味变化及其临床意义。

(4)学习闻诊的病理表现及其临床意义。

①咳嗽、喘、哮、呃逆、嗳气、喷嚏、谵语等变化及其一般临床意义。

②呼吸、语言、呕吐声音的高低、强弱、清浊等变化的一般临床意义。

③口气、汗、痰、二便、带下及病室气味等变化及其临床意义。

(5)闻诊分析:病理表现的描述及分析方法。

(三)注意事项

1.实验学生提前10分钟进入实验室,做好实验准备。

2.教师应结合教学录像对典型表现进行准确讲解。

(四)结果和讨论

1. 通过对闻诊中的常见表现进行分析,初步掌握其临床意义。

2. 描述正常声音与异常声音的区别及其临床意义。

实践8-4 问诊

(一)准备

1.《问诊》教学录像1部。

2. 电脑1台、投影仪1台。

3. 问诊病例5份。

(二)实践过程

1. 参加者集体观看整套《问诊》教学片录像一部,由教师进行讲解。

2. 由教师扮演病人,学生扮演医生,进行问诊演示,结束后教师点评。

3. 每组学生中选择一人扮演医生,另一人扮演病人,进行问诊,提炼主诉,围绕主诉询问现病史,包括发病情况、病程演变、诊治经过、现在症状等,以及既往史、个人史、生育史、家族史等内容。教师巡回指导问诊顺序、问诊特点、问诊方法。

4. 根据教学目的要求学生写出完整、准确、规范的问诊病历。

5. 实验内容:掌握问诊内容、主诉的提炼;熟悉问诊顺序及注意事项;了解问诊的技巧。问诊是诊察疾病的重要方法,在四诊中占有非常重要的位置,是临床诊察疾病的第一步。在疾病的早期或某些情志致病时,病人只有自觉症状,而无明显客观体征,问诊就尤为重要。它能提示病变的重点,有利于疾病的早期诊断。

(1)问一般项目:包括姓名、性别、年龄、民族、职业、婚否、籍贯、现单位、现住址等。

(2)问主诉和现病史:主诉是患者就诊时陈述的其感受最明显或最痛苦的主要症状及其持续的时间。现病史包括疾病(主诉所述的疾病)从起病之初到就诊时病情演变与诊察治疗的全部过程,以及就诊时的全部自觉症状。一般应从以下几个方面询问:起病情况、病情演变过程、诊察治疗过程。

(3)既往史、生活史、家族史。

(4)问现在症状,熟悉"十问歌"。

(5)对于问诊内容进行综合分析。

(三)注意事项

1. 实验学生提前10分钟进入实验室,做好实验准备。

2. 教师应指导学生准确进行询问,并进行主诉的提炼。

(四)结果和讨论

1. 通过医生与患者角色的扮演初步掌握问诊的方法。

2. 分析5个门诊病例,使学生熟悉问诊的内容及技巧。

实践 8-5　脉诊

（一）准备

1.《脉诊》教学录像 1 部。

2.电脑 1 台、投影仪 1 台。

3.桌、椅、脉枕、脉诊仪 4 台。

（二）实践过程

1.参加者集体观看整套《脉诊》教学片录像 1 部，由教师进行讲解。

2.使用脉诊仪体会常见脉象：浮、沉、迟、数、平、弦、滑、洪、濡、涩、结、代、促等的指感特征。

3.由学生相互练习正确的切脉指法，包括定位、布指、单按、总按，以及举、按、寻、循等。

4.实验内容：掌握脉诊操作基本规范训练，训练切脉技能，体会常见脉象的指下感觉；熟悉常见脉象特征及临床意义；了解脉诊的原理。脉象是脉动应指的形象，包含有脉位、脉力、脉率、脉宽、脉长、均匀度、紧张度、流利度 8 个方面。这 8 个方面的指感特征，必须应用正确的切脉指法才能全面感知和体会，并且通过反复训练逐步提高手指触觉的灵敏度，才能获得对各种脉象的辨识能力。脉象模拟装置是从已定型的典型脉图中提取特征参数值，通过仿生模拟制作而成，指感比较逼真。初学者在该装置上反复体会典型脉象的指感特征，便于辨别病人的脉象，也能弥补临床见习时的不足。

（1）被切脉者取正坐位，身体靠近诊察桌边，左（或右）手臂自然伸出，屈肘 100° 左右，直腕仰掌，腕下垫一脉枕，使腕部与心脏处于同一水平位置，以保持气血的流畅和脉象的正常显现。如被测者取仰卧位，则手臂自然伸直，外展 30°，余同坐位。

（2）切脉者以右（或左）手中指按在被测者腕部桡骨茎突内侧桡动脉搏动处定为"关"部，再以食指按在"关"前（远心端）定"寸"部，无名指按在"关"后（近心端）定"尺"部。

切脉手指微曲，呈弓形，三指头平齐。以指目（指腹与指尖的交界处）按脉体，布指疏密应根据被测者手臂长度而定，长者宜疏，短者宜密。

（3）先以三个手指轻按在寸口皮肤上（举法）；然后用力按到筋骨（按法）；再以不轻不重的中等指力，上下左右推移，以取得脉搏最清晰的感觉（寻法）；或沿血管纵向前后循摸（循法）。体会不同指法下脉象的特征。

（4）运用上述指法取得最佳指感时，体会和辨别脉象的频率快慢、力度强弱、部位深浅、脉体大小，以及滑涩弦濡等形态特征，判断所切脉象的名称。

（5）比较总按和单按时，三部脉象的差异（包括三部脉象的部位、形态特征）。

（6）用脉象仪切脉，体会其所显示的脉象特征。

（三）注意事项

1.实验学生提前 10 分钟进入实验室，做好实验准备。

2.要注意正确切脉指法的训练，在教师指导下，同学间可相互练习，互相纠正。

3.切脉时要聚精会神，注意调息，保持安静的环境。

4.使用脉诊仪时要严格遵守操作规程，以免损坏仪器。

（四）结果和讨论

1.通过脉诊仪训练使学生初步掌握问诊的方法。

2.根据辨脉的八个要素，概括描述四种脉象的主要特征并判断其脉名。

第八章
诊 法

 达标与评价

【A 型题】

1. 哪项属于失神

A. 神志清楚,语言清晰　　　　　B. 面色润泽,表情自然　　　　　C. 反应灵敏,动作灵活

D. 形羸色暗,两目无神　　　　　E. 呼吸平稳,体态自如

2. 哪项不是"得神"的表现

A. 语言清晰　　　　　　　　　B. 反应灵敏　　　　　　　　C. 颧赤如妆

D. 呼吸平稳　　　　　　　　　E. 肌肉不削

3. 久病精气衰竭的病人,突然精神好转,食欲大增,颧赤如妆,语言不休,此属

A. 有神　　　　B. 无神　　　　C. 少神　　　　D. 神乱　　　　E. 假神

4. 表情淡漠,闷闷不乐,哭笑无常,精神痴呆,喃喃自语,多由

A. 邪热客于心肺　　　　　　　B. 痰气郁结,阻蔽神明　　　　　C. 气郁化火,痰火扰心

D. 蓄血瘀阻,蒙蔽神明　　　　E. 肝风夹痰,上窜蒙闭清窍

5. 患者突然昏倒,口吐涎沫,两目上视,四肢抽搐,醒后如常,可诊断为

A. 痫病　　　　B. 癫病　　　　C. 狂病　　　　D. 中暑　　　　E. 中风

6. 面色青不见于哪个病证

A. 寒证　　　　B. 虚证　　　　C. 痛证　　　　D. 瘀血　　　　E. 惊风

7. 重危病人,面色苍白,但时而泛红如妆,嫩红带白,属于

A. 阴虚　　　　B. 血虚　　　　C. 气血两虚　　　　D. 湿证　　　　E. 戴阳证

8. 颧部潮红属于

A. 心火亢盛　　B. 阴虚内热　　C. 阳明实热　　D. 真寒假热　　E. 气虚发热

9. 小儿惊风的典型面色是

A. 面色淡青或青紫　　　　　　B. 面色与口唇青紫　　　　　C. 眉间、鼻柱、唇周发青

D. 面色青黄　　　　　　　　　E. 面色白而泛红如妆

10. 满面通红者多见于

A. 戴阳证　　　B. 外感发热证　　C. 气虚发热证　　D. 阴虚内热证　　E. 真寒假热证

11. 面现青色,常为

A. 脾气虚衰,水湿不化　　　　　B. 寒凝气滞,经脉瘀阻　　　　　C. 肾阴暗耗,虚火内炽

D. 心脾两虚,气血不足　　　　　E. 肝肾阴虚,肝阳上亢

12. 随四季气候的变化,人的面色也微有变化,秋天的面色相应为

A. 稍赤　　　　B. 稍白　　　　C. 稍青　　　　D. 稍黄　　　　E. 稍黑

13. 在五色望诊中,白色的主病是

A. 湿证　　　　B. 水饮　　　　C. 痛证　　　　D. 夺气　　　　E. 瘀血

14. 脾胃气虚,气血不足的病人,面色多表现为

199

A. 黧黑　　　　　B. 萎黄　　　　　C. 嫩红　　　　　D. 黄胖　　　　　E. 苍白

15. 对病人面色的观察,首先需注意鉴别

A. 主色与客色　　　　　　　B. 常色与病色　　　　　　　C. 主色与病色

D. 客色与病色　　　　　　　E. 善色与恶色

16. 下列哪项是脏腑精气衰竭的重病表现

A. 体胖食少,神疲乏力　　　　B. 体瘦能食,舌红苔黄　　　　C. 体瘦颧红,皮肤焦干

D. 体瘦食少,舌淡苔白　　　　E. 大骨枯槁,大肉陷下

17. 小儿睡时露睛,多由于

A. 脾虚气血不足　　　　　　B. 肾虚阴精亏耗　　　　　　C. 肺失宣降

D. 肝经风热　　　　　　　　E. 肝风内动

18. 眼皮红肿湿烂,多为

A. 心火　　　　　B. 脾火　　　　　C. 肺火　　　　　D. 肝胆湿热　　　　　E. 肝火

19. 齿燥如枯骨者,属

A. 热盛伤津　　　B. 阳明热盛　　　C. 肾阴枯涸　　　D. 胃气不足　　　E. 肾气亏虚

20. 疹的特点为

A. 平铺于皮下,摸之不碍手　　　B. 皮肤红、肿、热、痛　　　　　　C. 皮肤上出现晶莹如粟的透明小疱疹

D. 初起如粟,根脚坚硬　　　　　E. 高出于皮肤,摸之碍手

21. 热痰的临床表现是

A. 痰清稀泡沫多　　　　　　B. 痰黄黏稠有块　　　　　　C. 痰白清稀,或有灰黑点

D. 痰少而黏,难于咯出　　　　E. 痰白滑量多,易于咯出

22. 小儿指纹颜色呈青色者,多见于

A. 外感表证　　　B. 热证　　　　　C. 惊风　　　　　D. 气血两虚　　　E. 食积

23. 小儿食指络脉显于风关为

A. 邪入脏腑　　　B. 邪气入络　　　C. 邪气入经　　　D. 邪犯皮毛　　　E. 邪入关节

24. 舌体上反映肾与膀胱病变的部位是

A. 舌尖　　　　　B. 舌中　　　　　C. 舌根　　　　　D. 舌边　　　　　E. 舌下络脉

25. 下列哪项属正常舌象

A. 舌红起刺　　　B. 舌面水滑　　　C. 舌苔白腻　　　D. 舌下络脉怒张　　　E. 舌苔薄白

26. 热盛伤津,气血壅滞可见

A. 淡红舌　　　　B. 红绛舌　　　　C. 青紫舌　　　　D. 绛紫舌　　　　E. 青舌

27. 舌边生芒刺,属于

A. 肝胆火盛　　　B. 心火亢盛　　　C. 胃火炽盛　　　D. 大肠热盛　　　E. 膀胱湿热

28. 外感热病,邪热深入营血,多见

A. 青舌　　　　　B. 红舌　　　　　C. 绛舌　　　　　D. 紫舌　　　　　E. 淡白

29. 哪一项不属于望舌形的内容

A. 胖大　　　　　B. 瘦薄　　　　　C. 歪斜　　　　　D. 裂纹　　　　　E. 齿痕

30. 紫舌多主

A. 气滞　　　　　B. 血瘀　　　　　C. 痰凝　　　　　D. 津亏　　　　　E. 中毒

31. 舌体胖大,有齿痕,主

A. 心血不足　　B. 肝血亏损　　C. 肾阴不足　　D. 肺阴不足　　E. 脾虚湿盛

32. 胖嫩舌多由

A. 肝阴不足　　B. 胃肠有热　　C. 脾肾阳虚　　D. 胃气阴两伤　　E. 湿遏热郁

33. 齿痕舌常与哪种舌象同时出现

A. 肿胀舌　　B. 红绛舌　　C. 胖大舌　　D. 裂纹舌　　E. 光滑舌

34. 下列哪项不属于望苔质的内容

A. 厚苔　　B. 燥苔　　C. 腐苔　　D. 黄苔　　E. 剥苔

35. 舌苔黄腻多主

A. 湿热内蕴　　B. 热盛伤津　　C. 寒湿内困　　D. 疫疠初起　　E. 暑热偏盛

36. 花剥苔表示

A. 脾虚湿盛　　B. 胃肠有热　　C. 脾肾阳虚　　D. 胃气阴两伤　　E. 湿遏热郁

37. 苔质颗粒细腻致密,不易刮去,称为

A. 腐苔　　B. 滑苔　　C. 腻苔　　D. 垢苔　　E. 糙苔

38. 谵语的病因病机多由于

A. 热扰心神　　　　　　B. 痰火扰心　　　　　　C. 心气大伤,精神散乱

D. 心气不足,神失所养　　E. 痰迷心窍,心神蒙蔽

39. 言语粗鲁,狂妄叫骂,哭笑无常,多由于

A. 心气不足、神失所养　　B. 热邪内陷心包　　C. 痰火扰乱心神

D. 痰浊阻闭心窍　　E. 风痰蒙蔽清窍

40. 咳嗽阵发,发则连声不绝,咳嗽终止时有鸡鸣样回声。其病是

A. 白喉　　B. 百日咳　　C. 燥咳　　D. 寒咳　　E. 痰饮

41. 咳声不扬,痰稠色黄,属于

A. 燥咳　　B. 寒咳　　C. 湿咳　　D. 顿咳　　E. 热咳

42. 寒湿痰饮停聚于肺多见

A. 咳声重浊　　B. 咳声清脆　　C. 咳声顿作　　D. 咳声如犬吠　　E. 咳声不扬

43. 嗳出酸腐气味者为

A. 脾胃虚弱　　B. 寒邪犯胃　　C. 食积胃脘　　D. 肝气犯胃　　E. 胃阴不足

44. 食后偶有嗳气,并无酸腐气味者为

A. 寒气客胃　　B. 湿困脾胃　　C. 胃虚气逆　　D. 肝气犯胃　　E. 健康状态

45. 恶寒发热同时并见,多为

A. 疟疾　　B. 湿温病　　C. 外感表证　　D. 半表半里证　　E. 阳明病

46. 中午寒战,午后即发热恶热,汗出好转,每日发作一次,其病属于

A. 湿温病　　B. 少阳病　　C. 疟疾　　D. 瘟疫　　E. 太阳病

47. 日晡热甚,腹满便秘,属于

A. 阴虚潮热　　B. 阳明潮热　　C. 湿温潮热　　D. 气虚发热　　E. 阳明经热

48. 以午后热甚,身热不扬为特征者,属于

A. 阴虚内热　　B. 骨蒸潮热　　C. 湿温潮热　　D. 阳明潮热　　E. 气虚发热

49. 阳虚证可见

A. 畏寒　　　　B. 恶寒　　　　C. 寒战　　　　D. 壮热　　　　E. 潮热

50. 入睡时汗出,醒则汗止为

A. 盗汗　　　　B. 自汗　　　　C. 大汗　　　　D. 战汗　　　　E. 冷汗

51. 后头部痛连项背,说明邪气在

A. 太阳经　　　B. 阳明经　　　C. 少阳经　　　D. 太阴经　　　E. 厥阴经

52. 结石闭阻气机所致的疼痛,多表现为

A. 隐痛　　　　B. 灼痛　　　　C. 冷痛　　　　D. 胀痛　　　　E. 绞痛

53. 侧头痛,其病位在

A. 厥阴经　　　B. 太阳经　　　C. 阳明经　　　D. 督脉　　　　E. 少阳经

54. 肝郁气滞导致胸胁疼痛的特点是

A. 隐痛　　　　B. 胀痛　　　　C. 绞痛　　　　D. 灼痛　　　　E. 重痛

55. 湿邪头痛的特点是

A. 头痛喜冷　　B. 头痛如劈　　C. 头晕胀痛　　D. 头痛连齿　　E. 头痛如裹

56. 饭后困倦嗜睡多因

A. 脾气虚弱　　B. 心肾不交　　C. 胃失和降　　D. 胆郁痰扰　　E. 心胆气虚

57. 病人消谷善饥可见于

A. 肝火犯胃　　B. 胃火炽盛　　C. 脾胃湿热　　D. 胃阴不足　　E. 胆火上炎

58. 口干,但欲漱水不欲咽,可见于

A. 湿热　　　　B. 痰饮　　　　C. 阴虚　　　　D. 瘀血　　　　E. 寒证

59. "除中"是指

A. 久病之人,不能进食　　　　　　　　　　B. 久病之人,中焦脾胃虚弱,急需进补

C. 久病之人,胃脘部痞满,治当消除中焦痞满

D. 久病之人,本不能食,突然暴食　　　　　E. 消谷善饥,而大便溏泄

60. 水饮内停多表现为

A. 口渴不欲饮　　B. 口不渴　　　C. 口渴喜冷饮　　D. 口渴欲饮,饮入即吐

E. 口干但欲漱水而不欲下咽

61. 小便不畅,点滴而出,称为

A. 癃　　　　　B. 闭　　　　　C. 尿频　　　　D. 尿急　　　　E. 遗尿

62. 遗尿多由

A. 湿热下注　　B. 寒湿困脾　　C. 风寒束肺　　D. 大肠虚寒　　E. 肾气不固

63. 腹痛窘迫,时时欲便,肛门重坠,便出不爽,称为

A. 溏结不调　　B. 清浊不分　　C. 肛门灼热　　D. 里急后重　　E. 五更泄

64. 湿热蕴结大肠的特征是

A. 下利清稀,完谷不化　　　　B. 下利清稀,无恶臭　　　　C. 肠鸣泄泻,稀溏爽利

D. 腹泻不爽,粪便秽臭　　　　E. 泄泻伴有脱肛

65. 月经后期,经色紫暗有块者,多为

A. 寒凝　　　　B. 气虚　　　　C. 血热　　　　D. 痰湿　　　　E. 血虚

66. 指力从轻到重,从重到轻,左右前后推寻,以寻找脉动最明显的特征,称为

A. 举　　　　　B. 寻　　　　　C. 按　　　　　D. 单按　　　　E. 总按

67. "有根"之脉象是指

A. 不浮不沉　　　　　　　B. 节律一致　　　　　　　C. 不快不慢

D. 和缓有力　　　　　　　E. 沉取尺部应指有力

68. 脉来急数而时一止,止无定数,指的是何脉

A. 疾脉　　　B. 促脉　　　C. 结脉　　　D. 动脉　　　E. 代脉

69. 沉按实大弦长称之为

A. 长脉　　　B. 弦脉　　　C. 伏脉　　　D. 牢脉　　　E. 紧脉

70. 三部脉举之无力,按之空虚的是

A. 浮脉　　　B. 虚脉　　　C. 实脉　　　D. 弦脉　　　E. 绝脉

71. 浮而细软的脉象是

A. 虚脉　　　B. 细脉　　　C. 濡脉　　　D. 微脉　　　E. 弱脉

72. 气滞血瘀的病证多见

A. 革脉　　　B. 涩脉　　　C. 虚脉　　　D. 疾脉　　　E. 濡脉

73. 极细极软,按之欲绝,若有若无的脉象是

A. 伏脉　　　B. 微脉　　　C. 虚脉　　　D. 动脉　　　E. 弱脉

74. 弦脉的主病是

A. 失血伤阴　　B. 气滞血瘀　　C. 阳极阴竭　　D. 痰饮诸痛　　E. 气分热盛

75. 下列何种脉象可见于正常人

A. 沉脉　　　B. 滑脉　　　C. 微脉　　　D. 涩脉　　　E. 实脉

76. 结脉的脉象是

A. 数而一止,止无定数　　　B. 数而一止,止有定数　　　C. 止有定数,良久方来

D. 缓而时止,止有定数　　　E. 缓而时止,止无定数

77. 关于相反的两种脉象,哪一项是错误的

A. 迟脉与数脉　　B. 浮脉与沉脉　　C. 洪脉与弦脉　　D. 滑脉与涩脉

E. 紧脉与缓脉

78. 弱脉与濡脉的主要区别在于

A. 脉势　　　B. 脉态　　　C. 脉位　　　D. 节律　　　E. 至数

79. 不属于按诊的内容是

A. 局部的冷热　　　　　　B. 皮肤的润燥　　　　　　C. 局部的颜色

D. 是否有肿块　　　　　　E. 是否有压痛

80. 腹部肿块、时聚时散、按之无形、痛无定处者,为

A. 癥积　　　B. 痞证　　　C. 瘕聚　　　D. 虫积　　　E. 水臌

【B 型题】

(1~2 题共用备选答案)

A. 神志清楚,面色荣润,两目精彩

B. 重病本已失神,突然神识清醒,颧赤如妆

C. 壮热烦躁,神昏谵语,四肢抽搐

D. 精神不振,面色少华,倦怠乏力

E. 精神萎靡,面色无华,形体羸瘦

1. 假神的表现是
2. 虚证失神的表现是

（3~5 题共用备选答案）

A. 从容和缓流利　　　　　　　B. 柔和有力,节律一致
C. 脉率不快不慢,强弱适中　　D. 尺脉有力,沉取不绝
E. 不浮不沉,不大不小

3. 脉"有胃"主要是指
4. 脉"有神"主要是指
5. 脉"有根"主要是指

（6~8 题共用备选答案）

A. 里热证　　B. 寒湿证　　C. 表寒证　　　D. 阳虚证　　　E. 阴虚证

6. 黄厚苔主
7. 少苔主
8. 白腻苔主

（9~10 题共用备选答案）

A. 阴虚证　　B. 血虚证　　C. 气虚证　　　D. 津亏证　　　E. 亡阳证

9. 自汗的特点是
10. 盗汗的特点是

（11~13 题共用备选答案）

A. 脉位的变化　B. 脉形的变化　C. 脉力的变化　D. 脉势的变化
E. 脉律的变化

11. 细脉主要是
12. 弦脉主要是
13. 实脉主要是

（14~15 题共用备选答案）

A. 外感表证　　　　　　　B. 里实热证　　　　　　　　C. 痛证、惊风
D. 血络瘀闭　　　　　　　E. 脾虚、疳积

14. 小儿指纹淡白,主病是
15. 小儿指纹鲜红,主病是

【X 型题】

1. 望面色中,黑色主病是

A. 痛证　　B. 寒证　　　C. 水饮　　　D. 瘀血　　　E. 气滞

2. 有神的病人可表现为

A. 肌肉不削　B. 目光精彩　C. 神志清楚　D. 面红如妆　E. 语言清亮

3. 腐苔成因是

A. 阳热有余　B. 阳气被遏　C. 热盛伤阴　D. 胃中腐浊上升　E. 阳气虚衰

4. 绛舌的主病是

A. 表热　　B. 湿热　　C. 肺热壅盛　D. 阴虚火旺　E. 热入营血

5. 月经后期,根据哪些症状判断属于血虚

A. 经色淡红　　B. 经质稀　　　C. 经量少　　　D. 有血块　　　E. 经色紫暗

6. 口渴不多饮见于

A. 阴虚　　　　B. 湿热　　　　C. 痰饮　　　　D. 瘀血　　　　E. 食积

7. 便秘可见于

A. 实热证　　　B. 阴虚证　　　C. 血瘀证　　　D. 气阴两亏　　E. 阴寒内结

8. 湿热带下病的表现是

A. 量少　　　　B. 色黄　　　　C. 质黏稠　　　D. 质稀　　　　E. 味臭秽

9. 寒湿带下病的表现为

A. 色白　　　　B. 量多　　　　C. 质稠　　　　D. 味臭　　　　E. 量少

10. 尿量增多主要见于

A. 湿热证　　　B. 虚寒证　　　C. 血瘀证　　　D. 水肿病　　　E. 消渴病

11. 大汗可见于

A. 阴虚证　　　B. 气虚证　　　C. 实热证　　　D. 亡阳证　　　E. 表虚证

12. 头晕常见的病机是

A. 气血两虚　　B. 痰湿内阻　　C. 心火亢盛　　D. 肾精亏虚　　E. 气滞血瘀

13. 嗳气的病因是

A. 饮食积滞　　B. 肝气犯胃　　C. 胃虚气逆　　D. 胃气衰败　　E. 肝气上逆

14. 濡脉的主病是

A. 痛证　　　　B. 惊风　　　　C. 诸虚　　　　D. 实热　　　　E. 湿证

15. 弦脉多见于

A. 肝胆病　　　B. 痰饮　　　　C. 痛证　　　　D. 失血伤阴　　E. 肝阳上亢

16. 涩脉的主病是

A. 伤精　　　　B. 血热　　　　C. 气虚　　　　D. 血少　　　　E. 气滞血瘀

17. 滑数脉的主病是

A. 寒湿　　　　B. 气滞　　　　C. 痰火　　　　D. 内热食积　　E. 水饮内停

18. 细脉的主病是

A. 气血两虚　　B. 诸虚劳损　　C. 湿病　　　　D. 痰饮　　　　E. 血瘀

（寇　宁　赵雪影）

>> 第九章 **辨 证**

目标与任务

◎ **目标**

1. 掌握八纲辨证、脏腑辨证的基本知识及进行病案分析的要领。

2. 熟悉按病性、病位分析的思路,运用所学辨证方法从四诊资料中提炼出病机的分析方法。

3. 了解六经辨证、卫气营血、三焦辨证的基本知识。

◎ **任务**

通过学习八纲辨证、脏腑辨证等辨证方法的基本知识,提高临床提炼主诉、总结八纲辨证结论及脏腑辨证结论、症状分析的基本能力。

辨证是中医诊断学的重要组成部分,是诊治疾病应当遵循的基本法则。辨证,就是分析、辨别疾病的证候,它是中医认识和诊断疾病的方法。

"辨"是识别、分析的意思。"证"即证候,是机体在疾病发展过程中的某一阶段的病理概括,它包括了病变的部位、原因、性质,以及邪正关系,反映出疾病发展过程中某一阶段的病理变化的本质。

辨证是以整体观念为指导思想,以阴阳、五行、脏腑、经络、精气血津液等学说为理论依据,对四诊所收集的资料,包括症状与体征进行综合、分析、归纳,在辨明疾病发生的原因、病变的部位、疾病的性质及邪正盛衰的基础上确立证候,明确诊断,为治疗提供依据。所以,辨证的过程实际上是认识疾病的过程。

历代医家通过长期临床实践,逐渐发展形成了八纲辨证、脏腑辨证、气血津液辨证、六经辨证、卫气营血辨证、三焦辨证等辨证方法。这些辨证方法,虽有各自的特点和侧重,但在临床应用中是可以相互联系,相互补充的。

八纲辨证,是各种辨证方法的纲领。脏腑辨证是各种辨证方法的基础,主要应用于杂病。气血津液辨证,是分析气、血、津液的病理变化,是与脏腑辨证密切相关,相互补充的一种辨证方法。六经辨证、卫气营血辨证和三焦辨证,主是运用于外感疾病。其中,六经辨证是外感病中"伤寒病"的辨证方法;卫气营血辨证和三焦辨证是外感病中"温病"的辨证方法。

第一节　八纲辨证

八纲,即阴、阳、表、里、寒、热、虚、实八个纲领。八纲辨证是把通过四诊所得的病情资料,进行综合分析,以探求疾病的性质、病变的部位、病势的轻重、个体反应的强弱、正邪力量的对比等情况,归纳为阴、阳、表、里、寒、热、虚、实八类基本证候的一种辨证方法。

疾病的表现尽管是极其复杂的,但基本上都可以用八纲加以归纳。如疾病的类别,可分为阴证与阳证;病位的浅深可分为表证与里证;疾病的性质,可分为寒证与热证;邪正的盛衰,可分为实证与虚证。这样,运用八纲辨证就能将错综复杂的临床表现,归纳为表里、寒热、虚实、阴阳四对纲领性证候,从而找出疾病的关键,掌握其要领,确定其类型,预测其趋势,为治疗指出正确方向。其中,阴阳两纲又可以概括其他六纲,即表、热、实证为阳,里、寒、虚证属阴,故阴阳又是八纲中的总纲。

八纲是分析疾病共性的辨证方法,是各种辨证的纲领。在诊断过程中,有执简驭繁,提纲挈领的作用,适应于临床各科的辨证。但是八纲辨证尚不够具体,临诊时必须在八纲的基础上结合其他辨证方法加以深化。在八纲的基础上,结合脏腑病变的特点,则分支为脏腑辨证;结合气血津液病变的特点,则分支为气血津液辨证;结合温病的病变特点,则分支出卫气营血辨证等等。任何一种辨证,都离不开八纲,所以说八纲辨证是各种辨证的纲领。

八纲辨证并不意味着把各种证候截然划分为八个孤立区域,八纲证候之间是相互联系而不可分割的。如表里与寒热虚实相联系,寒热与虚实表里相联系,虚实又与寒热表里相联系。由于疾病的变化,往往不是单纯的,而是经常会出现表里、寒热、虚实交织在一起的复杂情况,如表里同病,虚实夹杂,寒热错杂。在一定的条件下,疾病还可出现不同程度的转化,如表邪入里,里邪出表,寒证化热,热证转寒,实证转虚,因虚致实等。在疾病发展到一定阶段时,还可以出现一些与疾病性质相反的假象,如真寒假热,真热假寒,真虚假实,真实假虚等。阴证、阳证也是如此,阴中有阳,阳中有阴,疾病可以由阳入阴,由阴出阳,又可以从阴转阳,从阳转阴。因此,进行八纲辨证,不仅要熟练掌握各类证候的特点,还要注意它们之间的相兼、转化、错杂、真假,才能正确而全面认识疾病,诊断疾病。

一、表里

表里是辨别病位内外和病势深浅的一对纲领。表里辨证,在外感病辨证中具有重要的意义。可以察知病情的轻重,明确病变部位的深浅,预测病理变化的趋势。

表与里是相对的概念,如皮肤与筋骨相对而言,皮肤属表,筋骨属里;脏与腑相对而言,腑属表,脏属里;经络与脏腑相对而言,经络属表,脏腑属里等。

一般而论,从病位上看,身体的皮毛、肌腠、经络相对为外,脏腑、骨髓相对为内。因此,从某种角度上说,外有病属表,病较轻浅;内有病

> **知识链接:**
> 　　《景岳全书·传忠录》说:"表证者,邪气之自外而入者也","里证者,病之在内、在脏也"。

属里,病较深重。从病势上看,外感病中病邪由表入里,是病渐增重为势进;病邪由里出表,是病渐减轻为势退。因而,前人有病邪入里一层,病深一层,出表一层,病轻一层的认识。表里辨证可以说明病情的轻重浅深及病机变化的趋势,可以掌握疾病的演变规律,取得治疗上的主动。

(一)表证

表证是指外感六淫邪气经皮毛、口鼻侵入时所产生的证候。多见于外感病的初期,一般起病急,病程短。

【临床表现】 恶寒(或恶风),发热,头身疼痛,舌苔薄白,脉浮,兼有鼻塞、流涕、咳嗽、喷嚏、咽喉痒痛等症状。表证为外感病的初期阶段,以发热恶寒并见,舌苔变化不明显,脉浮为临床特征。

【证候分析】 由于六淫邪气客于肌表,阻遏卫气的正常宣发,郁而发热。卫气受遏,失去温养肌表的功能。肌表得不到正常的温煦,故见恶寒。邪气郁滞经络,使气血流行不畅,致头身疼痛。肺主皮毛,鼻为肺窍,邪气从皮毛、口鼻而入肺,肺系皆受邪气,肺气失宣,故鼻塞、流涕、咳嗽。喷嚏、咽喉痒痛等症状常常并见。邪气在表,未伤及里,故舌苔可无变化,仍以薄白为主。正气奋起抗邪,脉气鼓动于外,故脉浮。

(二)里证

里证是疾病深在于里(脏腑、气血、骨髓等)的一类证候。它与表证相对而言。多见于外感病的中、后期或内伤疾病。里证的成因,大致有三种情况:一是表邪内传入里,侵犯脏腑所致;二是外邪直接侵犯脏腑而成;三是七情刺激,饮食不节,劳逸过度等因素,损伤脏腑,引起功能失调,气血逆乱而致病。

里证的范围甚广,除了表证以外,其他疾病都可以说是里证。里证的特点也可归纳为两点,一是病位深,二是里证的病情一般较重。

【临床表现】 里证病因复杂,病位广泛,症状繁多,常以或寒或热,或虚或实的形式出现,故详细内容见各节辨证。现仅举几类常见症脉分析如下:

壮热不恶寒,或但寒不热,或微热潮热,烦躁神昏,口渴引饮,或畏寒肢冷,蜷卧神疲,口淡多涎,大便秘结,小便短赤或大便溏泄,小便清长,腹痛呕恶,苔厚脉沉等。

【证候分析】 以上所列仅是寒热虚实各里证中可能出现的一些常见症脉。就热型与寒象来看,里证当是但热不寒或但寒不热,热可以是壮热恶热、微热潮热。壮热恶热是热邪入里,里热炽盛所致。微热潮热常见于内伤阴虚,虚火上炎。寒象表现为畏寒,得衣被可以缓解,此乃由于机体自身阳气不足或寒邪内侵,损伤阳气,阳虚生寒的结果。烦躁神昏是实热扰乱心神的表现。口渴引饮、小便短赤是实热耗伤津液。大便秘结可由于热结肠道,津液枯竭,传导失司所致。阳气不足者,多见蜷卧神疲,虚寒者即见口淡多涎,脾虚不运者可见大便溏泄等。

腹属阴为脏腑所居之处,该部症状常见腹痛呕吐,便秘溏泄,小便短赤或清长,均是里病的标志。苔厚脉沉均为疾病在内之征。

(三)半表半里证

外邪由表内传,尚未入于里,或里邪透表,尚未至于表,邪正相搏于表里之间,称为半表半里证。

【临床表现】 其表现为寒热往来,胸胁苦满,心烦喜呕,默默不欲饮食,口苦,咽干,目眩,脉弦等。这种关于半表半里的认识,基本上类同六经辨证的少阳病证。寒热往来为半表半里证的特征性热型。

【证候分析】　半表半里证在六经辨证中常称为少阳病证,是外感病中邪正相争,少阳枢机不利所表现的证候。

(四)表证和里证的关系

人体的肌肤与脏腑,是通过经络的联系、沟通而表里相通的。疾病发展过程中,在一定的条件下,可以出现表里证错杂和相互转化,如表里同病,表邪入里,里邪出表等。

1. 表里同病　表证和里证在同一时期出现,称表里同病。这种情况的出现,除初病即见表证又见里证外,多因表证未罢,又及于里,或本病未愈,又加表病,如本有内伤,又加外感,或先有外感,又伤饮食之类。

表里同病的出现,往往与寒热、虚实互见。常见的有表寒里热,表热里寒,表虚里实,表实里虚等。

2. 表里出入

(1)表邪入里:凡病表证,表邪不解,内传入里,称为表邪入里。多因机体抗邪能力降低,或邪气过盛,或护理不当,或误治、失治等因素所致。例如,凡病表证,本有恶寒发热,若随即出现不恶寒而反恶热,并见渴饮,舌红苔黄,尿赤等症,便为表邪入里。

(2)里邪出表:某些里证,病邪从里透达于外,称为里邪出表。这是由于治疗与护理得当,机体抵抗力增强。例如,内热烦躁,咳逆胸闷,继而发热汗出,或斑疹外透,这都是病邪由里达表。

表邪入里表示病势加重,里邪出表反映邪有去路,病势减轻,掌握表里出入的变化,对于推断疾病的发展转归,有重要意义。

(五)表证和里证的鉴别

辨别表证和里证,主要是审察其寒热、舌象、脉象等变化(表9-1)。

表 9-1　表证与里证鉴别

证别	寒热	内脏症状	舌象	脉象	病程
表证	恶寒发热	不明显	苔薄白	浮	短
里证	但寒不热、但热不寒	以内脏症状为主	有明显变化	沉	长

二、寒热

寒热是辨别疾病性质的两个纲领。寒热较突出地反映了疾病中机体阴阳的偏盛与偏衰、病邪性质的属阴属阳,而阴阳是决定疾病性质的根本,所以寒热是辨别疾病性质的纲领。阴盛或阳虚表现为寒证,阳盛或阴虚表现为热证,寒热辨证在治疗上有重要意义。《素问·至真要大论》说:"寒者热之","热者寒之",两者治法正好相反。所以,寒热辨证,必须确切无误。

> **知识链接:**
>
> 　　正气有阳气与阴液之分,病邪有阳邪与阴邪之分。阳邪致病导致机体阳气偏盛而阴液损伤,或者阴液亏损而阳气偏亢,均可表现为热证;阴邪致病容易导致机体阴气偏盛而阳气受损,或是阳气虚衰而阴寒内盛,均可表现为寒证。即"阳盛则热,阴盛则寒","阳虚则外寒,阴虚则内热"。

（一）寒证

寒证是感受寒邪，或阳虚阴盛所产生的一类证候。可以由外感寒邪而致，或内伤久病，阳气不足，阴寒内盛所致。

由于寒证的病因与病位不同，又可分别出几种不同的证型。如感受寒邪，有侵犯肌表，有直中内脏，故有表寒、里寒之别。内寒的成因有寒邪入侵者，有自身阳虚者，故又有实寒、虚寒之分。这里先就寒证的共性进行分析。

【临床表现】 各类寒证的临床表现不尽一致，但常见的有：恶寒喜暖，面色白，肢冷蜷卧，口淡不渴，痰、涎、涕清稀，小便清长，大便稀溏，舌淡苔白润滑，脉迟或紧等。以冷、白、清、润、迟为临床特征。

【证候分析】 阳气不足或为外寒所伤，不能发挥其温煦形体的作用，故见形寒肢冷，蜷卧，面色白。阴寒内盛，津液不伤，所以口淡不渴。阳虚不能温化水液，以致痰、涎、涕、尿等排出物皆澄澈清冷。寒邪伤脾，或脾阳久虚，则运化失司而见大便稀溏。阳虚不化，寒湿内生，则舌淡苔白而润滑。阳气虚弱，鼓动血脉运行之力不足，故脉迟；寒主收引，受寒则脉道收缩而拘急，故见紧脉。

（二）热证

热证，是感受热邪，或阴虚阳盛所产生的一类证候。多因外感火热之邪，或寒湿郁而化热，或因七情过激，五志化火，过食辛燥，积蓄为热，均能导致阳热亢盛（实热）。亦可因内伤久病，阴液耗损导致阴虚阳亢而表现为热证（虚热）。这里仅就热证的共性进行分析。

【临床表现】 各类热证的证候表现也不尽一致，但常见的有：恶热喜冷，口渴喜冷饮，面红目赤，烦躁不宁，痰、涕黄稠，吐血衄血，小便短赤，大便干结，舌红苔黄而干燥，脉数等。以热、赤、黄、干、稠、数为临床特征。

【证候分析】 阳热偏盛，则恶热喜冷。火热伤阴，津液被耗，故小便短赤，津伤所以口渴喜冷饮。火性上炎，则见面红目赤。热扰心神，则烦躁不宁。津液被阳热煎熬，则痰、涕等分泌物黄稠。火热之邪灼伤血络，迫血妄行，则吐血衄血。肠热津亏，传导失司，必大便秘结。舌红苔黄为热证，舌干少津为伤阴，阳热亢盛，血行加速，故见数脉。

（三）寒证和热证的鉴别

辨别寒证与热证，不能孤立地根据某一症状作判断，应对疾病的全部表现进行综合观察、分析，尤其是寒热的喜恶，口渴与不渴，面色的赤白，四肢的凉温，以及二便的色质，舌象与脉象等方面更应细致观察（表9-2）。

表9-2 寒证与热证鉴别表

证别	寒热	口渴	面色	四肢	二便	舌象	脉象
寒证	恶寒喜热	不渴	苍白	冷	大便稀溏、小便清长	舌淡、苔白润	迟或紧
热证	恶热喜凉	口渴喜冷饮	红赤	热	大便干结、小便短赤	舌红、苔黄干	数

（四）寒证和热证的关系

寒证和热证虽有本质的不同，但又相互联系，它们既可以在同一病人身上同时出现，表现为寒热错杂的证候，又可以在一定的条件下互相转化，出现寒证化热、热证化寒。在疾病发展过程中,特别是危重阶段,有时还会出现假寒或假热的现象。

1. 寒热错杂 在同一病人身上同时出现寒证和热证,呈现寒热交错的现象,称为寒热错杂。寒热错杂有上下寒热错杂和表里寒热错杂的不同。

(1)上下寒热错杂:患者身体上部与下部的寒热性质不同,称为上下寒热错杂。包括上寒下热和上热下寒两种情况。上下是一个相对的概念。如以膈为界,则胸为上,腹为下。而腹部本身上腹胃脘又为上,下腹膀胱、大小肠等又属下。

上寒下热:患者在同一时间内,上部表现为寒,下部表现为热的证候。例如,胃脘冷痛,呕吐清涎,同时又兼见尿频、尿痛、小便短赤,此为寒在胃而热在膀胱之证候。此即中焦有寒,下焦有热,就其相对位置而言,中焦在下焦之上。所以属上寒下热的证型。

上热下寒:患者在同一时间内,上部表现为热,下部表现为寒的证候。例如,患者胸中有热,肠中有寒,既见胸中烦热、咽痛口干的上热证,又见腹痛喜暖,大便稀溏的下寒证,就属上热下寒证。

(2)表里寒热错杂:患者表里同病而寒热性质不同,称为表里寒热错杂。包括表寒里热和表热里寒两种情况。

表寒里热:患者表里同病,寒在表热在里的一种证候。常见于本有内热,又外感风寒,或外邪传里化热而表寒未解的病证。例如,恶寒发热,无汗头痛身痛,同时出现气喘、烦躁、口渴、脉浮紧,即是寒在表而热在里的证候。

里寒表热:患者表里同病,表有热里有寒的一种证候。常见于素有里寒而复感风热;或表热证未解,误下以致脾胃阳气损伤的病证。如平素脾胃虚寒,又感风热,临床上既能见到发热、头痛、咳嗽、咽喉肿痛的表热证,又可见到大便溏泄、小便清长、四肢不温的里寒证。

寒热错杂的辨证,除了要辨别上下表里的部位之外,关键在于分清寒热的多少。寒多热少者,应以治寒为主,兼顾热证;热多寒少者,应以治热为主,兼顾寒证。

2. 寒热转化 在疾病发展过程中,由于治疗不当,或人体本身正气的盛衰等内在因素,寒热证候可以相互转化,出现寒证化热、热证转寒等情况。

(1)寒证转化为热证:患者先有寒证,后来出现热证,热证出现后,寒证便渐渐消失,这就是寒证转化为热证。多因机体阳气偏盛,寒邪从阳化热所致,也可见于治疗不当,过服温燥药物的病人。例如,感受寒邪,开始为表寒证,见恶寒发热,身痛无汗,苔白,脉浮紧。病情进一步发展,寒邪入里热化,恶寒症状消退而壮热,心烦口渴,苔黄,脉数等症状相继出现,这就表示其证候由表寒而转化为里热。

(2)热证转化为寒证:患者先有热证,后来出现寒证,寒证出现后,热证便渐渐消失,就是热证转化为寒证。多因邪盛或正虚,正不胜邪,机能衰败所致;也见于误治、失治,损伤阳气的患者。这种转化可缓可急。如热痢日久,阳气日耗,转化为虚寒痢,这是缓慢转化的过程。如高热病人,由于大汗不止,阳从汗泄,或吐泻过度,阳随津脱,出现体温骤降,四肢厥冷,面色苍白,脉微欲绝的虚寒证(亡阳),这是急骤转化的过程。

寒热证的转化,反映邪正盛衰的情况。由寒证转化为热证,是人体正气尚盛,寒邪郁而化热;热证转化为寒证,多属邪盛正虚,正不胜邪。

3. 寒热真假 当寒证或热证发展到极点时,有时会出现与疾病本质相反的一些假象,如"寒极似热"、"热极似寒",即所谓真寒假热,真热假寒。这些假象常见于病情危笃的严重关头,如不细察,往往容易贻误生命。

（1）真寒假热：是内有真寒，外见假热的证候。其产生机理是由于阴寒内盛格阳于外，阴阳寒热格拒，故又称"阴盛格阳"。阴盛于内，格阳于外，形成虚阳浮越，阴极似阳的现象。其表现如身热，面色浮红，口渴，脉大等似属热证，但病人身虽热却反欲盖衣被，渴欲热饮而饮不多，面红时隐时显，浮嫩如妆，不像实热之满面通红，脉大却按之无力。同时还可见到四肢厥冷，下利清谷，小便清长，舌淡苔白等症状。所以，热象是假，阳虚寒盛才是疾病的本质。

（2）真热假寒：是内有真热而外见假寒的证候。其产生机理，是由于阳热内盛，阳气闭郁于内，不能布达于四末，或者阳盛于内，拒阴于外，故也称为"阳盛格阴"，根据其阳热闭郁而致手足厥冷的特点，习惯上又把它叫"阳厥"或"热厥"。其内热愈盛则肢冷愈严重，即所谓"热深厥亦深"。其表现如手足冷，脉沉等，似属寒证，但四肢冷而身热不恶寒反恶热，脉沉数而有力，更见烦渴喜冷饮，咽干，口臭，谵语，小便短赤，大便燥结或热痢下重，舌质红，苔黄而干等症状。这种情况的手足厥冷，脉沉就是假寒的现象，而内热才是疾病的本质。

（3）寒热真假的鉴别：辨别寒热真假的要领，除要了解疾病的全过程外，还应从两个方面注意体察。

一是假象的出现，多在四肢、皮肤和面色方面，而脏腑气血、津液等方面的内在表现则常常如实反映着疾病的本质，故辨证时应以里证、舌象、脉象等方面为主要依据。

二是假象毕竟和真象不同，如假热之面赤，是面色白而仅在颧颊上见浅红娇嫩之色，时隐时现，而真热的面红却是满面通红。假寒常表现为四肢厥冷，而胸腹部却是大热，按之灼手，或周身寒冷而反不欲近衣被，而真寒则是身蜷卧，欲得衣被。

（五）寒热与表里的关系

寒证、热证与表里相互联系，可形成多种证候，除上述表寒里热、表热里寒外，尚有表寒证，表热证，里寒证，里热证（表9-3）。

表9-3　表里与寒热相兼证鉴别表

证别	症状	舌象	脉象
表寒证	恶寒重，发热轻，头身疼痛或无汗	舌淡红，苔薄白润	浮紧
表热证	发热微恶风寒，口微渴，或有汗	舌边尖红，苔白干或薄黄	浮数
里寒证	形寒肢冷，面色苍白，口淡不渴，或喜热饮，静而少言，尿清便溏	舌质淡，苔白润	沉迟
里热证	身热面红，口烦渴，喜冷饮，烦躁多言，小便短黄，大便干结	舌红绛，苔黄干	洪数

三、虚实

虚实是辨别邪正盛衰的两个纲领。虚指正气不足，实指邪气盛实。虚实辨证，可以掌握病者邪正盛衰的情况，为治疗提供依据，实证宜攻，虚证宜补。只有辨证准确，才能攻补适宜，免犯虚虚实实之误。

> **知识链接：**
> 《素问·通评虚实论》说："邪气盛则实，精气夺则虚。"《景岳全书·传忠录》亦说："虚实者，有余不足也。"

（一）虚证

虚证是指因人体正气虚弱而产生的不足、

衰退的一系列病证的统称。虚证的形成,有先天不足和后天失调两个方面,但以后天失调为主。如饮食不节,后天之本不固;七情劳倦,内伤脏腑气血;产育过多,房事过度,耗伤肾脏元真之气;或久病失治误治,损伤正气等。此均可形成虚证。虚证多见于慢性疾病或病变的后期,一般病程较长,也有疾病骤变而致虚弱者。由于虚证的临床表现相当复杂,在此,仅介绍一些共同的、有规律性的表现。

【临床表现】 各种虚证的表现极不一致,很难全面概括,常见有的:面色淡白或萎黄,精神萎靡、神疲乏力,心悸气短,形寒肢冷,自汗,大便滑脱,小便失禁,舌淡胖嫩,脉虚沉迟,或为五心烦热,消瘦颧红,口咽干燥,盗汗潮热,舌红少苔,脉虚红数。虚证以阴、阳、气、血、精、津虚损及脏腑功能减退为特征。

【证候分析】 虚证病机主要表现在伤阴或伤阳两个方面。若伤阳者,以阳气虚的表现为主。由于阳失温运与固摄无权,所以见面色淡白,形寒肢冷,神疲乏力,心悸气短,大便滑脱,小便失禁等现象。若伤阴者,以阴精亏损的表现为主。由于阴不制阳,失去濡养、滋润的功能,故见手足心热,心烦心悸,面色萎黄或颧红,潮热盗汗的现象。阳虚无以制阴则阴寒偏盛,故舌胖嫩,脉虚沉迟;阴虚无以制阳则阳偏亢,故舌红干少苔,脉细数。

(二)实证

实证是指邪气亢盛,正气未衰所产生的有余、亢盛的一系列病证的统称。实证的成因有三个方面:一是外邪侵入人体,二是脏腑功能失调以致痰饮、水湿、瘀血等病理产物停积于体内,三是因食积、虫积于体内。因外邪性质的差异,病理产物的不同,实证有不同的证候表现。

由于实证的表现也是多种多样的,所以也只介绍一些共同的表现。

【临床表现】 由于病因不同,实证的表现亦极不一致,而常见的表现为:发热,腹胀痛拒按,胸闷,烦躁,甚至神昏谵语,呼吸气粗,痰涎壅盛,大便秘结,或下利,里急后重,小便不利,淋沥涩痛,脉实有力,舌质苍老,舌苔厚腻。

实证由邪气亢盛,正邪剧争所致,可见有余、亢盛的临床表现,以及痰饮、水湿、瘀血、结石、食积、虫积等有形病理产物壅聚停积于体内。

【证候分析】 邪气过盛,正气与之抗争,阳热亢盛,故发热;实邪扰心,或蒙蔽心神,故烦躁甚则神昏谵语;邪阻于肺,则宣降失常而胸闷,喘息气粗;实邪积于肠胃则腑气不通,大便秘结,腹胀,满痛拒按;湿热下攻,可见下利里急后重,水湿内停,气化不得,所以小便不利;湿热下注膀胱,致小便淋沥涩痛;邪正相争,搏击于血脉,故脉盛有力;湿热蒸腾则舌苔多见厚腻。

(三)虚证和实证的鉴别

虚证与实证的鉴别应主要抓住病程的长短,精神的好坏,声音气息的强弱,痛处喜按与拒按,以及二便、舌象、脉象的改变等几个方面(表9-4)。

表9-4 虚证与实证鉴别表

证别	病程	面色	声息	疼痛	大便	小便	舌象	脉象
虚证	长	淡白或颧红	声低息微	喜按	稀溏或滑泄	清长或失禁	舌淡胖嫩	虚弱或细数
实证	短	红赤	声高气粗	拒按	干结或下利里急后重	不利或淋沥涩痛	舌质苍老厚腻	实大有力

(四)虚证和实证的关系

疾病是一个复杂的发展过程,由于体质、治疗、护理等诸因素的影响,虚证与实证常发生虚

实错杂、虚实转化、虚实真假等证候表现。若不加以细察,容易误诊。分述如下:

1. **虚实夹杂**　凡虚证中夹有实证,实证中夹有虚证,以及虚实并见的,都是虚实夹杂证。例如,表虚里实,表实里虚,上虚下实,上实下虚等。虚实错杂的证候,由于虚和实错杂互见,所以在治疗上便要攻补兼施。但在攻补兼施中还要分别虚实的多少,因而用药就有轻重主次之分。虚实错杂中根据虚实的多少有实证夹虚,虚证夹实,虚实并重三种情况。

(1)实证夹虚:此证常常发生于实证过程中正气受损的患者,亦可见于原来体虚而新感外邪的病人。它的特点是以实邪为主,正虚为次。例如,外感风寒,经发汗或吐下之后,出现心下痞硬,噫气不除,是胃有痰湿、浊邪而胃气受损的实中夹虚之证。

(2)虚证夹实:此证往往见于实证深重,拖延日久,正气大伤,余邪未尽的病人,亦可见于素体大虚,复感邪气的患者。其特点是以正虚为主,实邪为次。例如,春温病的肾阴亏损证,出现在温病的晚期,是邪热动烁肝肾之阴而呈现邪少虚多的证候。症见低热不退,口干,舌质干绛,治应以滋阴养液、扶正为主,兼清余邪。

(3)虚实并重:此证见于以下两种情况:一是原为严重的实证,迁延日久,正气大伤,而实邪未减者;二是原来正气虚弱,又感受较重邪气的病人。他们的特点是正虚与邪实均十分明显,病情比较沉重。例如,小儿疳积,大便泄泻,贪食不厌,苔厚浊,脉细稍弦。病起于饮食积滞,损伤脾胃,虚实并见。

2. **虚实转化**　疾病的发展过程往往是邪正斗争的过程,邪正斗争在证候上的反映,主要表现为虚实的转化。

(1)实证转虚:在疾病过程中,有些本来是实证,由于病邪久留,损伤正气,而转为虚证。例如,高热、口渴汗出、脉洪大之实热证,因治疗不当,日久不愈,可导致津气耗伤,而见身体消瘦,面色枯白,不欲饮食,虚羸少气,舌苔光剥,脉细无力等,证已由实转虚。

(2)因虚致实:由于正虚,脏腑功能失常,而致痰、食、血、水等凝结阻滞为患,成为因虚致实证。如病本心脾气虚,常见心悸、短气,久治未愈,突然心痛不止,这是气虚血滞引起心脉瘀阻之证,虚证已转变为实证。

3. **虚实真假**　虚证和实证,有真假疑似之分,辨证时要从错杂的证候中,辨别真假,以去伪存真,才不致犯“虚虚实实”之误。辨虚实之真假与虚实之错杂证绝不相同,应注意审察鉴别。

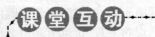

课堂互动

请说出虚实真假怎样判断哪些是真象,哪些是假象?

(1)真实假虚:指疾病本身属实证,但又出现一些似乎是虚的现象。如热结肠胃,痰食壅滞,大积大聚之实证,却见神情沉静,身寒肢冷,脉沉伏或迟涩等症脉。若仔细辨别则可以发现,神情虽沉静,但语出则声高气粗;脉虽沉伏或迟涩,但按之有力;虽然形寒肢冷,但胸腹久按灼手。导致这类似虚之症脉的原因并不是病体虚弱,而是实邪阻滞经络,气血不能外达之故,因此,称这类症脉为假象。古称之为“大实有羸状”,此时治疗仍然应专力攻邪。

(2)真虚假实:指疾病本质属虚证,但又出现一些似乎是实的现象。如素体脾虚、运化无力,因而出现腹部胀满而痛,脉弦等症脉。若仔细辨别可以发现,腹部胀满,却有时减轻,不似实证的常满不减;虽有腹痛,但喜按;脉虽弦,但重按则无力。导致这类似实之症脉的原因并不是实邪,而是身体虚弱的结果,故亦判断为假象。古人所谓“至虚有盛候”,治疗应用补法。

虚实真假的鉴别,可概括为以下四点,作为辨别虚实真假的要点,指导临床辨证。一是辨脉象的有力无力,有神无神,浮候如何,沉候如何;二是辨舌质的胖嫩与苍老;三是辨言语发声的亢亮与低怯;四是辨病人体质的强弱,发病的原因,病的新久,以及治疗经过如何等。

(五)虚实与表里寒热的关系

虚实常通过表里寒热几个方面反映出来,可形成多种证候,临床常见的有表虚、表实、虚热、实热、虚寒、实寒、里虚、里实等类。里虚证、里实证的内容较多,将于以后各有关章节阐述,此处主要论述表虚、表实、虚寒、实寒、虚热、实热证。

1.**表虚证** 有两种,一是指感受风邪而致的表证,以恶风、自汗为特征,为外感表虚。二是肺脾气虚,卫气不能固秘,肌表疏松,经常自汗,易被外邪侵袭的表虚者,属内伤表虚。

【临床表现】

外感表虚:头痛、项强、发热、汗出、恶风、脉浮缓。

内伤表虚:平时常自汗出,容易感冒,兼有面色淡白,短气,动则气喘,倦怠乏力,纳少便溏,舌淡苔白,脉细弱等气虚表现。

【证候分析】 表证之表虚证,是感受风邪所致的一种表证,由于风邪外束于太阳经,所以头痛、项强;正气卫外,阳气浮盛而发热;肌腠疏,玄府不固,故汗出恶风;风邪在表,故脉浮缓。

里证之表虚证,主要因肺脾气虚。肺主皮毛,脾主肌肉,其气虚则肌表疏松,卫气不固,而自汗出。卫外力差,故常常感冒。肺脾气虚,必见气虚的一般表现,如面色淡白,短气,动则气喘,怠倦乏力,纳少便溏,舌淡白,脉细弱等。

2.**表实证** 是寒邪侵袭肌表所致的一种证候。

【临床表现】 发热恶寒,头身疼痛,无汗,脉浮紧。

【证候分析】 感受外邪,阳气向上向外抗邪,便出现发热,邪客于肌表,阻遏卫气的正常宣发,肌表得不到正常的温煦而恶寒。邪阻经络,气血流行不畅而致头身疼痛。寒主收引,营气不能通于表,玄府不通,则无汗。脉象浮紧,是寒邪束表之征。

3.**虚寒证** 是由于体内阳气虚衰所致的一种证候。

【临床表现】 精神不振,面色淡白,畏寒肢冷,腹痛喜温喜按,大便溏薄,小便清长,少气乏力,舌质淡嫩,脉微,沉迟无力。

【证候分析】 本证的病机是阳气衰虚。阳气推动和气化功能不足,则精神不振,面色淡白,少气乏力,舌质淡嫩,脉微或沉迟无力。阳气温煦不足,则畏寒肢冷,腹痛喜温,大便溏薄,小便清长。

4.**虚热证** 是由于体内阴液亏虚所致的一种证候。

【临床表现】 两颧红赤,形体消瘦,潮热盗汗,五心烦热,咽干口燥,舌红少苔,脉细数。

【证候分析】 人体阴液耗损,故人渐消瘦。阴虚,则不能制阳,虚火内扰故心烦,手足心热,潮热盗汗。虚火上升,则见两颧红赤,咽干口燥,舌红少苔。阴血不足故脉细,内有虚热,故脉细兼数。

5.**实寒证** 是寒邪(阴邪)侵袭人体所致的一种证候。

【临床表现】 畏寒喜暖,面色苍白,四肢欠温,腹痛拒按,肠鸣腹泻,或痰鸣喘嗽,口淡多涎,小便清长,舌苔白润,脉迟或紧。

【证候分析】 寒邪客于体内,阻遏阳气,故畏寒喜暖,四肢不温;阴寒凝聚,经脉不通,不通则痛,故见腹痛拒按;阳气不能上荣于面,则面色苍白;寒邪困扰中阳,运化失职,故肠鸣腹泻。若为寒邪客肺,则痰鸣喘嗽。口淡多涎,小便清长,舌苔白润,皆为阴寒之征。脉迟或紧,是寒凝血行迟滞的现象。

6. 实热证　阳热之邪侵袭人体,由表入里所致的实热证。

【临床表现】　壮热喜凉,口渴饮冷,面红目赤,烦躁或神昏谵语,腹胀满痛而拒按,大便秘结,小便短赤,舌红苔黄而干,脉洪滑数实。

【证候分析】　热邪内盛,故可见壮热喜凉;火热上炎,而面红目赤;热扰心神,轻者烦躁,重者神昏谵语;热结胃肠,则腹胀满痛拒按,大便秘结;热伤阴液,则小便短赤,渴喜冷饮;舌红苔黄为热邪之征,舌干说明津液受损;热为阳邪,鼓动血脉,所以脉象为洪滑数实。

四、阴阳

阴阳是八纲辨证的总纲。在诊断上,可根据临床上证候表现的病理性质,将一切疾病分为阴阳两个主要方面。阴阳可概括其他六个方面的内容,即表、热、实属阳;里、寒、虚属阴。故有人称八纲为"二纲六要"。

在临床上,由于表里寒热虚实之间有时是相互联系交织在一起的,不能截然划分。因此,阴证和阳证之间有时也不是截然分开的,往往出现阴中有阳,阳中有阴的复杂证候。

以阴阳命名的除了阴证、阳证以外,还有真阴不足、真阳不足及亡阴亡阳等证,现分述如下。

（一）阴证和阳证

1. 阴证　凡符合"阴"的一般属性的证候,称为阴证。如里证、寒证、虚证概属阴证范围。

【临床表现】　不同的疾病,所表现的阴性证候不尽相同,各有侧重,一般常见为:面色暗淡,精神萎靡,身重蜷卧,形寒肢冷,倦怠无力,语声低怯,纳差,口淡不渴,大便稀溏,小便清长。舌淡胖嫩,脉沉迟,或弱,或细涩。

【证候分析】　精神萎靡,乏力,声低是虚证的表现。形寒肢冷,口淡不渴,大便溏,小便清长是里寒的表现。舌淡胖嫩,脉沉迟及弱细涩均为虚寒舌脉。

2. 阳证　凡符合"阳"的一般属性的证,称为阳证。如表证、热证、实证概属于阳证范围。

【临床表现】　不同的疾病表现的阳性证候也不尽相同。一般常见的有:面色红赤,恶寒发热,肌肤灼热,神烦,躁动不安,语声粗浊,呼吸气粗,喘促痰鸣,口干渴饮,大便秘结,小便涩痛短赤,舌质红,苔黄,脉象浮数、洪大或滑实。

【证候分析】　阳证是表证、热证、实证的归纳。恶寒发热并见为表证的特征。面色红赤,神烦躁动,肌肤灼热,口干渴饮为热证的表现。语声粗浊,呼吸气粗,喘促痰鸣,大便秘结等,又是实证的表现。舌质红,苔黄,脉浮数、洪大或滑实均为实热之征。

案例分析：

张某,男,24岁。近几日进食辣椒、火锅,引起痔疮复发,大便燥结,排便时肛门灼痛,有鲜血滴下,小便短黄,口渴,舌红苔黄,脉滑。试用八纲分析其病位、病性、病机,并用八纲进行诊断。

诊断:病位为里。病因为过食辛辣。病性属实热。病机是由于过食辛辣,内生实热,故有口渴,小便短黄,大便燥结,肛门灼痛,舌红苔黄,脉滑等症状;热邪迫血妄行,则见大便时滴鲜血。八纲诊断为里实热(阳)证。

3.阴证和阳证的鉴别　见表9-5。

表9-5　阴证和阳证的鉴别

证别	望诊	闻诊	问诊	切诊
阴证	面色苍白或暗淡,身重蜷卧,倦怠无力,萎靡不振,舌质淡而胖嫩,舌苔润滑	语声低微,静而少言,呼吸怯弱,气短	大便气腥臭,饮食减少,口中无味,不烦不渴,或喜热饮,小便清长短少	腹痛喜按,身寒足冷,脉象沉微细涩,弱迟无力
阳证	面色潮红或通红,喜凉,狂躁不安,口唇燥裂,舌质红绛,苔色黄或老黄,甚则燥裂,或黑而生芒刺	语声壮厉,烦而多言,呼吸气粗,喘促痰鸣,狂言叫骂	大便或硬或秘,或有奇臭,恶食,口干,烦渴引饮,小便短赤	腹痛拒按,身热足暖,脉象浮洪、数大或滑实而有力

阴阳消长是相对的,阳盛则阴衰,阴盛则阳衰。如诊得脉象洪大,舌红苔燥,兼见口渴、壮热等,便可知阳盛阴衰。如诊得脉象沉迟,舌白苔润,兼见腹痛,下利等证,便可知其阴盛阳衰。此外,阴阳错综复杂的变化,具体表现于表里寒热虚实等六纲中。

(二)阴虚和阳虚

1.阴虚证　是指体内津液精血等阴液亏少而无以制阳,滋养、濡润等作用减退所表现出的虚热证候,属虚证、热证的性质。

【临床表现】　形体消瘦,头晕目眩,口燥咽干,心悸失眠,舌红少苔,脉细,甚或五心烦热,潮热盗汗,颧红,舌红绛,脉细而数等。

【证候分析】　阴精亏损,对机体的滋养和濡润作用减弱,故见形体消瘦、头晕目眩、口燥咽干、心悸失眠、舌红少苔、脉细等症状。若阴虚不能制阳,导致阳气相对偏盛而生虚热,除见阴精不足的虚象外,还可见五心烦热、潮热盗汗、颧红、舌红绛、脉细而数等阴虚火旺的现象。

2.阳虚证　是指体内阳气亏损,机体失于温煦,推动、蒸腾、气化等作用减退所表现的虚寒证候,属虚证、寒证的性质。

【临床表现】　神倦乏力,少气懒言,蜷卧嗜睡,畏寒肢冷,口淡不渴,尿清便溏,或尿少肿胀,面色㿠白,舌质淡胖,脉沉迟无力。

【证候分析】 神倦乏力，少气懒言，蜷卧嗜睡为机能衰减之气虚症状。若阳虚不能制阴，导致阴气相对偏盛而生虚寒，除见阳气不足之虚象外，还见畏寒肢冷、口淡不渴、尿清便溏，或尿少肿胀、面色㿠白、舌质淡胖、脉沉迟无力等寒自内生，水湿内盛的证候。

（三）真阴不足与真阳不足

肾为人体阴阳之根本，阴阳虚损日久或久病，均会耗伤肾阴肾阳而致肾阴不足或肾阳不足之证，即为真阴不足或真阳不足。

1. 真阴不足

【临床表现】 虚火时炎，面白颧赤，唇若涂丹，口燥，咽干心烦，手足心热，头晕眼花，耳鸣，腰膝酸软无力，骨蒸盗汗，噩梦遗精，大便秘结，小便短少，脉细数无力，舌红干少苔。

【证候分析】 病程日久，损伤阴精，累及真阴，阴不制阳，致虚火上炎，出现阴虚之症状，故见面白颧赤，唇红，口燥，五心烦热，盗汗便秘，尿少，舌红干少苔，脉细数无力。同时，由于病已伤及肾阴，故出现肾机能异常的症状。若肾生髓、主骨的功能失常，而见头晕、眼花、腰膝酸软无力、骨蒸；耳失肾阴濡养则耳鸣，肾主生殖，虚热内扰精室，故噩梦遗精。

2. 真阳不足

【临床表现】 面色㿠白，形寒肢冷，唇舌色淡，口淡多涎，喘咳身肿，自汗，头眩，不欲食，腹大胫肿，大便溏薄或五更泄泻，阳痿早泄，精冷不育，或宫冷不孕，舌淡胖嫩，苔白滑，脉沉迟无力。

【证候分析】 病程日久，损伤阳气，累及真阳，阳不制阴，致阴寒内盛，出现阳虚之症状，故见面色㿠白，形寒肢冷，唇舌色淡，口淡多涎，自汗，不欲食，舌淡胖嫩，苔白滑，脉沉迟无力。同时，由于病已伤及肾中之阳，故出现肾机能异常的症状。如肾主纳气、主水的功能失常，则喘咳身肿，腹大胫肿。肾主生殖功能失常，则阳痿早泄，精冷不育，宫冷不孕。肾虚火衰，主二便的功能失常，则五更泄泻。

（四）亡阴与亡阳

亡阴亡阳通常见于疾病的危重阶段，若辨证不准确，或救治不及时，易导致死亡。亡阴与亡阳是两个性质不同的病证，亡阴的根本原因是机体内大量脱失津液，从而导致亡阴。亡阳的主要病因是机体阳气亡脱。因为气可随津脱，也可随血脱，所以亡阳也常见于汗、吐、下太过以及大出血之后，同时，许多疾病的危笃阶段也可出现亡阳。由于阴阳是依存互根的，所以亡阴可导致亡阳，而亡阳也可以导致亡阴，最终可导致同损俱亡。

1. 亡阴 是机体阴液衰竭所表现的一种危重证候。

【临床表现】 大汗出，汗热而黏，肌肤热，手足温，口渴喜冷饮，躁扰不安，呼吸短促难以接续，舌红而干，脉细数疾但按之无力。

【证候分析】 本证的病因常见于三个方面：一是高热、大汗、大吐、大泻、大出血等致阴液迅速丧失；二是阴亏日久，渐至枯竭；三是阳虚日久，反致阴液耗竭。阴竭则真阴外脱，故见汗出。阴虚则热，故出现汗热而黏、肌肤热、渴喜冷饮等一系列虚热之象。阴液大量脱失，阳气无所依附而浮越，故躁扰不安，呼吸短促难续。舌红干、脉细数疾而无力为阴亏内热之象。

2. 亡阳 是机体阳气暴脱所表现的一种危重证候。

【临床表现】 大汗淋漓，汗冷而清稀，肌肤凉，四肢厥冷，神识淡漠或昏不知人，口淡不渴，或喜热饮，气息微弱，舌淡暗，脉微欲绝。

【证候分析】 亡阳的病因亦有三个方面：一是邪气极盛，暴伤阳气；二是阳虚日久，渐至亡脱;三是亡阴导致亡阳。阴阳离决,虚阳上越,津随阳泄则大汗淋漓;阳衰则寒,故见四肢厥冷、神识昏迷、口淡不渴等一系列虚寒之象;虚阳外越,故脉见浮数而空,甚则微细欲绝。

3.亡阴亡阳证的鉴别　亡阴亡阳的病情危重,变化急剧,临证须及时发现,准确辨证。其主要临床表现见表9-6。

表9-6　亡阴与亡阳鉴别表

证别	汗	面色	四肢	神志	呼吸	口渴	舌象	脉象
亡阴	汗热	潮红	温和	躁扰不安	喘息气短	口渴	红干	细数疾
亡阳	汗冷	苍白	厥冷	神识昏迷	气息微弱	不渴	淡润	微欲绝

第二节　脏腑辨证

脏腑辨证,是根据脏腑的生理功能,病理表现,对疾病证候进行归纳,借以推究病机,判断病变的部位、性质、正邪盛衰情况的一种辨证方法,是临床各科的诊断基础,是辨证体系中的重要组成部分。

脏腑生理功能及其病理变化是脏腑辨证的理论依据。脏腑病证是脏腑功能失调反映于外的客观征象。由于各脏腑的生理功能不同,所以它反映出来的症状、体征也不相同。根据脏腑不同的生理功能及其病理变化来分辨病证,是脏腑辨证的理论依据。所以,熟悉各脏腑的生理功能及其病变特点,则是脏腑辨证的基本方法。

脏腑辨证是中医辨证体系中的重要内容之一,也是中医临床各科辨证的必备基础。中医用于临床的辨证方法较多,如八纲辨证、六经辨证、卫气营血辨证及三焦辨证等,尽管各种辨证方法独具特色,各有侧重,但无一不与脏腑密切相关,而且脏腑辨证的内容比较系统、完整,生理、病理概念均较确切,纲目清楚,内容具体,有利于对辨证思维的指导,也有利于对其他辨证方法所述证候实质的理解。因此,脏腑辨证是临床辨证的基本方法,是整个辨证体系的重要组成部分。

脏腑辨证主要运用于内、外、妇、儿等科的内伤杂病,具体使用时还应与所属之学科特点相结合,与辨病相结合。

一、心与小肠病辨证

心居胸中,心包络围护于外,为心主的宫城。手少阴心经循臂内侧后缘,下络小肠,两者相为表里。心主血脉,又主神明,开窍于舌。小肠分清泌浊,具有化物的功能。

心的病变主要表现为血脉运行失常及精神意识思维改变等方面。如心悸,心痛,失眠,神昏,精神错乱,脉结代或促等症状常因心的病变。小肠的病变主要反映在清浊不分、传输障

知识链接:

心悸是指患者经常自觉心跳、心慌、悸动不安,甚至不能自主的一种症状。多是心神或心脏病变的反映。惊悸、怔忡均属心悸。

由于受惊而致心悸,或心悸易惊,恐惧不安者,称为惊悸。心跳剧烈,上至心胸,下至脐腹者,谓之怔忡。怔忡常是惊悸的进一步发展。

碍等方面,如小便失常,大便溏泄等。

心的病证有虚实。虚证多由久病伤正,禀赋不足,思虑伤心等因素,导致心血虚、心阴虚、心气虚、心阳虚、心阳暴脱;实证多由痰阻、火扰、寒凝、瘀滞、气郁等引起,导致心火亢盛、心脉痹阻、痰蒙心神及痰火扰神等证。

(一)心气虚证、心阳虚证与心阳暴脱证

1.心气虚证 是指由于心气不足,鼓动无力,表现以心悸为主证的虚弱证候。

【临床表现】 心悸怔忡,胸闷气短,活动后加重,面色淡白或㿠白,或有自汗,舌淡苔白,脉虚。

【证候分析】

心气虚,鼓动无力,故见心悸。气虚卫外不固,故自汗。机能活动衰减,故气短、神疲。动则气耗,故活动劳累后诸症加剧。气虚运血无力,气血不充,故面色淡白、舌淡、脉虚,本证以心悸及气虚证为审证要点。

2.心阳虚证 是指由于心阳虚衰,鼓动无力,虚寒内生所表现的证候。

【临床表现】 心悸怔忡,心胸憋闷或痛,气短,自汗,形寒畏冷,面色㿠白,或面唇青紫,舌质淡胖或紫暗,苔白滑,脉弱或结代。

【证候分析】 本证常由心气虚进一步发展而来。心阳虚衰,鼓动无力,心动失常,故轻则心悸,重则怔忡。胸阳不展,故心胸憋闷,气短,温运血行无力,心脉痹阻不通,则见心痛。阳虚温煦失职,故见形寒肢冷。卫外不固则自汗,运血无力,血行不畅,故见面色㿠白或面唇青紫、脉结代或弱。舌质淡胖或紫暗,苔白滑,为阳虚寒盛之象。本证以心悸怔忡、胸闷或痛、阳虚证为审证要点。

3.心阳暴脱证 是指心阳衰极,阳气暴脱所表现的危重证候。

【临床表现】 在心阳虚证表现的基础上,更见突然冷汗淋漓,四肢厥冷,呼吸微弱,面色苍白,或心痛剧烈,口唇青紫,脉微欲绝,甚或神志模糊,昏迷不醒。

【证候分析】 本证常是心阳虚证进一步发展的结果,亦有因寒邪暴伤心阳或痰瘀阻塞心窍所致者。阳气衰亡,不能卫外则冷汗淋漓,不能温煦肢体,故四肢厥冷。心阳衰,宗气泄,不能助肺以行呼吸,故呼吸微弱。阳气外亡,温运血行无力,脉道失充,故面色苍白;若血行不畅,瘀阻心脉,则见心痛剧烈,口唇青紫。阳衰,心失温养,神散不收,致神志模糊,甚则昏迷。脉微欲绝,为阳气外亡之征。本证以心阳虚和亡阳的临床表现为诊断依据。

4.心气虚、心阳虚、心阳暴脱三证的鉴别 见表9-7。

表9-7 心气虚、心阳虚、心阳暴脱三证鉴别

证候	相同症	不同症
心气虚	心悸,怔忡,胸闷气短,自汗,活动后加重	面色淡白,神疲体倦,少气懒言,舌淡苔白,脉虚
心阳虚		畏寒肢冷,心痛,面色㿠白或晦暗,舌淡胖,苔白滑,脉微细
心阳暴脱		突然冷汗淋漓,四肢厥冷,呼吸微弱,面色苍白,口唇青紫,神昏,脉微欲绝

(二)心血虚证与心阴虚证

1.心血虚证 是指心血不足,不能濡养心脏所表现的证候。

【临床表现】　心悸，头晕，失眠多梦，健忘，面色淡白或萎黄，唇、舌色淡，脉细弱。

【证候分析】　本证多因脾虚生血之源不足，或失血过多，或久病失养，或劳心耗血所致。心血不足，心失所养，心动失常，故见心悸。血不养心，心神不安，则见失眠、多梦。血虚不上荣于头、面部，故见头晕、健忘、面色淡白或萎黄、唇舌色淡。血少脉道失充，故脉细无力。本证以心悸、失眠及血虚证为主要辨证依据。

2.心阴虚证　是指心阴亏损，虚热内扰所表现的证候。

【临床表现】　心烦心悸，失眠，多梦，或见五心烦热，午后潮热，盗汗，两颧发红，舌红少津，脉象细数。

【证候分析】　本证多因思虑劳神太过，暗耗心阴，或因热病后期，耗伤阴液，或肝肾等脏阴亏累及心所致。心阴亏少，心失所养，心动失常，故见心悸。心失濡养，且虚热扰心，心神不守，则见心烦、失眠、多梦。阴不制阳，虚热内生，故五心烦热，午后潮热，盗汗，颧红，舌红少津。脉细数为阴虚内热之象。本证以悸烦不宁、失眠多梦及阴虚证为辨证要点。

3.心血虚证与心阴虚证鉴别　见表9-8。

表9-8　心血虚证与心阴虚证鉴别表

证候	相同症	不同症
心血虚	心悸怔忡，失眠多梦	眩晕，健忘，面色淡白无华或萎黄，唇舌色淡，脉细弱
心阴虚		五心烦热，潮热，盗汗，颧红，舌红少津，脉细数

（三）心火亢盛证

心火亢盛证，是指心火炽盛所表现的证候。

【临床表现】　心烦失眠，面赤口渴，溲黄便干，舌尖红绛，或生舌疮，脉数有力。甚则狂躁谵语，或见吐血衄血，或见肌肤疮疡，红肿热痛。

【证候分析】　本证以心及舌、脉等有关组织出现实火内炽的症状为辨证要点。心火内炽，心神被扰，则心中烦热，夜寐不安，甚则狂躁谵语。面赤口渴，溲黄便干，脉数有力，均为里热征象。心开窍于舌，心火亢盛，循经上炎故舌尖红绛或生舌疮。心火炽盛，血热妄行，见吐血衄血。火毒壅滞脉络，局部气血不畅则见肌肤疮疡，红肿热痛。

➡**案例分析：**

赵某，男，18岁。患者于1周前出现心烦多梦，口渴，口角溃疡糜烂，便秘，小便时感灼痛，小便色赤，舌尖红赤，脉数。请写出主诉，并作证候分析及病性辨证，确定证名。

主诉:心烦多梦，口角糜烂疼痛1周余。

病性辨证:实证，热证。

辨证分析:患者心烦多梦，是因心火炽盛，内扰于心，神不守舍所致；火邪伤津，故口渴，便秘，尿黄；心火上炎则口角糜烂，舌尖红赤；血行加速，则脉数。

证候诊断:心火亢盛证。

（四）心脉痹阻证

1. 心脉痹阻证　是指心脏脉络在各种致病因素作用下导致痹阻不通所反映的证候。

【临床表现】　心悸怔忡，心胸憋闷疼痛，痛引肩背内臂，时发时止。若痛如针刺，并见舌紫暗有紫斑、瘀点，脉细涩或结代，为瘀阻心脉。若为闷痛，并见体胖痰多，身重困倦，舌苔白腻，脉沉滑，为痰阻心脉。若剧痛暴作，并见畏寒肢冷，得温痛缓，舌淡苔白，脉沉迟或沉紧，为寒凝之象。若疼痛而胀，且发作时与情志有关，舌淡红，苔薄白，脉弦，为气滞。

【证候分析】　本证常由年高体弱或病久正虚以致瘀阻、痰凝、寒滞、气郁而发作。正气先虚，阳气不足，心失温养故见心悸怔忡。由于阳气不足，血液运行无力，容易继发瘀血内阻，痰浊停聚，阴寒凝滞，气机阻滞等病理变化，以致心脉痹阻，气血不得畅通而发生心胸憋闷疼痛。手少阴心经循臂内，出腋下，故疼痛牵引肩背内臂，时发时止。一般以胸部憋闷疼痛，痛引肩背内臂，时发时止为辨证要点。

2. 心脉痹阻证之瘀、痰、寒、气比　见比较表9-9。

表9-9　心脉痹阻证之瘀、痰、寒、气比较表

证型	共有症状	病因	症状特点
血瘀心脉	心悸，怔忡，心胸憋闷疼痛，痛引肩背内臂，时发时止	瘀血内阻	刺痛，舌紫暗有斑点，脉细涩或结代
痰阻心脉		痰浊停聚	闷痛，体胖痰多，身重困倦，苔白腻，脉沉滑
寒凝心脉		阴寒凝滞	突发剧痛，得温痛减，畏寒肢冷，舌淡苔白，脉沉迟或沉紧
气滞心脉		气机郁滞	胀痛，发作常与精神因素有关，舌淡红，苔薄白，脉弦

（五）痰迷心窍证

痰迷心窍证，又称痰蒙心神证、痰迷心包证，是指痰浊蒙闭心神所表现的以神志异常为主证的证候。

【临床表现】　面色晦滞，脘闷作恶，意识模糊，语言不清，喉有痰声，甚则昏不知人，舌苔白腻，脉滑。或精神抑郁，表情淡漠，神志痴呆，喃喃自语，举止失常。或突然仆地，不省人事，口吐痰涎，喉中痰鸣，两目上视，手足抽搐。

【证候分析】　外感湿浊之邪，湿浊郁遏中焦，清阳不升，浊气上泛，故见面色晦滞，胃失和降，胃气上逆则脘闷作恶；湿邪留恋不化，酝酿成痰，痰随气升则喉中痰鸣；上迷心窍，神识受蒙则意识模糊，语言不清，甚则人事不省。舌苔白腻，脉滑是痰浊内盛之象。精神抑郁，表情淡漠，神志痴呆，喃喃自语，举止失常多由肝气郁结，气郁生痰，痰浊上蒙心窍所致，属于癫证。突然仆地，不省人事，口吐痰涎，喉中痰鸣，两目上视，手足抽搐，为痰浊夹肝风闭阻心神，属于痫证。本证以神志不清，喉有痰声，舌苔白腻为辨证要点。

（六）痰火扰神证

痰火扰神证又称为痰火扰心证，是指痰火扰乱心神，表现为神志异常的证候。

【临床表现】　发热气粗，面红目赤，痰黄稠，喉间痰鸣，躁狂谵语，舌红苔黄腻，脉滑数，或见失眠心烦，痰多胸闷，头晕目眩，或见语言错乱，哭笑无常，不避亲疏，狂躁妄动，打人毁物，力逾常人。

【证候分析】　外感热病中，邪热蒸腾充斥肌肤故见高热；火势上炎，则面红目赤，呼吸气

粗;邪热灼津为痰,故痰黄稠,喉间痰鸣;痰火扰心,心神昏乱,故躁狂谵语;舌红苔黄腻,脉滑数均为痰火内盛之象。内伤病中,因痰火扰心而见失眠心烦;痰阻气道则见胸闷痰多;清阳被遏故见头晕目眩。若神志狂乱,气机逆乱,则发为狂证,出现语言错乱,哭笑无常,不避亲疏,狂躁妄动,打人毁物,力逾常人等症状。本证外感内伤皆可见到,其中外感热病以高热,痰盛,神志不清为辨证要点;内伤杂病中,轻者以失眠心烦,重者以神志狂乱为辨证要点。

(七)小肠实热证

小肠实热证,是指小肠里热炽盛所引起的以小便赤涩、灼痛为主证的证候,多由心热下移所致。

【临床表现】 心烦口渴,口舌生疮,小便赤涩,尿道灼痛,尿血,舌红苔黄,脉数。

【证候分析】 心与小肠相表里,小肠有分清泌浊的功能,使水液入于膀胱。心火下移小肠,故小便赤涩,尿道灼痛;热甚灼伤阴络则可见尿血;心火内炽,热扰心神,则心烦;津为热灼则口渴;心火上炎则口舌生疮;舌红苔黄,脉数为里热之征。本证以心火热炽及小便赤涩灼痛为辨证要点。

➡案例分析:

韩某,女,19岁,学生。因即将高考而出现情绪紧张,一周前起出现小便赤涩,尿血鲜红,尿道灼痛,并见心烦口渴,夜寐不安,口舌生疮,溃烂灼痛,面赤,舌红苔黄,脉数。请作出诊断并进行病机分析。

诊断:小肠实热证。

分析:气郁化火,则心火过亢;热扰心神则心烦不寐;津为热灼则口渴;心火上炎则口舌生疮,溃烂灼痛;心与小肠相表里,心火下移小肠,小肠分清泌浊功能失常,故见小便赤涩,尿道灼痛;热伤血络,迫血妄行,则尿血;舌红苔黄,脉数,均为里热之象。

二、肺与大肠病辨证

肺居胸中,经脉下络大肠,与大肠相为表里。肺主气,司呼吸,主宣发肃降,通调水道,外合皮毛,开窍于鼻。大肠主传导糟粕。

肺的病变,主要为气失宣降,肺气上逆,或腠理不固及水液代谢方面的障碍,临床上往往出现咳嗽、气喘、胸痛、咯血等症状。大肠的病变主要是传导功能失常,主要表现为便秘与泄泻。

> **知识链接:**
> 肺居胸中,上连气道、喉咙,开窍于鼻,合称肺系。肺的病变主要反映在肺系,呼吸功能活动减退,水液代谢输布失常,以及卫外机能失职等方面。

肺的病证有虚实之分,虚证多见气虚和阴虚,实证多由风寒燥热等邪气侵袭或痰湿阻肺所致。大肠病证有湿热内侵,津液不足等。

(一)肺气虚证

肺气虚证,是指肺机能减弱,其主气、卫外功能失职所表现的虚弱证候。

【临床表现】 咳喘无力,气少不足以息,动则益甚,体倦懒言,声音低怯,痰多清稀,面色㿠白,或自汗畏风,易于感冒,舌淡苔白,脉虚弱。

【证候分析】 肺主气,司呼吸,肺气不足则咳喘气短,气少不足以息,且动则耗气,所以喘息益甚。肺气虚则体倦懒言,且动则耗气,所以喘息益甚。肺气虚则体倦懒言,声音低怯。肺气虚不能输布津液,聚而成痰,故痰多清稀。面色㿠白为气虚常见症状。肺气虚不能宣发卫气于肌表,腠理不固,故自汗畏风,易于感冒。舌淡苔白,脉虚弱为气虚。本证一般以咳喘无力,气少不足以息和全身机能活动减弱为辨证要点。

(二)肺阴虚证

肺阴虚证,是指肺阴不足,失于清肃,虚热内生所表现的证候。

【临床表现】 干咳少痰,或痰少而黏,口燥咽干,形体消瘦,午后潮热,五心烦热,盗汗,颧红,甚则痰中带血,声音嘶哑,舌红少津,脉细数。

【证候分析】 肺阴不足,虚火内生,灼液成痰,胶固难出,故干咳少痰,或痰少而黏。阴液不足,上不能滋润咽喉则口燥咽干,外不能濡养肌肉则形体消瘦。虚热内炽则午后潮热,五心烦热。热扰营阴为盗汗,虚热上炎则颧红,肺络受灼,络伤血溢则痰中带血。喉失津润,则声音嘶哑。舌红少津,脉象细数,皆为阴虚内热之象。本证以肺病常见症状和阴虚内热证共见为辨证要点。

(三)风寒犯肺证

风寒犯肺证,是指由于风寒之邪外袭肺表,肺卫失宣所表现的证候。

【临床表现】 咳嗽,痰稀薄色白,鼻塞流清涕,微微恶寒,轻度发热,无汗,苔白,脉浮紧。

【证候分析】 感受风寒,肺气被束不得宣发,逆而为咳。寒属阴,故痰液稀薄色白。肺气失宣,鼻窍通气不畅致鼻塞流清涕。邪客肺卫,卫气郁遏则恶寒,正气抗邪则发热,毛窍郁闭则无汗。舌苔白,脉浮紧为感受风寒之征。本证以咳嗽兼见风寒表证为辨证要点。

(四)风热犯肺证

风热犯肺证,是指风热邪气侵犯肺系,肺卫受病所表现的证候。

【临床表现】 咳嗽,痰稠色黄,鼻塞流黄浊涕,身热,微恶风寒,口干咽痛,舌尖红,苔薄黄,脉浮数。

【证候分析】 风热袭肺,肺失清肃则咳嗽。热邪煎灼津液,故痰稠色黄。肺气失宣,鼻窍津液为风热所熏,故鼻塞不通,流黄浊涕。肺卫受邪,卫气抗邪则发热,卫气郁故恶风寒。风热上扰,津液被耗则口干咽痛。舌尖候上焦病变,肺为风热侵袭,所以舌尖发红。苔薄黄,脉浮数皆为风热袭表犯肺之征。本证以咳嗽与风热表证共见为辨证要点。

(五)燥邪犯肺证

燥邪犯肺证,是指外界燥邪侵犯肺卫,肺系津液耗伤所表现的证候。

【临床表现】 干咳无痰,或痰少而黏,不易咳出。唇、舌、咽、鼻干燥欠润,或身热恶寒,或胸痛咯血。舌红苔白或黄,脉数。

【证候分析】 燥邪犯肺,津液被伤,肺不得滋润而失于清肃,故干咳无痰,或痰少而黏,不易咳出。伤津化燥,气道失于濡润,所以,唇、舌、咽、鼻都见干燥而欠润。肺为燥邪所袭,肺卫失宣,则见血热恶寒。若燥邪化火,灼伤肺络,可见胸痛咯血。燥邪伤津则舌红,邪偏肺卫,苔多白,燥邪袭肺,苔多黄,脉数为燥热之象。本证以肺系症状表现及干燥少津为辨证要点(见表9-10)。

表 9-10　风寒犯肺证、风热犯肺证、燥邪犯肺证鉴别

证候	主证	寒热	兼证	舌象	脉象
风寒犯肺	咳嗽,痰稀色白	恶寒重发热轻	鼻塞流清涕,喉痒身痛无汗	舌苔薄白	浮紧
风热犯肺	咳嗽,痰稠色黄	恶寒轻发热重	鼻塞流黄浊涕,身热恶风,口干咽痛	舌尖红,苔薄黄	浮数
燥邪犯肺	干咳痰少,口舌咽喉干燥	恶寒发热	无汗或少汗	舌苔薄而干燥	浮数或浮紧

➡ 案例分析:

王某,男,53岁。最近到北方出差,感到身热,恶风,咳嗽,痰少而黏,不易咯出,并见血丝少许,口鼻干燥,舌尖红,脉浮数。请写出证名并分析之。

分析:燥邪外袭,卫表失和,则身热恶风;燥邪犯肺,肺失清润,肺气上逆,则咳嗽,痰少而黏,不易咯出;燥邪化火,灼伤肺络,可见咳血丝少许;燥邪伤津,肺系失润,则口鼻干燥;舌尖红,脉浮数为燥邪外袭之象。

辨证:燥邪犯肺证。

(六)痰热壅肺证

痰热壅肺证是指痰热互结,壅闭于肺,致使肺失宣降而表现的肺经实热证候。

【临床表现】　咳嗽,咯痰黄稠而量多,胸闷,气喘息粗,甚则鼻翼扇动,或喉中痰鸣,烦躁不安,发热口渴,或咳吐脓血腥臭痰,胸痛,大便秘结,小便短赤,舌红,苔黄腻,脉滑数。

【证候分析】　本证多因外邪犯肺,郁而化热,热伤肺津,炼液成痰,或素有宿痰,内蕴日久化热,痰与热结,壅阻于肺所致。痰热壅阻于肺,肺失清肃,肺气上逆,故咳嗽,胸闷,气喘息粗,甚则肺气郁闭,则见鼻翼扇动。痰热互结,随肺气上逆,故咯痰黄稠而量多,或喉中痰鸣。若痰热阻滞肺络,气滞血壅,肉腐血败,则见咳吐脓血腥臭痰,胸痛。里热炽盛,蒸达于外,故发热。侵扰心神则烦躁不安。灼伤阴津,则见口渴,便秘,小便黄赤。舌红苔黄腻,脉滑数,为痰热内盛之征。本证以咳喘、痰多及里实热证并见为审证要点。

(七)寒痰阻肺证

寒痰阻肺证是指寒邪与痰浊交并,壅阻于肺,肺失宣降所表现的证候。

【临床表现】　咳嗽痰多,痰质黏稠,或清稀色白,量多,易咯,胸闷,或见喘哮痰鸣,形寒肢冷,舌质淡,苔白腻或白滑,脉濡缓或滑。

【证候分析】　本证多因平素有痰疾,又感寒邪,内客于肺,或因寒湿外邪侵袭于肺,或因中阳不足,寒从内生,聚湿成痰,上干于肺所致。寒痰阻肺,肺失宣降,肺气上逆,故咳嗽,气喘,痰多色白。痰气搏结,上涌气道,故喉中痰鸣而发哮。寒痰凝闭于肺,肺气不利,故胸膈满闷。寒性凝滞,阳气被郁而不达,肌肤失于温煦,故形寒肢冷。舌淡,苔白腻或白滑,脉濡缓或滑,均为寒痰内盛之象。本证以咳喘并见寒痰内盛的表现为审证要点。

(八)大肠湿热证

大肠湿热证,是指湿热侵袭大肠所表现的证候。

【临床表现】　腹痛,下利脓血,里急后重,或暴注下泻,色黄而臭,伴见肛门灼热,小便短

赤,身热口渴。舌红,苔黄腻,脉滑数或濡数。

【证候分析】 湿热在肠,阻滞气机,故腹痛,里急后重。湿热蕴结大肠,伤及气血,腐化为脓血,故下利脓血。湿热之气下迫,故见暴注下泻,肛门灼热。热邪内积,湿热伤津,故身热口渴,小便短赤。舌红,苔黄腻为湿热之象。湿热为病,有湿重、热重之分,湿重于热,脉象多见濡数,热重于湿,脉象多见滑数。本证以腹痛,排便次数增多,或下利脓血,或下黄色稀水为辨证要点。

➡**案例分析**:

吴某,男,15岁,学生。腹痛、腹泻2天。前天随学校到郊外野餐,当晚自觉腹胀隐痛,欲解大便,昨日晨起腹痛加重,腹泻势急,便稀如水,色黄而臭,肛门灼热,今晨就诊时已泻12次。现自觉口渴欲饮水,嘴唇皮肤干燥,发热,尿少,舌质红,苔黄而腻,脉滑数。请作出诊断并进行病机分析。

诊断:大肠湿热证。

分析:患者以腹痛、腹泻为主要症状,其病位在大肠。大便势急如水,发热,尿少,舌红苔黄,脉滑而数,故其病因为湿热之邪。患者剧泻伤律,故口渴欲饮水,嘴唇皮肤干燥,患者病程短,病势急,故性质属实。综上所述,证属大肠湿热。

(九)大肠津亏证

大肠津亏证,是指津液不足,不能濡润大肠所表现的证候。

【临床表现】 大便秘结干燥,难以排出,常数日一行,口干咽燥,或伴见口臭、头晕等症状,舌红少津,脉细涩。

【证候分析】 大肠津亏,肠道失于濡润而传导不利,故大便秘结干燥,难以排出,甚或数日一行。阴伤于内,口咽失润,故口干咽燥。大便日久不解,浊气不得下泄而上逆,致口臭头晕。阴伤则阳亢,故舌红少津。津亏脉道失充,故脉来细涩。本证以大便干燥难于排出为辨证要点。

三、脾与胃病辨证

脾胃共处中焦,经脉互为络属,具有表里的关系。脾主运化水谷,胃主受纳腐熟,脾升胃降,共同完成饮食物的消化吸收与输布,为气血生化之源,后天之本,脾又具有统血,主四肢肌肉的功能。

脾病常见腹胀腹痛,泄泻便溏,浮肿,出血等。胃病常见脘痛,呕吐,嗳气,呃逆等症状。

脾胃病证,皆有寒热虚实之不同。脾的病变主要反映在运化功能的失常和统摄血液功能的障碍,以及水湿潴留,清阳不升等方面;胃的病变主要反映在食不消化,胃失和降,胃气上逆等方面。

(一)脾气虚证

脾气虚证,是指脾气不足,运化失健所表现的证候,亦称脾失健运证。

【临床表现】 纳少腹胀,饭后尤甚,大便溏薄,肢体倦怠,少气懒言,面色萎黄或㿠白,形体消瘦或浮肿,舌淡,苔白,脉缓弱。

【证候分析】 脾气虚弱,运化无能,故纳少。水谷内停则腹胀,食入则脾气益困,故腹胀尤甚。水湿不化,流注肠中,则大便溏薄。脾为气血生化之源,脾虚化源不足,不能充达肢体、肌肉,故肢体倦怠,形体消瘦,面部失荣,故面色萎黄。脾气虚,水谷精气化生不足,宗气亦虚,故少气懒言。若脾气虚,水湿不运,泛溢肌肤,则可见浮肿、体胖。舌淡苔白,脉缓弱,为脾气虚弱之征。本证以运化功能减退和气虚证共见为辨证要点。

(二)脾阳虚证

脾阳虚证,是指脾阳虚衰,失于温运,阴寒内盛所表现的虚弱证候。

【临床表现】 腹胀纳少,腹痛喜温喜按,畏寒肢冷,大便溏薄清稀,或肢体困重,或周身浮肿,小便不利,或白带量多质稀,舌淡胖,苔白滑,脉沉迟无力。

【证候分析】 脾阳虚衰,运化失健,则腹胀纳少。中阳不足,寒凝气滞,故腹痛喜温喜热。阳虚无以温煦,所以畏寒而四肢不温。水湿不化流注肠中,故大便溏薄,较脾气虚时更为清稀,甚则完谷不化。中阳不振,水湿内停,膀胱气化失司,则小便不利;水湿流溢肌肤,则肢体困重,甚则全身浮肿;妇女带脉不固,水湿下渗,可见白带清稀量多。舌淡胖,苔白滑,脉沉迟无力,皆为阳虚湿盛之征。本证以脾运失健和寒象表现为辨证要点。

(三)中气下陷证

中气下陷证是指脾气亏虚,升举无力而反下陷所表现的证候,又称为脾虚气陷证、脾气下陷证。多由脾气虚进一步发展,或久泄久痢,或劳累过度所致。

【临床表现】 脘腹重坠作胀,食后尤甚,或便意频数,肛门坠重,或久痢不止,甚或脱肛,或子宫下垂,或小便浑浊如米泔水。伴见气少乏力,肢体倦怠,声低懒言,头晕目眩,舌淡苔白,脉弱。

【证候分析】 脾气上升,能升发清阳和升举内脏,气虚升举无力,内脏无托,故脘腹重坠作胀,食入气陷更甚,脘腹更觉不舒。由于中气下陷,故时有便意,肛门重坠,或下利不止,肛门外脱。脾气升举无力,可见子宫下垂。脾主散精,脾虚气陷致精微不能正常输布而反下注膀胱,故小便浑浊如米泔水。中气不足,全身机能活动减退,所以少气乏力,肢体倦怠,声低懒言。清阳不升则头晕目眩。舌淡苔白,脉弱皆为脾气虚弱的表现。本证以脾气虚证和内脏下垂为辨证要点。

(四)脾不统血证

脾不统血证,是指脾气亏虚不能统摄血液,而致血溢脉外为主要表现的证候。

【临床表现】 便血,尿血,肌衄,齿衄,或妇女月经过多,崩漏等。常伴见食少便溏,神疲乏力,少气懒言,面色无华,舌淡苔白,脉细弱等症状。

【证候分析】 脾有统摄血液的功能,脾气亏虚,统血无权,则血溢脉外。溢于肠胃,则为便血;渗于膀胱,则见尿血;血渗毛孔而出,则为肌衄;由齿龈而出,则为齿衄。脾虚统血无权,冲任不固,则妇女月经过多,甚或崩漏。食少便溏,神疲乏力,少气懒言,面色无华,舌淡苔白,脉细弱等症状,皆为脾气虚弱之表现。本证以脾气虚证和出血共见为辨证要点(表9-11)。

表 9-11　脾病虚证鉴别表

证候	相同症状	不同症状	舌象	脉象
脾气虚证	腹胀纳少,食后尤甚,便溏肢倦,食少懒言	或浮肿,或消瘦	舌淡,苔白	缓弱
脾阳虚证		腹痛喜温喜按,肢冷尿少,或肢体困重,或浮肿,或带下清稀	舌淡胖,苔白滑	沉迟无力
中气下陷证		脘腹坠胀,或便意频数,肛门坠重,或久痢脱肛,或子宫下垂,或小便混浊如米泔水	舌淡,苔白	弱
脾不统血证		便血,尿血,肌衄,齿衄,或妇女月经过多,崩漏	舌淡,苔白	细弱

（五）寒湿困脾证

寒湿困脾证,是指寒湿内盛,中阳受困而表现的证候。多由饮食不节,过食生冷,淋雨涉水,居处潮湿,以及内湿素盛等因素引起。

【临床表现】　脘腹痞闷胀痛,食少便溏,泛恶欲吐,口淡不渴,头身困重,面色晦黄,或肌肤面目发黄,黄色晦暗如烟熏,或肢体浮肿,小便短少。舌淡胖,苔白腻,脉濡缓。

【证候分析】　寒湿内侵,中阳受困,脾气被遏,运化失司,故脘腹痞闷胀痛,食欲减退。湿注肠中,则大便溏薄。胃失和降,故泛恶欲吐。寒湿属阴邪,阴不耗液,故口淡不渴。寒湿滞于经脉,故见头身困重。

湿阻气滞,气血不能外荣,故见面色黄晦。脾为寒湿所困,阳气不宣,胆汁随之外泄,故肌肤面目发黄,黄色晦暗如烟熏。湿泛肌肤可见肢体浮肿,膀胱气化失司,则小便短少。舌淡胖,苔白腻,脉濡缓,皆为寒湿内盛的表现。本证以脾的运化功能发生障碍和寒湿中遏的表现为辨证要点。

➡ **案例分析:**

李某,女,21岁,学生。3天前因过食冰冷食物,当晚即腹胀腹泻,夜不安卧,今日病情加重,前来诊治。现面色暗黄不泽,身重困倦,口淡不渴,口腻纳呆,恶心欲呕,脘腹胀满,大便泻下清稀如水,日行7~8次,小便短少,舌淡红,苔白腻,脉迟缓。要求提炼主诉,进行证候分析并进行辨证。

主诉:腹泻3天。

分析:起病暴急,因过食生冷致病。寒湿内阻脾胃,脾失健运,清浊不分,水湿下走大肠,故泄泻清稀如水,而小便短少。寒湿内困,胃失和降,则口淡不渴,口腻纳呆,泛恶欲吐。湿困脾气郁滞,则脘腹胀满,面色暗黄不泽,身重困倦。苔白腻,脉迟缓,为寒湿困脾之征。

辨证:寒湿困脾证。

（六）湿热蕴脾证

湿热蕴脾证,是指湿热内蕴中焦所表现的证候。常因受湿热外邪,或过食肥甘酿湿生热所致。

【临床表现】 脘腹痞闷,纳呆呕恶,便溏尿黄,肢体困重,或面目肌肤发黄,色泽鲜明如橘皮,皮肤发痒,或身热起伏,汗出热不解。舌红苔黄腻,脉濡数。

【证候分析】 湿热蕴结脾胃,受纳运化失职,升降失常,故脘腹痞闷,纳呆呕恶。脾为湿困,则肢体困重。湿热蕴脾,交阻下迫,则大便溏泄,小便短赤。湿热内蕴,熏蒸肝胆,致胆汁不循常道,外溢肌肤,故皮肤发痒,面目肌肤发黄,其色鲜明如橘皮。湿遏热伏,热处湿中,湿热郁蒸,故身热起伏,汗出而热不解。舌红,苔黄腻,脉濡数,均为湿热内盛之象。本证以脾的运化功能障碍和湿热内阻的症状为辨证要点。

(七)胃阴虚证

胃阴虚证,是指胃阴不足所表现的证候。多由胃病久延不愈,或热病后期阴液未复,或平素嗜食辛辣,或情志不遂,气郁化火使胃阴耗伤而致。

【临床表现】 胃脘隐痛,饥不欲食,口燥咽干,大便干结,或脘痞不舒,或干呕呃逆,舌红少津,脉细数。

【证候分析】 胃阴不足,则胃阳偏亢,虚热内生,热郁胃中,胃气不和,致脘部隐痛,饥不欲食。胃阴亏虚,上不能滋润咽喉,则口燥咽干;下不能濡润大肠,故大便干结。胃失阴液滋润,胃气不和,可见脘痞不舒,阴虚热扰,胃气上逆,可见干呕呃逆。舌红少津,脉象细数,是阴虚内热的征象。本证以胃病的常见症状和阴虚证共见为辨证要点。

➡案例分析:

胡某,男,42岁,工人。因饮食不节,起居失常,致胃脘疼痛已多年。现胃脘疼痛,饥不欲食,食量减少,日渐消瘦,口燥咽干,大便干结,小便短少,舌红少苔,舌苔略黄而少津。脉弦细而数。请诊断其证型,并进行分析。

诊断:胃阴虚证。

分析:胃脘疼痛久病不愈,则损伤正气。胃阴不足,虚热内生,热郁胃中,胃气失和,则胃脘疼痛。胃阴虚则胃失濡润,故胃纳失常,导致饥不欲食,食量减少。胃阴不足,津液不能上乘,则口燥咽干。肠失濡润,则大便干结。津液不足,则小便短少。舌红少苔,舌苔少津,脉细数,为阴虚之象。苔黄为里热之征。

(八)食滞胃脘证

食滞胃脘证,是指食物停滞胃脘不能腐熟所表现的证候。多由饮食不节,暴饮暴食,或脾胃素弱,运化失健等因素引起。

【临床表现】 胃脘胀闷疼痛,嗳气吞酸或呕吐酸腐食物,吐后胀痛得减,或矢气便溏,泻下物酸腐臭秽,舌苔厚腻,脉滑。

【证候分析】 胃气以降为顺,食停胃脘,胃气郁滞,则脘部胀闷疼痛。胃失和降而上逆,故见嗳气吞酸或呕吐酸腐食物。吐后实邪得消,胃气通畅,故胀痛得减。食浊下移,积于肠道,可致矢气频频,臭如败卵,泻下物酸腐臭秽。舌苔厚腻,脉滑为食浊内积之征。本证以胃脘胀闷疼痛,嗳腐吞酸为辨证要点。

（九）胃寒证

胃寒证，是指阴寒凝滞胃腑所表现的证候。多由腹部受凉，过食生冷，过劳倦而伤中，复感寒邪所致。

【临床表现】 胃脘冷痛，轻则绵绵不已，重则拘急剧痛，遇寒加剧，得温则减，口淡不渴，口泛清水或恶心呕吐，或伴见胃中水声辘辘，舌苔白滑，脉弦或迟。

【证候分析】 寒邪在胃，胃阳被困，故胃脘冷痛。寒则邪更盛，温则寒气散，故遇寒痛增而得温则减。胃气虚寒，不能温化精微，致水液内停而为水饮，饮停于胃，可闻胃部辘辘水声。水饮不化随胃气上逆，可见口淡不渴，口泛清水或恶心呕吐。舌苔白滑，脉弦或迟是内有寒饮的表现。本证以胃脘疼痛和寒象共见为辨证要点。

（十）胃热证

胃热证，是指胃火内炽所表现的征候。多因平素嗜食辛辣肥腻，化热生火，或情志不遂，气郁化火，或热邪内犯等所致。

【临床表现】 胃脘灼痛，吞酸嘈杂，或食入即吐，或渴喜冷饮，消谷善饥，或牙龈肿痛，齿衄口臭，大便秘结，小便短赤，舌红苔黄，脉滑数。

【证候分析】 热炽胃中，胃气不畅，故胃脘灼痛。肝经郁火横逆犯胃，则吞酸嘈杂，呕吐，或食入即吐。胃热炽盛，耗津灼液，则渴喜冷饮；机能亢进，则消谷善饥。胃络于龈，胃火循经上熏，气血壅滞，故见牙龈肿痛，口臭。血络受伤，血热妄行，可见齿衄。热盛伤津耗液，故见大便秘结，小便短赤。舌红苔黄，脉滑数为胃热内盛之象。本证以胃病常见症状和热象共见为辨证要点（表9-12）。

表9-12 胃病四证鉴别

证候	疼痛	呕吐	口味与口渴	大便	舌象	脉象
胃阴虚	隐隐灼痛，嘈杂不舒	干呕	口咽干燥	便干	舌红少苔	细数
胃寒证	冷痛暴急，遇寒则剧	清水	口淡不渴	便溏	苔白滑	弦或沉紧
胃热证	胃脘灼痛	酸水	渴喜冷饮	便结	舌红苔黄	滑数
食滞胃脘	脘腹胀满，疼痛拒按	酸腐馊食	口中腐臭	酸臭	苔厚腻	滑或沉实

四、肝与胆病辨证

肝位于右胁，胆附于肝，肝胆经脉相互络属，肝与胆相表里，肝主疏泄，主藏血，在体为筋，其华在爪，开窍于目，其气升发，性喜条达而恶抑郁。胆贮藏排泄胆汁，以助消化，并与情志活动有关，因而有"胆主决断"之说。

肝的病变主要表现在疏泄失常，血不归藏，筋脉不利等方面。肝开窍于目，故多种目疾都与肝有关。肝的病变较为广泛和复杂，如胸胁少腹胀痛、窜痛，情志活动异常，头晕胀痛，手足抽搐，肢体震颤，以及目疾，月经不调，睾丸胀痛等，常与肝有关。胆病常见口苦发黄、失眠和胆怯易惊等情绪的异常。

肝的病证有虚实之分，虚证多见于肝血、肝阴不足。实证多见于风阳妄动、肝火炽盛，以及湿热寒邪犯扰等。

（一）肝气郁结证

肝气郁结证，是指肝失疏泄，气机郁滞而表现的证候，又称为肝郁气滞证。多因情志抑郁，或突然的精神刺激及其他病邪的侵扰而发病。

【临床表现】　胸胁或少腹胀闷窜痛，胸闷喜太息，情志抑郁易怒，或咽部梅核气，或颈部瘿瘤，或癥块。妇女可见乳房作胀疼痛，月经不调，甚则闭经。

【证候分析】　肝气郁结，经气不利，故胸胁乳房、少腹胀闷疼痛或窜动作痛。肝主疏泄，具有调节情志的功能，气机郁结，不得条达疏泄，则情志抑郁；久郁不解，失其柔顺舒畅之性，故情绪急躁易怒。气郁生痰，痰随气逆，循经上行，搏结于咽则见梅核气；积聚于颈项则为瘿瘤。气病及血，气滞血瘀，冲任不调，故月经不调或经行腹痛；气聚血结，可酿成癥瘕。本证一般以情志抑郁，肝经所过部位发生胀闷疼痛，以及妇女月经不调等作为辨证要点。

（二）肝火上炎证

肝火上炎证，是指肝经火盛，气火上逆，表现为火热炽盛于上的证候。多因情志不遂，肝郁化火，或热邪内犯等引起。

【临床表现】　头晕胀痛，面红目赤，口苦口干，急躁易怒，不眠或常做噩梦，胁肋灼痛，便秘尿黄，耳鸣如潮，吐血衄血，舌红苔黄，脉弦数。

【证候分析】　肝火循经上攻头目，气血涌盛络脉，故头晕胀痛，面红目赤；如夹胆气上逆，则口苦口干；肝失条达柔顺之性，所以急躁易怒；火热内扰，神魂不安，以致失眠，或常做噩梦；肝火内炽，气血壅滞胁肋，灼热疼痛，热盛耗津，故便秘尿黄；足少阳胆经入耳中，肝热移胆，循经上冲，则耳鸣如潮；火伤络脉，血热妄行，可见吐血衄血。舌红苔黄，脉弦数，为肝经实火炽盛之征。本证一般以肝脉循行部位的头、目、耳、胁表现的实火炽盛症状作为辨证要点。

（三）肝血虚证

肝血虚证，是指肝血亏虚，组织器官失养所表现的证候。多因脾肾亏虚，生化之源不足，或慢性病耗伤肝血，或失血过多所致。

【临床表现】　眩晕耳鸣，面白无华，爪甲不荣，夜寐多梦，视力减退或雀目。或见肢体麻木，关节拘急不利，手足震颤，肌肉跳动，妇女常见月经量少、色淡，甚则经闭。舌淡苔白脉弦细。

【证候分析】　肝血不足，不能上荣头面，故眩晕耳鸣，面白无华；爪甲失养，则干枯不荣；血不足以安魂定志，故夜寐多梦；目失所养，所以视力减退，甚至成为雀盲。肝主筋，血虚筋脉失养，则见肢体麻木，关节拘急不利，手足震颤，肌肉跳动等虚风内动之象。妇女肝血不足，不能充盈冲任之脉，所以月经量少色淡，甚至闭经。舌淡白，脉弦细，为血虚常见之征。本证一般以筋脉、爪甲、两目、肌肤等失于濡养，以及全身血虚的病理现象为辨证要点。

（四）肝阴虚证

肝阴虚证，是指阴液亏虚而肝失濡养所表现的证候。多由情志不遂，气郁化火，或慢性疾病、温热病等耗伤肝阴引起。

【临床表现】　头晕耳鸣，两目干涩，面部烘热，胁肋灼痛，五心烦热，潮热盗汗，口咽干燥，或见手足蠕动。舌红少津，脉弦细数。

【证候分析】　肝阴不足，不能上滋头目，则头晕耳鸣，两目干涩；虚火上炎，则面部烘热；虚火内灼，则见胁肋灼痛，五心烦热，潮热盗汗；阴液亏虚不能上润，则见口咽干燥；筋脉失养则手足蠕动。舌红少津、脉弦细数均为阴虚内热之象。本证一般以肝病症状和阴虚证共见为辨证要点。

(五)肝阳上亢证

肝阳上亢证,是指肝肾阴虚,不能制阳,致使肝阳偏亢所表现的证候。多因情志过极或肝肾阴虚,致使阴不制阳,水不涵木而发病。

【临床表现】 眩晕耳鸣,头目胀痛,面红目赤,急躁易怒,心悸健忘,失眠多梦,腰膝酸软,头重脚轻,舌红少苔,脉弦有力。

【证候分析】 肝肾之阴不足,肝阳亢逆无制,气血上冲,则眩晕耳鸣,头目胀痛,面红目赤;肝失柔顺,故急躁易怒;阴虚心失所养,神不得安,则见心悸健忘,失眠多梦;肝肾阴虚,经脉失养,故腰膝酸软;阳亢于上,阴亏于下,上盛下虚,故头重脚轻;舌红少苔、脉弦有力,为肝肾阴虚,肝阳亢盛之象。本证一般以肝阳亢于上、肾阴亏于下的证候表现作为辨证要点。

肝气郁结,肝火上炎,肝阴不足,肝阳上亢四证的病机,常可互相转化。如肝气久郁,可以化火;肝火上炎,火热炽盛,可以灼烁肝阴;肝阴不足,可致肝阳上亢;肝阳亢盛又可化火伤阴。所以,在辨证上既要掌握其各自特征,又要分析其内在联系,才能作出准确判断(表9-13)。

表9-13 肝气郁结、肝火上炎、肝阴虚、肝阳上亢四证的鉴别

证候	性质	症状	舌象	脉象	辨证要点
肝气郁结证	实证	情志抑郁,易怒,胸胁或少腹胀痛、窜痛,胸闷,善太息,妇女可见乳房作胀疼痛,痛经,月经不调,甚则闭经,与情志变化有关	苔薄白	弦	情志抑郁,肝经部位胀痛或妇女月经失调
肝火上炎证	实证	头晕胀痛,面红目赤,急躁易怒,或胁肋灼痛,或耳鸣耳聋,或耳内肿痛流脓,或失眠多梦,或吐血、衄血,口苦口干,大便秘结,小便短黄	舌红苔黄	弦数	火热炎上、炽盛于肝经循行部位,如头、目、胁等
肝阴虚证	虚证	两目干涩,视力减退,或胁肋隐隐灼痛,或见手足蠕动,头晕目眩,午后颧红,面部烘热,潮热盗汗,五心烦热,口燥咽干	舌红少苔	弦细而数	目、筋、胁失养和阴虚内热的证候
肝阳上亢证	本虚标实	头目胀痛,眩晕耳鸣,面红目赤,急躁易怒,失眠多梦,腰膝酸软,头重脚轻	舌红少津	弦而有力,或弦细数	眩晕、面赤、头痛、头重脚轻、腰膝酸软

➡案例分析:

张某,男,57岁,教师。3年前因工作紧张而出现头痛、眩晕,逐渐加重,曾服中、西药,疗效不明显,近月病情加剧。现见眩晕耳鸣,头痛且胀,面红目赤,急躁易怒,口苦咽干,失眠多梦,腰膝酸软,头重脚轻,步履不稳,舌红少苔,脉弦细数而有力。要求:写出主诉,进行证候分析并辨证。

主诉:眩晕、头痛3年,加重1月余。

分析:因工作紧张而肝气郁结,肝阳上亢,气血上冲而引起头痛、眩晕。气血上逆,血脉充盈,则面红目赤,头胀而痛;肝气亢奋,心神不宁,故见急躁易怒,失眠多梦;阳热伤津,则口苦咽干;肝肾阴亏于下,腰膝失养,则腰膝酸软;上盛下虚,则耳鸣,头重脚轻,步履不稳。舌红少苔,脉弦细数有力,是阴虚阳亢之征。

辨证:肝阳上亢证。

(六)肝风内动证

肝风内动证,是指患者出现眩晕欲仆,震颤,抽搐等动摇不定症状为主要特点的证候。临床上常见肝阳化风、热极生风、阴虚动风、血虚生风四种。

1.肝阳化风证　是指肝阳亢逆无制而表现动风的证候。多因肝肾之阴久亏,肝阳失潜而暴发。

【临床表现】　眩晕欲仆,头摇而痛,项强肢颤,语言謇涩,手足麻木,步履不正,或猝然昏倒,不省人事,口眼㖞斜,半身不遂,舌强不语,喉中痰鸣,舌红,苔白或腻,脉弦有力。

【证候分析】　肝阳化风,肝风内旋,上扰头目,则眩晕欲仆,或头摇不能自制;气血随风阳上逆,壅滞络脉,故头痛不止;风动筋挛,则项强肢颤;肝脉络舌本,风阳扰络,则语言謇涩;肝肾阴虚,筋脉失养,故手足麻木;风动于上,阴亏于下,上盛下虚,所以步履不正。阳亢则灼液为痰,风阳夹痰上扰,清窍被蒙,则见突然昏倒,不省人事;风痰流窜脉络,经气不利,可见口眼㖞斜,半身不遂;痰阻舌根,则舌体僵硬,不能语言;痰随风升,故喉中痰鸣。舌红为阴虚之象,白苔示邪尚未化火,腻苔为夹痰之征,脉弦有力,是风阳扰动的病机反应。本证一般根据患者平素具有肝阳上亢的现象,结合突然出现肝风内动的症状为辨证要点。

2.热极生风证　是指热邪亢盛引动肝风所表现的证候。多由邪热亢盛,燔灼肝经,热闭心神而发病。

【临床表现】　高热神昏,燥热如狂,手足抽搐,颈项强直,甚则角弓反张,两目上视,牙关紧闭。舌红或绛,脉弦数。

【证候分析】　热邪蒸腾,充斥三焦,故高热。热入心包,心神昏聩,则神昏、躁狂。热灼肝经,津液受灼,引动肝风,而见手足抽搐,颈项强直,角弓反张,两目上视,牙关紧闭等筋脉挛急的表现。热邪内伤营血,则舌色红绛,脉象弦数,为肝经火热之征。本证以高热与肝风共见为辨证要点。

3.阴虚动风证　是指阴液亏虚引动肝风表现的证候。多因外感热病后期阴液耗损,或内伤久病,阴液亏虚而发病。

【临床表现】　手足蠕动,眩晕耳鸣,口咽干燥,形体消瘦,筋脉失养,五心烦热,潮热颧红,舌红少津,脉细数。

【证候分析】　阴津亏虚,筋脉失养而挛急,故见手足蠕动;阴虚内热,虚火上扰,则眩晕、颧红、耳鸣;津不上蒸则口咽干燥;阴津不足,肌肤失养则消瘦;虚火内扰而五心烦热、潮热;舌红少津、脉细数为阴虚内热之征。本证以动风兼有阴虚内热症状为辨证要点。

4.血虚生风证　是指血虚筋脉失养所表现的动风证候。多由急慢性出血过多,或久病血虚所引起。

【临床表现】 手足震颤,肢体麻木,肌肉瞤动,眩晕耳鸣,面色无华,爪甲淡白无华,视力减退,或女子月经量少色淡,错后或闭止,舌质淡白,脉细弱。

【证候分析】 肝血不足,血不养筋,筋脉失养,故手足震颤,肢体麻木,肌肉瞤动;肝血虚,血不上荣,则眩晕耳鸣,面色无华;肝开窍于目,其华在爪,肝血虚,则爪甲淡白无华,视力减退;血虚冲任空虚,则女子月经量少色淡,错后或闭止;舌质淡白,脉细弱,为血虚之象。本证以动风兼见血虚的表现为辨证要点(表9-14)。

表9-14　肝风四证鉴别

证候	性质	主证	兼证	舌象	脉象	辨证要点
肝阳化风证	上实下虚证	眩晕欲仆,头摇肢颤,语言謇涩或舌强不语,或突然昏倒,不省人事	手足麻木,步履不正	舌红,苔白或腻	弦而有力	在肝阳上亢证基础上突然出现动风的症状
热极生风证	热证	手足抽搐,颈项强直,两目上视,牙关紧闭,角弓反张	高热神昏,燥热如狂	舌质红绛少津	弦数有力	以高热与动风症状共见
阴虚动风证	虚证	手足蠕动	午后潮热,五心烦热,口咽干燥,形体消瘦	舌红少苔	弦细数	手足蠕动与阴虚内热并见
血虚生风证	虚证	手足震颤,肌肉瞤动,关节拘急不利,肢体麻木	眩晕耳鸣,面白无华,爪甲不荣	舌淡苔白	细	肢体震颤与血虚并见

(七)寒凝肝脉证

寒凝肝脉证,是指寒邪凝滞肝脉,以肝经循行部位冷痛为主要表现的证候。多因感受寒邪而发病。

【临床表现】 少腹牵引睾丸坠胀冷痛,或阴囊收缩引痛,受寒则甚,得热则缓,舌苔白滑,脉沉弦或迟。

【证候分析】 肝脉绕阴器,抵少腹,寒凝经脉,气血凝滞,故见少腹牵引睾丸冷痛。寒为阴邪,性主收引,筋脉拘急,可致阴囊收缩引痛。寒则气血凝涩,热则气血通利,故疼痛遇寒加剧,得热则减。阴寒内盛,则苔见白滑,脉沉主里,弦主肝病,迟为阴寒,是为寒滞肝脉之证。本证以少腹牵引阴部坠胀冷痛为辨证要点。

(八)肝胆湿热证

肝胆湿热证,是指湿热蕴结肝胆所表现的证候。多由感受湿热之邪,或偏嗜肥甘厚腻,酿湿生热,或脾胃失健,湿邪内生,郁而化热所致。

【临床表现】 胁肋胀痛,或有痞块,口苦,腹胀,纳少呕恶,大便不调,小便短赤,舌红苔黄腻,脉弦数。或寒热往来,或身目发黄,或阴囊湿疹,或睾丸肿胀热痛,或带浊阴痒等。

【证候分析】 湿热蕴结肝胆,肝气失于疏泄,气滞血瘀,故胁肋痛,或见痞块。肝木乘土,则脾运失健,胃失和降,故纳少,呕恶,腹胀。胆气上溢,可见口苦,湿热蕴内,湿重于热则大便偏溏,热重于湿则大便不爽。膀胱气化失司则小便短赤。邪居少阴,枢机不利,则寒热往来。胆汁不循常道而外溢肌肤,则身目发黄。肝脉绕阴器,湿热随经下注,则见阴部湿疹或睾丸肿胀热痛,在妇女则见带浊阴痒。舌红苔黄腻,脉弦数,均为湿热内蕴肝胆之征。本证以右胁肋部胀痛,纳呆,尿黄,舌红苔黄腻为辨证要点。

(九)胆郁痰扰证

胆郁痰扰证,是指胆失疏泄,痰热内扰所表现的证候。多由情志不遂,疏泄失职,生痰化火而引起。

【临床表现】 头晕目眩耳鸣,惊悸不宁,烦躁不寐,口苦呕恶,胸闷太息,舌苔黄腻,脉弦滑。

【证候分析】 胆脉络头目入耳,痰浊上扰,故头晕目眩、耳鸣。胆为清静之腑,痰热内扰,则胆气不宁,故见惊悸不宁,烦躁不寐。胆气郁滞,则见胸闷善太息。热蒸胆气上溢则口苦,胆热犯胃,胃失和降,则泛恶呕吐。舌苔黄腻,脉象弦滑,为痰热内蕴之征。本证一般以眩晕耳鸣或惊悸失眠,舌苔黄腻为辨证要点。

五、肾与膀胱病辨证

肾左右各一,位于腰部,其经脉与膀胱相互络属,故两者为表里。肾藏精,主生殖,为先天之本,主骨生髓充脑,在体为骨,开窍于耳,其华在发,又主水,并有纳气功能。膀胱具有贮尿排尿的作用。

肾的病变主要反映在生长发育,生殖机能,水液代谢的异常方面,临床常见症状有腰膝酸软而痛,耳鸣耳聋,发白早脱,齿牙动摇,阳痿遗精,精少不育,女子经少经闭,水肿,二便异常等。膀胱的病变主要反映为小便异常及尿液的改变,临床常见尿频、尿急、尿痛、尿闭及遗尿、小便失禁等症状。

肾藏元阴元阳,为人体生长发育之根,脏腑机能活动之本,一有耗伤,则诸脏皆病。膀胱多见湿热证。

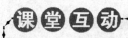

课堂互动
肾与膀胱的生理功能是什么?结合生理功能来说明肾、膀胱病变的主要临床表现?

(一)肾阳虚证

肾阳虚证,是指肾脏阳气虚衰表现的证候。多由素体阳虚,或年高肾亏,或久病伤肾,以及房劳过度等因素引起。

【临床表现】 腰膝酸软而痛,畏寒肢冷,尤以下肢为甚,精神萎靡,面色㿠白或黧黑,舌淡胖,苔白,脉沉弱。或男子阳痿,女子宫寒不孕;或久泻不止,完谷不化,五更泄泻;或浮肿,腰以下为甚,按之没指,甚则腹部胀满,全身肿胀,心悸咳喘。

【证候分析】 腰为肾之府,肾主骨,肾阳虚衰,不能温养腰府及骨骼,则腰膝酸软疼痛;不能温煦肌肤,故畏寒肢冷。阳气不足,阴寒盛于下,故下肢尤甚。阳虚不能温煦形体,振奋精神,故精神萎靡,面色㿠白。肾阳极虚,浊阴弥漫肌肤,则见面色黧黑。舌淡胖、苔白、脉沉弱,均为肾阳虚衰之象。肾主生殖,肾阳不足,命门火衰,生殖机能减退,男子则阳痿,女子则宫寒不孕。命门火衰,火不生土,脾失健运,故久泻不止,完谷不化或五更泄泻。肾阳不足,膀胱气化功能障碍,水液内停,溢于肌肤而为水肿;水湿下趋,肾处下焦,故腰以下肿甚,按之没指;水势泛滥,阻滞气机,则腹部胀满,水气上逆凌心射肺,故见心悸咳喘。本证一般以全身机能低下伴见寒象为辨证要点。

(二)肾虚水泛证

肾虚水泛证是指由于肾阳亏虚,气化失权,水湿泛溢所表现的证候。本证多由久病失调,或素体虚弱,肾阳亏耗所致。

【临床表现】 身体浮肿,腰以下尤甚,按之没指,畏寒肢冷,腰膝酸冷,腹部胀满,或见心悸气短,或咳喘痰鸣,小便短少,舌质淡胖,苔白滑,脉沉迟无力。

【证候分析】 肾主水,肾阳不足,气化失权,水湿内停,泛溢肌肤,故身体浮肿;肾居下焦,且水湿趋下,故腰以下肿甚,按之没指;水势泛溢,阻滞气机,则腹部胀满;膀胱气化失职,故小便短少。若水气凌心,抑遏心阳,则见心悸气短;水泛为痰,上逆犯肺,肺失宣降,则见咳喘,喉中痰声辘辘;阳虚温煦失职,故畏寒肢冷,腰膝酸冷。舌质淡胖,苔白滑,脉沉迟而弱,为肾阳亏虚,水湿内停之征。本证以水肿,腰以下为甚,并伴见腰膝酸冷,畏寒肢冷等虚寒之象为辨证依据。

(三)肾阴虚证

肾阴虚证,是指肾阴不足,失于滋养而虚火内扰所表现的证候。多由久病伤肾,或禀赋不足,房事过度,或过服温燥劫阴之品所致。

【临床表现】 腰膝酸痛,眩晕耳鸣,失眠多梦,男子遗精早泄,女子经少经闭,或见崩漏,形体消瘦,潮热盗汗,五心烦热,咽干颧红,溲黄便干,舌红少津,脉细数。

【证候分析】 肾阴不足,髓海亏虚,骨骼失养,故腰膝酸痛,眩晕耳鸣。肾水亏虚,水火失济则心火偏亢,致心神不宁,而见失眠多梦。阴虚相火妄动,扰动精室,故遗精早泄。女子以血为用,阴亏则经血来源不足,所以经量减少,甚至闭经。阴虚则阳亢,虚热迫血可致崩漏。肾阴亏虚,虚热内生,故见形体消瘦,潮热盗汗,五心烦热,咽干颧红,溲黄便干,舌红少津,脉细数等症状。本证以肾病主要症状和阴虚内热证共见为辨证要点。

(四)肾精不足证

肾精不足证,是指肾精亏损表现的证候。多因禀赋不足,先天发育不良,或后天调养失宜,或房劳过度,或久病伤肾所致。

【临床表现】 男子精少不育,女子经闭不孕,性机能减退。小儿表现为发育迟缓,身材矮小,智力低下,动作迟钝,囟门迟闭,骨骼痿软。成人表现为早衰,发脱齿摇,耳鸣耳聋,健忘恍惚,动作迟缓,足痿无力,精神呆钝等。

【证候分析】 肾精主生殖,肾精亏,则性机能低下,男子见精少不育,女子见经闭不孕。肾为先天之本,精不足则无以化气生血,充肌长骨,故小儿发育迟缓,身材矮小;无以充髓实脑,致智力迟钝,动作缓慢,精亏髓少,骨骼失养,则囟门迟闭,骨骼痿软,成人早衰。肾之华在发,精不足,则发不长,易脱发。齿为骨之余,失精气之充养,故牙齿动摇。耳为肾窍,脑为髓海,精少髓亏,脑少空虚,故见耳鸣耳聋,健忘恍惚。精损则筋骨疲惫,故动作迟缓,足痿无力。肾衰,脑失充,则灵机失运,可见精神呆钝。本证以生长发育迟缓,生殖机能减退,以及成人早衰表现为辨证要点。

➡案例分析：

　　李某,男,40岁。半年来时有头晕眼花,腰膝酸软。自幼体质较差,成年后记忆力不好,时有头晕。因工作较忙,半年来感神疲乏力,耳鸣健忘,发脱齿摇,舌淡苔薄白,脉沉细无力。要求写出主诉、辨证分析及进行证候诊断。

　　主诉:头晕眼花,腰膝酸软半年。

　　证候诊断:肾精不足证。

　　辨证分析:禀赋不足,元气不充,故自幼体质较差。肾生髓主骨,其华在发,齿为骨之余,肾精不足,无以充髓实脑,生发养齿,故而头晕耳鸣,健忘,发脱齿摇;腰为肾之府,精亏骨失充养,故腰膝酸软;神疲乏力,舌淡苔薄白,脉沉细无力,均为肾精亏虚之表现。

(五)肾气不固证

　　肾气不固证,是指肾气亏虚,固摄无权所表现的证候。多因年高肾气亏虚,或年幼肾气未充,或房事过度,或久病伤肾所致。

　　【临床表现】　神疲耳鸣,腰膝酸软,小便频数而清,或尿后余沥不尽,或遗尿失禁,或夜尿频多。男子滑精早泄,女子白带清稀,胎动易滑,舌淡苔白,脉沉弱。

　　【证候分析】　肾气亏虚则机能活动减退,气血不能充耳,故神疲耳鸣。骨骼失于温养,故腰膝酸软。肾气虚膀胱失约,故小便频数而清长,或夜尿频多,甚则遗尿失禁;排尿无力,尿液不能全部排出,可致尿后余沥不尽。肾气不足,则精关不固,精易外泄,故滑精早泄。肾虚而冲任亏损,下元不固,则见带下清稀。胎元不固,每易造成滑胎。舌淡苔白,脉沉弱,为肾气虚衰之象。本证一般以肾气膀胱不能固摄表现的症状为辨证要点。

(六)肾不纳气证

　　肾不纳气证,是指肾气虚衰,气不归元所表现的证候。多由久病咳喘,肺虚及肾,或劳伤肾气所致。

　　【临床表现】　久病咳喘,呼多吸少,气不得续,动则喘息益甚,自汗神疲。声音低怯,腰膝酸软,舌淡苔白,脉沉弱。或喘息加剧,冷汗淋漓,肢冷面青,脉浮大无根。或气短息促,面赤心烦,咽干口燥,舌红,脉细数。

　　【证候分析】　肾虚则摄纳无权,气不归元,故呼多吸少,气不得续,动则喘息益甚。骨骼失养,故腰膝酸软。肺气虚,卫外不固则自汗。活动机能减退,故神疲声音低怯。舌淡苔白,脉沉弱,为气虚之征。若阳气虚衰欲脱,则喘息加剧,冷汗淋漓,肢冷面青。虚阳外浮,脉见浮大无根。肾虚不能纳气,则气短息促。肾气不足,久则伤阴,阴虚生内热,虚火上炎,故面赤心烦,咽干口燥。舌红,脉细数为阴虚内热之象。本证一般以久病咳喘,呼多吸少,气不得续,动则益甚和肺肾气虚表现为辨证要点(表9-15)。

表9-15 肾病六证的鉴别

证候	性质	症状	舌象	脉象
肾阳虚证	虚证	腰膝酸痛,畏寒肢冷,阳痿,妇女宫寒不孕,或五更泄泻,或浮肿	舌淡胖苔白	沉弱
肾虚水泛证	虚寒证	腰膝酸痛,浮肿,小便短少,腹部胀满,畏寒肢冷	舌淡胖苔白滑	沉迟无力
肾阴虚证	虚证	腰膝酸痛,失眠多梦,阳强易举,遗精早泄,潮热盗汗,咽干颧红,溲黄便干	舌红少津	细数
肾精不足证	虚证	腰膝酸软,成人精少,经闭,发脱齿摇,健忘耳聋,动作迟缓,足痿无力,精神呆滞	舌淡红苔白	沉细
肾气不固证	虚证	腰膝酸软,听力减退,小便频数而清,余沥不尽,遗尿失禁,滑精早泄,胎动易滑	舌淡苔白	沉弱
肾不纳气证	虚证	咳喘呼多吸少,气不得续,动则喘息益甚,自汗神疲,声音低怯,腰膝酸软	舌淡苔白	沉弱

(七)膀胱湿热证

膀胱湿热证,是湿热蕴结膀胱所表现的证候。多由感受湿热,或饮食不节,湿热内生,下注膀胱所致。

【临床表现】 尿频尿急,排尿艰涩,尿道灼痛,尿黄赤浑浊或尿血,或有砂石,小腹痛胀迫急,或伴见发热,腰酸胀痛,舌红苔黄腻,脉滑数。

【证候分析】 湿热蕴结膀胱,热迫尿道,故尿频尿急,排尿艰涩,尿道灼痛。湿热内蕴,膀胱气化失司,故尿液黄赤混浊,小腹痛胀迫急。湿热伤及阴络则尿血。湿热久郁不解,煎熬尿中杂质而成砂石,则尿中可见砂石。湿蕴郁蒸,热淫肌表,可见发热,波及肾脏,则见腰痛。舌红苔黄腻,脉滑数为湿热内蕴之象。本证以尿频尿急,尿痛,尿黄为辨证要点。

➡案例分析:

李某,女,41岁,售货员。1周前出现尿急,排尿不畅,尿少而黄,两天前出现发热,尿急症状加重,尿道涩痛,小腹胀痛,恶心纳差,口渴而不欲饮,舌苔黄厚腻,脉滑数。

诊断:膀胱湿热证。

分析:膀胱具有贮尿与排尿的功能。患者尿急,排尿不杨,尿道涩痛,可判定病位在膀胱。发热,尿少而黄,舌苔黄,脉数,为热象。口渴而不欲饮,舌苔厚腻,为湿象。湿热邪气客于膀胱,膀胱气化失司,故小腹胀痛,小便黄赤短少,尿急,尿痛。湿热郁蒸,热淫肌表而发热。综上所见,辨证为膀胱湿热证。

六、脏腑兼病辨证

人体每一个脏腑虽然有它的特殊功能,但它们彼此之间却是密切联系的,因而在发病时往往不是孤立的,而是相互关联的。常见有脏病及脏、脏病及腑、腑病及脏、腑病及腑。凡两个或两个以上脏腑相继或同时发病者,即为脏腑兼病。

一般来说,脏腑兼病,在病理上有着一定的内在规律,具有表里、生克、乘侮关系的脏器,兼病较常见,反之则为较少见。因此,在辨证时应注意辨析发病脏腑之间的因果关系,这样在治疗时才能分清主次灵活运用。

脏腑兼病,证候极为复杂,但一般以脏与脏、脏与腑的兼病常见。具有表里关系的病变,已在五脏辨证中论述,现对临床最常见的兼证进行讨论。

(一)心肾不交证

心肾不交证,是指心肾水火既济失调所表现的证候。多由五志化火,思虑过度,久病伤阴,房室不节等引起。

【临床表现】 心烦不寐,心悸健忘,头晕耳鸣,腰酸遗精,五心烦热,咽干口燥,舌红,脉细数。或伴见腰部及下肢酸困发冷。

【证候分析】 心火下降于肾,以温肾水,肾水上济于心,以制心火,心肾相交,则水火既济。若肾水不足,心火失济,则心阳偏亢,或心火独炽,下及肾水,致肾阴亏于下,火炽于上,水火不济。心阳偏亢,心神不宁,故心烦不寐,心悸。水亏阴虚,骨髓不充,脑髓失养,则头晕耳鸣,健忘。腰为肾府,失阴液濡养,则腰酸;精室为虚火扰动,故遗精。五心烦热,咽干口燥,舌红,脉细数,为水亏火亢之征。心火亢于上,火不归元,肾水失于温煦而下凝,则腰足酸困发冷。本证以失眠,伴见心火亢、肾水虚的症状为辨证要点。

➡案例分析:

魏某,男,40岁,教师。近2个月来失眠,严重时彻夜不眠,服用多种中西医药物效果不佳,现心烦不寐,眩晕心悸,手足心热,口燥咽干,精神倦怠,腰膝酸软,失眠多梦,舌红无苔,脉细数。

诊断:心肾不交证。

分析:生理状态下,心肾水火互济,使心肾阴阳得以协调。若心阳偏亢,则心神不宁,致心烦、心悸、失眠。肾阴虚,则腰膝酸软,手足心热,口燥咽干,舌红无苔,脉细数。综上所见,属水亏于下,心火炽于上,水火不济的心肾不交证。

(二)心肾阳虚证

心肾阳虚证,是指心肾两脏阳气虚衰,阴寒内盛所表现的证候。多由久病不愈,或劳倦内伤所致。

【临床表现】 畏寒肢冷,心悸怔忡,小便不利,肢体浮肿,或唇甲青紫,舌淡暗或青紫,苔白滑,脉沉微细。

【证候分析】 肾阳为一身阳气之根本,心阳为气血运行、津液流注的动力,故心肾阳虚则常表现为阴寒内盛,全身机能极度降低,血行瘀滞,水气内停等病变。阳气衰微,心失濡养,则心悸怔忡。不能温煦肌肤,则畏寒肢冷。三焦决渎不利,膀胱气化失司,则见小便不利,水液停聚,泛溢肌肤,故肢体浮肿。阳虚运血无力,血行瘀滞,可见口唇爪甲青紫。舌淡暗或青紫,苔白滑,脉沉微细,皆为心肾阳气衰微,阴寒内盛,血行瘀滞,水气内盛之征。本证以心肾阳气虚衰,全身活动机能低下为辨证要点。

(三)心肺气虚证

心肺气虚证,是指心肺两脏气虚所表现的证候。多由久病咳喘,耗伤心肺之气,或禀赋不足,年高体弱等因素引起。

【临床表现】 心悸咳喘,气短乏力,动则尤甚,胸闷,痰液清稀,面色㿠白,头晕神疲,自汗声怯,舌淡苔白,脉沉弱或结代。

【证候分析】 肺主呼吸,心主血脉,赖宗气的推动作用以协调两脏的功能。肺气虚,宗气生成不足,可使心气亦虚。反之,心气先虚,宗气耗散,亦能致肺气不足。心气不足,不能养心,则见心悸。肺气虚弱,肃降无权,气机上逆,为咳喘。气虚则气短乏力,动则耗气,故喘息亦甚。肺气虚,呼吸机能减弱,则胸闷不舒;不能输布精微,水液停聚为痰,故痰液清稀。气虚全身机能活动减弱,肌肤脑髓供养不足,则面色㿠白,头晕神疲;卫外不固则自汗;宗气不足故声怯。气虚则血弱,不能上荣舌体,见舌淡苔白。血脉气血运行无力或心脉之气不续,则脉见沉弱或结代。本证以心悸咳喘与气虚证共见为辨证要点。

(四)心脾两虚证

心脾两虚证,是指心血不足,脾气虚弱所表现的证候。多由病久失调,或劳倦思虑,或慢性出血而致。

【临床表现】 心悸怔忡,失眠多梦,眩晕健忘,面色萎黄,食欲不振,腹胀便溏,神倦乏力,或皮下出血,妇女月经量少色淡,淋漓不尽等。舌质淡嫩,脉细弱。

【证候分析】 脾为气血生化之源,又具统血功能。脾气虚弱,生血不足,或统摄无权,血溢脉外,均可导致心血亏虚。心主血,血充则气足,血虚则气弱。心血不足,无以化气,则脾气亦虚。故两者在病理上常可相互影响,成为心脾两虚证。心血不足,心失所养,则心悸怔忡。心神不宁,故失眠多梦。头目失养,则眩晕健忘。肌肤失荣,故面色萎黄无华。脾气不足,运化失健,故食欲不振,腹胀便溏。气虚机能活动减退,故神倦乏力。脾虚不能摄血,可见皮下出血,妇女经量减少,色淡质稀,淋漓不尽。舌质淡嫩,脉细弱,皆为气血不足之征。本证以心悸失眠,面色萎黄,神疲食少,腹胀便溏和慢性出血为辨证要点。

(五)心肝血虚证

心肝血虚证,是指心肝两脏血液亏虚所表现的证候。多由久病体虚,或思虑过度暗耗阴血所致。

【临床表现】 心悸健忘,失眠多梦,眩晕耳鸣,面白无华,两目干涩,视物模糊,爪甲不荣,肢体麻木,震颤拘挛,妇女月经量少,色淡,甚则经闭。舌淡苔白,脉细弱。

【证候分析】 心主血,肝藏血,若心血不足,则肝无所藏,肝血不足,则心血不能充盈,因而形成心肝血虚证。心血虚,心失所养,则心悸健忘;心神不安,故失眠多梦;血不上荣,则眩晕耳鸣,面白无华;肝血不足,目失滋养,可致两目干涩,视物模糊;筋脉爪甲失血濡养,可见爪甲不荣,肢体麻木,震颤拘挛;妇女以血为本,肝血不足,月经来源匮乏,则经量减少,色淡质稀,甚至经闭。舌淡苔白,脉细弱为血虚之征。本证一般以心肝病变的常见症状和血虚主证共见为辨证要点。

(六)肝火犯肺证

肝火犯肺证,是指肝经气火上逆犯肺所表现的证候。多由郁怒伤肝,或肝经热邪上逆犯肺所致。

【临床表现】 胸胁灼痛,急躁易怒,头晕目赤,烦热口苦,咳嗽阵作,痰黏,量少色黄,甚则咳血,舌红苔薄黄,脉弦数。

【证候分析】 肝性升发,肺主肃降,升降相配,则气机调节平衡。若肝气升发太过,气火上逆,循经犯肺,即成肝火犯肺证。肝经气火内郁,热壅气滞,则胸胁灼痛。肝性失柔,故急躁易怒。肝火上炎,可见头晕目赤。气火内郁,则胸中烦热。热蒸胆气上溢,故觉口苦。气火循经犯肺,肺受火灼,清肃之令不行,气机上逆,则为咳嗽。津为火灼,炼液为痰,故痰黄黏量少。火灼肺络,络伤血溢,则为咳血。舌红苔薄黄,脉弦数,为肝经实火内炽之征。本证以胸胁灼痛,急躁易怒,目赤口苦,咳嗽为辨证要点。

(七)肝脾不调证

肝脾不调证,是指肝失疏泄,脾失健运所表现的证候。多由情志不遂,郁怒伤肝,或饮食不节,劳倦伤脾而引起。

【临床表现】 胸胁胀满窜痛,喜太息,情志抑郁或急躁易怒,纳呆腹胀,便溏不爽,肠鸣矢气,或腹痛欲泻,泻后痛减。舌苔白或腻,脉弦。

【证候分析】 肝主疏泄,有助于脾的运化功能,脾主健运,气机通畅,有助肝气的疏泄,故在发生病变时,可相互影响,形成肝脾不调证。肝失疏泄,经气郁滞,故胸胁胀满窜痛,太息则气郁得达,胀闷得舒,故喜太息,气机郁结不畅,则精神抑郁,条达失职,则急躁易怒。脾运失健,气机郁滞,故纳呆腹胀。气滞湿阻,则便溏不爽,肠鸣矢气。腹中气滞则腹痛,排便后气滞得畅,故泻后疼痛得以缓解。本证寒热现象不显,故仍见白苔,若湿邪内盛,可见腻苔,弦脉为肝失柔和之征。本证以胸胁胀满窜痛,易怒,纳呆腹胀,便溏为辨证要点。

(八)肝胃不和证

肝胃不和证,是指肝失疏泄,胃失和降表现的证候。多由情志不遂,气郁化火,或寒邪内犯肝胃而发病。

【临床表现】 脘胁胀闷疼痛,嗳气呃逆,嘈杂吞酸,烦躁易怒,舌红苔薄黄,脉弦或带数象。或巅顶疼痛,遇寒则甚,得温痛减,呕吐涎沫,形寒肢冷,舌淡苔白滑,脉沉弦紧。

【证候分析】 肝主升发,胃主下降,两者密切配合,以协调气机升降的平衡。当肝气或胃气失调,常可演变为肝胃不和证。

➡ **案例分析**:

刘某,男,65岁,退休职员。患乙型肝炎3年余,近来出现胸胁苦满、疼痛,按之不舒。时有微热,胃脘胀满,嗳气得舒,食欲不振,恶心。舌质淡红,舌苔薄黄,脉微弦。

诊断:肝胃不和证。

分析:肝性喜条达,恶抑郁。肝气郁结,气机不畅,经气不利,则胸胁苦满、疼痛,按之不舒。肝气横逆犯胃,胃气失于和降,则胃脘胀满,食欲不振,恶心。嗳气后停滞之气得舒缓,故嗳气则舒。肝郁日久,气郁化火,故可见微热,舌苔薄黄。脉微弦亦为肝气郁结之征。

肝郁化火,横逆犯胃,肝胃气滞,则脘胁胀闷疼痛;胃失和降,气机上逆,故嗳气呃逆;肝胃

气火内郁,可见嘈杂吞酸;肝失条达,故急躁易怒。舌红苔黄,脉弦带数,均为气郁化火之象。若寒邪内犯肝胃,阴寒之气循肝经上达巅顶,经气被遏,故巅顶疼痛;寒性阴凝,得阳始运,得寒则凝,故头痛遇寒加剧,得温痛减。胃腑受病,中阳受伤,水津不化,气机上逆,则呕吐清稀涎沫;阳气受伤,不能外温肌肤,则形寒肢冷。舌淡苔白滑,脉沉弦紧为寒邪内盛之象。

本证临床常见有两种表现,一为肝郁化火,横逆犯胃型,以脘胁胀痛,吞酸嘈杂,舌红苔黄为辨证要点;一为寒邪内犯肝胃型,以巅顶痛,吐涎沫,舌淡苔白滑为辨证要点。

(九)肝肾阴虚证

肝肾阴虚证,是指肝肾阴液亏虚,虚热内扰所表现的证候。多由久病失调,房室不节,情志内伤等引起。

【临床表现】 头晕目眩,耳鸣健忘,失眠多梦,咽干口燥,腰膝酸软,胁痛,五心烦热,颧红盗汗,男子遗精,女子经少。舌红少苔,脉细数。

【证候分析】 肝肾阴液相互滋生,肝阴充足,则下藏于肾,肾阴旺盛,则上滋肝木,故有"肝肾同源"之说。

在病理上,两者往往相互影响,表现为盛则同盛,衰则同衰,形成肝肾阴虚证。肾阴亏虚,水不涵木,肝阳上亢,则头晕目眩,耳鸣健忘;虚热内扰,心神不安,故失眠多梦;津不上润,则口燥咽干;筋脉失养,故腰膝酸软无力。肝阴不足,肝脉失养,致胁部隐隐作痛;阴虚生内热,热蒸于里,故五心烦热,火炎于上,则两颧发红,内迫营阴,则夜间盗汗,扰动精室,故多见梦遗;冲任隶属肝肾,肝肾阴伤,则冲任空虚而经量减少。舌红少苔,脉细数,为阴虚内热之征。本证一般以胁痛,腰膝酸软,耳鸣遗精与阴虚内热证共见为辨证要点。

(十)脾肾阳虚证

脾肾阳虚证,是指脾肾阳气亏虚,虚寒内生所表现的证候。多由久病、久泻或水邪久停,脾肾两脏阳虚而致。

【临床表现】 面色㿠白,畏寒肢冷,腰膝或下腹冷痛,久泻久痢,或五更泄泻,或下利清谷,或小便不利,面浮肢肿,甚则腹胀如鼓。舌淡胖,苔白滑,脉沉细。

【证候分析】 肾为先天之本,脾为后天之本,在生理上脾肾阳气相互滋生,相互促进,脾主运化,布精微,化水湿,有赖肾火之温煦;肾主液,温养脏腑,须靠脾精的供养。若肾阳不足,不能温养脾阳,则脾阳亦不足或脾阳久虚,日渐损及肾阳,则肾阳亦不足,无论脾阳虚衰或肾阳不足,在一定条件下,均能发展为脾肾阳虚证。脾阳虚不能运化水谷,气血化生不足,故面色㿠白。阳虚无以温煦形体,故畏寒肢冷。阳虚内寒,经脉凝滞,故少腹腰膝冷痛。脾肾阳虚,水谷不得腐熟运化,故泻下不止,下利清谷,五更泄泻。阳虚无以运化水湿,溢于肌肤,则面浮肢肿;停于腹内则腹胀如鼓;水湿内聚,气化不行,则小便不利。舌淡胖,苔白滑,脉沉细属阳虚水寒内蓄之象。本证一般以腰膝、下腹冷痛,久泻不止,浮肿等与寒证并见为辨证要点。

(十一)脾肺气虚证

脾肺气虚证,是指脾肺两脏气虚所表现的虚弱证候。多由久病咳喘,肺虚及脾,或饮食劳倦伤脾,脾虚及肺所致。

【临床表现】 久咳不止,气短而喘,痰多稀白,食欲不振,腹胀便溏,声低懒言,疲倦乏力,面色㿠白,甚则面浮足肿。舌淡苔白,脉细弱。

【证候分析】 脾为生气之源,肺为主气之枢。久咳肺虚,肺失宣降,气不布津,水聚湿生,脾气受困,故脾因之失健。或饮食不节,损伤脾气,湿浊内生,脾不散精,肺亦因之虚损。久咳不止,肺气受损,故咳嗽气短而喘。气虚水津不布,聚湿生痰,则痰多稀白。脾运失健,则食欲不振,腹胀不舒。湿浊下注,故便溏。声低懒言,疲倦乏力,为气虚之象。肌肤失养,则面色㿠白,水湿泛滥,可致面浮肢肿。舌淡苔白,脉细弱,均为气虚之征。本证主要以咳喘,纳少,腹胀便溏与气虚证共见为辨证要点。

(十二)肺肾阴虚证

肺肾阴虚证,是指肺、肾阴液不足,虚热内扰所表现的证候。多由久咳肺阴受损,肺虚及肾,或肾阴亏虚,肾虚及肺所致。

【临床表现】　咳嗽痰少,或痰中带血甚至咳血,口燥咽干,声音嘶哑,形体消瘦,腰膝酸软,颧红盗汗,骨蒸潮热,男子遗精,女子月经不调,舌红少苔,脉细数。

【证候分析】　肺肾阴液互相滋养,肺津敷布以滋肾,肾精上滋以养肺,称为"金水相生"。在病理变化上,阴虚肺燥,清肃失职,故咳嗽痰少;热灼肺络,络损血溢,故痰中带血甚或咳血;津不上承,则口干咽燥;喉为肺系,肾脉循喉,肺肾阴亏,喉失滋养兼虚火熏灼会厌,则声音嘶哑;肌肉失养,则形体日渐消瘦;虚火上浮则颧红,虚热迫津外泄则盗汗,阴虚生内热,故骨蒸潮热;腰为肾府,肾阴亏虚,失其濡养,则腰膝酸软;热扰精室,肾失封藏,则遗精;肾水不足,阴血亏虚则致经少;火灼阴络受伤则见崩中,或见月经不调。舌红少苔,脉细数为阴虚发热之征。本证一般以久咳痰血,腰膝酸软,遗精等症状与阴虚证共见为辨证要点。

第三节　气血津液辨证

气血津液辨证,是运用气血津液的理论,分析气、血、津液所反映的各科病证的一种辨证诊病方法。

由于气血津液都是脏腑功能活动的物质基础,而它们的生成及运行又有赖于脏腑的功能活动。因此,在病理上,脏腑发生病变,可以影响到气血津液的变化;而气血津液的病变,也必然要影响到脏腑的功能。所以,气血津液的病变,是与脏腑密切相关的。气血津液辨证应与脏腑辨证互相参照。

一、气病辨证

气的病证很多《素问·举痛论》说:"百病生于气也",指出了气病的广泛性。但气病临床常见的证候,可概括为气虚、气陷、气滞、气逆四种。

(一)气虚证

气虚证,是指脏腑组织机能减退所表现的证候。常由久病体虚,劳累过度,年老体弱等因素引起。

【临床表现】　少气懒言,神疲乏力,头晕目眩,自汗,活动时诸证加剧,舌淡苔白,脉虚无力。

【证候分析】　人体脏腑组织功能活动的强弱与气的盛衰有密切关系,气盛则机能旺盛,气衰则机能活动减退。由于元气亏虚,脏腑组织机能减退,所以气少懒言,神疲乏力;气虚清阳不升,不能温养头目,则头晕目眩;气虚毛窍疏松,卫外不固则自汗;劳则耗气,故活动时诸症状加剧;气虚无力鼓动血脉,血不上荣于舌,而见舌淡苔白;运血无力,故脉按之无力。本证以全身机能活动低下的表现为辨证要点。

(二)气陷证

气陷证,是指气虚无力升举而反下陷的证候。多见于气虚证的进一步发展,或劳累用力过度,损伤某一脏器所致。

【临床表现】 头晕目花,少气倦怠,久痢久泄,腹部有坠胀感,脱肛或子宫脱垂等,舌淡苔白,脉弱。

【证候分析】 气虚机能衰退,故少气倦怠。清阳之气不能升举,所以头晕目花。脾气不健,清阳下陷,则久痢久泄。气陷于下,以致诸脏器失其升举之力,故见腹部坠胀、脱肛、子宫或胃等内脏下垂等表现。气虚血不足,则舌淡苔白,脉弱。本证以内脏下垂为主要诊断依据(表9-16)。

表 9-16　气虚证和气陷证鉴别表

证候	临床表现	病机	辨证要点
气虚证	头晕目眩,神疲乏力,少气懒言,声低息弱,自汗,舌淡嫩,脉虚弱,动则诸症加重	元气不足,脏腑机能减退	神疲乏力,少气懒言,自汗,活动时诸症状加剧,脉虚
气陷证	头昏眼花,气短神疲,腰腹坠胀,便意频繁,久泻久痢,胃、肾、直肠、子宫等脏器下垂,舌淡苔白,脉弱	气虚下陷,升举无力	坠胀,内脏下垂兼有气虚

(三)气滞证

气滞证,是指人体某一脏腑、某一部位气机阻滞,运行不畅所表现的证候。多由情志不舒,或邪气内阻,或阳气虚弱,温运无力等因素导致气机阻滞而成。

【临床表现】 胀闷,疼痛,攻窜阵发。

【证候分析】 气机以畅顺为贵,一有郁滞,轻则胀闷,重则疼痛,而常攻窜发作,郁于脏腑、经络、肌肉、关节,都能反映这一特点。同时由于引起气滞的原因不同,因而胀、痛出现的部位状态也各有不同。如食积滞阻则脘腹胀闷疼痛;若肝气郁滞则胁肋窜痛;气滞于经络、肌肉,又必然与经络、肌肉部位有关。所以,辨气滞证候尚须与辨因辨位相结合。本证以胀闷、疼痛为辨证要点。

(四)气逆证

气逆证,是指气机升降失常,逆而向上所引起的证候。临床以肺胃之气上逆和肝气升发太过的病变为多见。

【临床表现】 肺气上逆,则见咳嗽喘息;胃气上逆,则见呃逆、嗳气、恶心、呕吐;肝气上逆,则见头痛、眩晕、昏厥、呕血等。

【证候分析】 肺气上逆,多因感受外邪或痰浊壅滞,使肺气不得升发肃降,上逆而发喘咳。胃气上逆,可由寒饮、痰浊、食积等停留于胃,阻滞气机,或外邪犯胃,使胃失和降,上逆而为呃逆、嗳气、恶心、呕吐。肝气上逆,多因郁怒伤肝,肝气升发太过,气火上逆而见头痛、眩晕、昏厥。血随气逆而上涌,可致呕血。本证以症状表现是气逆而向上为辨证要点。

二、血病辨证

血的病证表现很多,因病因不同而有寒热虚实之别,其临床表现常可概括为血虚、血瘀、血热、血寒四种证候。

（一）血虚证

血虚证，是指血液亏虚，脏腑百脉失养，表现为全身虚弱的证候。血虚证的形成，有禀赋不足；或脾胃虚弱，生化乏源；或各种急慢性出血；或久病不愈；或思虑过度，暗耗阴血；或瘀血阻络，新血不生；或因患肠寄生虫病而致。

【临床表现】　面白无华或萎黄，唇色淡白，爪甲苍白，头晕眼花，心悸失眠，手足发麻，妇女经血量少色淡，经期错后或闭经，舌淡苔白，脉细无力。

【证候分析】　人体脏腑组织，赖血液之濡养，血盛则肌肤红润，体壮身强，血虚则肌肤失养，面唇爪甲舌体皆呈淡白色。血虚脑髓失养，睛目失滋，所以头晕眼花。心主血脉而藏神，血虚心失所养则心悸，神失滋养而失眠。经络失润致手足发麻，脉道失充则脉细无力。女子以血为用，血液充盈，月经按期而至，血液不足，经血乏源，故经量减少，经色变淡，经期迁延，甚则闭经。本证以面色、口唇、爪甲失去血色及全身虚弱为辨证要点。

（二）血瘀证

血瘀证，是指因瘀血内阻所引起的证候。形成血瘀证原因有：寒邪凝滞，以致血液瘀阻；或由气滞而引起血瘀；或因气虚推动无力，血液瘀滞；或因外伤及其他原因造成血液流溢脉外，不能及时排出和消散。

【临床表现】　疼痛如针刺刀割，痛有定处，拒按，常在夜间加剧。肿块在体表者，色呈青紫；在腹内者，紧硬按之不移，称为癥积。出血反复不止。色泽紫暗，中夹血块，或大便色黑如柏油。面色黧黑，肌肤甲错，口唇爪甲紫暗，或皮下紫斑，或肤表见丝状红缕，或腹部青筋外露，或下肢筋青胀痛等。妇女常见经闭。舌质紫暗，或见瘀斑瘀点，脉象细涩。

【证候分析】　由于瘀血阻塞经脉，不通则痛，故疼痛是瘀血证候中最突出的一个症状。瘀血为有形之邪，阻碍气机运行，故疼痛剧烈如针刺，部位固定不移。由于夜间血行较缓，瘀阻加重，故夜间痛甚。积瘀不散而凝结，则可形成肿块，故外见肿块色青紫，内部肿块触之坚硬不消。出血是由于瘀血阻塞络脉，阻碍气血运行，致血涌络破，血不循经而外溢，由于所出之血停聚不得，故色呈紫暗，或已凝结而为血块。瘀血内阻，气血运行不利，肌肤失养，则见面色黧黑，肌肤甲错，口唇、舌体、指甲青紫色暗等体征。瘀血内阻，冲任不通，则为经闭。丝状红缕、青筋显露、脉细涩等，皆为瘀阻脉络，血行受阻之象。舌体紫暗，脉象细涩，则为瘀血之表现。本证以痛如针刺，痛有定处，拒按，肿块，唇舌爪甲紫暗，脉涩等为辨证要点。

（三）血热证

血热证，是指脏腑火热炽盛，热迫血分所表现的证候。本证多因烦劳，嗜酒，恼怒伤肝，房室过度等因素引起。

【临床表现】　咳血、吐血、尿血、衄血、便血、妇女月经先期、量多、血热、心烦、口渴、舌红绛、脉滑数。

【证候分析】　血热逼血妄行，血络受伤，故表现为各种出血及妇女月经过多等。火热炽盛，灼伤津液，故身热、口渴。火热扰心神则心烦。热迫血行，壅于脉络则舌红绛，脉滑数。血分火热炽盛，有内伤外感之别。此处所指血热主要为内伤杂病。在外感热病辨证中，有热入血分的"血分证"，亦是指血热，但与此处所指的血热在概念上完全不同。外感热病之血热，详见"卫气营血辨证"。本证以出血和全身热象为辨证要点。

(四)血寒证

血寒证,是指局部脉络寒凝气滞,血行不畅所表现的证候。常由感受寒邪引起。

【临床表现】 手足或少腹冷痛,肌肤色紫暗发凉,喜暖恶寒,得温痛减,妇女月经衍期,痛经,经色紫暗,夹有血块,舌紫暗,苔白,脉沉迟涩。

【证候分析】 寒为阴邪,其性凝敛,寒邪客于血脉,则使气机凝滞。血行不畅,故见手足或少腹冷痛。血得温则行,得寒则凝,所以喜暖怕冷,得温痛减。寒凝胞宫,经血受阻,故妇女经期推迟,色暗有块。舌紫暗,脉沉迟涩,皆为寒邪阻滞血脉,气血运行不畅之征。本证以手足局部疼痛,肤色紫暗为辨证要点。

三、气血同病辨证

气血同病辨证,是用于既有气的病证,同时又兼见血的病证的一种辨证方法。

气和血具有相互依存,相互滋生,相互为用的密切关系,因而在发生病变时,气血常可相互影响,既见气病,又见血病,即为气血同病。气血同病常见的证候有气滞血瘀、气虚血瘀、气血两虚、气不摄血、气随血脱等。

> **知识链接:**
>
> 气和血的关系可概括为"气为血之帅,血为气之母",气为血之帅指气能生血、行血、摄血,血为气之母指血能载气、养气。

(一)气滞血瘀证

气滞血瘀证,是指由于气滞不行以致血运障碍,而出现既有气滞又有血瘀的证候。多由情志不遂,或外邪侵袭,导致肝气久郁不解所引起。

【临床表现】 胸胁胀满走窜疼痛,性情急躁,并兼见痞块刺痛拒按,妇女经闭或痛经,经色紫暗夹有血块,乳房痛胀等症状,舌质紫暗或有紫斑,脉弦涩。

【证候分析】 肝主疏泄而藏血,具有条达气机,调节情志的功能。情志不遂,则肝气郁滞,疏泄失职,故见性情急躁,胸胁胀满,走窜疼痛。气为血帅,气滞则血凝,故见痞块疼痛拒按,以及妇女闭经痛经,经色紫暗有块,乳房胀痛等症状。脉弦涩,为气滞血瘀之征。本证以病程较长和肝脏经脉部位的疼痛痞块为辨证要点。

(二)气虚血瘀证

气虚血瘀证,是指既有气虚之象,同时又兼有血瘀的证候。多因久病气虚,运血无力而逐渐形成瘀血内停所致。

【临床表现】 面色淡白或晦滞,身倦乏力,少气懒言,疼痛如刺,常见于胸胁,痛处不移,拒按,舌淡暗或有紫斑,脉沉涩。

【证候分析】 面色淡白,身倦乏力,少气懒言,为气虚。气虚运血无力,血行缓慢,终致瘀阻络脉,故面色晦滞。血行瘀阻,不通则痛,故疼痛如刺,拒按不移。临床以心肝病变为多见,故疼痛出现在胸胁部位。本证虚中夹实,以气虚和血瘀的证候表现为辨证要点。气虚舌淡,血瘀舌紫暗,沉脉主里,涩脉主瘀,是为气虚血瘀证的常见舌脉。

(三)气血两虚证

气血两虚证,是指气虚与血虚同时存在的证候。多由久病不愈,气虚不能生血,或血虚无以化气所致。

【临床表现】 头晕目眩,少气懒言,乏力自汗,面色淡白或萎黄,心悸失眠,舌淡而嫩,脉细弱等。

【证候分析】 少气懒言,乏力自汗,为脾肺气虚之象;心悸失眠,为血不养心所致。血虚不能充盈脉络,见唇甲淡白,脉细弱。气血两虚不得上荣于面、舌,则见面色淡白或萎黄,舌淡嫩。本证以气虚与血虚的证候共见为辨证要点。

(四)气不摄血证

气不摄血证,又称气虚失血证,是指因气虚而不能统血,气虚与失血并见的证候。多因久病气虚,失其摄血之功所致。

【临床表现】 吐血,便血,皮下瘀斑,崩漏,气短,倦怠乏力,面色白而无华,舌淡,脉细弱等。

【证候分析】 气虚则统摄无权,以致血液离经外溢,溢于胃肠,便为吐血、便血;溢于肌肤,则见皮下瘀斑。脾虚统摄无权,冲任不固,渐成月经过多或崩漏。气虚则气短,倦怠乏力,血虚则面白无华。舌淡,脉细弱,皆为气血不足之征。本证以出血和气虚证共见为辨证要点。

(五)气随血脱证

气随血脱证,是指大出血时所引起的阳气虚脱的证候。多由肝、胃、肺等脏器本有宿疾而脉道突然破裂,或外伤,或妇女崩中、分娩等引起。

【临床表现】 大出血时突然面色苍白,四肢厥冷,大汗淋漓,甚至晕厥。舌淡,脉微细欲绝,或浮大而散。

【证候分析】 气脱阳亡,不能上荣于面,则面色苍白;不能温煦四肢,则手足厥冷;不能温固肌表,则大汗淋漓;神随气散,神无所主,则为晕厥;血失气脱,正气大伤,舌体失养,则色淡;脉道失充而微细欲绝,阳气浮越外亡,脉见浮大而散,证情更为险恶。本证以大量出血时出现气脱为辨证要点。

➡ 案例分析:

李某,女,25岁。因分娩大出血,突然面色苍白,四肢厥冷,大汗淋漓而致晕厥,舌淡,脉浮大而散。诊为何证? 试按气血津液辨证分析之。

证候:气随血脱证。

证候分析:气血有相互依存的关系,大量出血则气无所附,而随之外脱。气脱阳亡,不能上荣于面,则面色苍白;不能温煦四肢,则手足厥冷;不能温固肌表,则大汗淋漓。神随气散则晕厥。血失气脱,舌体失养则舌淡。阳气浮越外亡,故见脉浮大而散。

四、津液病辨证

津液病辨证就是分析、判断疾病中有无津液亏虚或水液停聚的证候存在。津液是体内各种正常水液的总称。津液是血液的组成部分,津液属于“阴”的范畴,故津液与血、阴等概念的关系密切。津液的生成、输布与排泄,主要与肺、脾、肾等脏腑的气化作用密切相关。津液具有滋润、濡养和平衡阴阳等功能。

津液的病变,可以由各种病因的直接侵扰而导致,亦可因脏腑机能的失常而间接形成。津液的生成不足或丧失过多,会导致津液亏虚的证候,不能起到滋养濡润和调控阳气的作用,而外燥为病与津液亏虚的病理密切相关。津液的输布、排泄障碍,会导致水液停聚,而表现为湿、水、饮、痰等病理变化,并进而影响脏腑的功能。

(一)津液不足证

津液不足证,是指由于津液亏少,失去其濡润滋养作用所出现的以燥化为特征的证候。多由燥热灼伤津液,或因汗、吐、下及失血等所致。

【临床表现】 口渴咽干,唇燥而裂,皮肤干枯无泽,小便短少,大便干结,舌红少津,脉细数。

【证候分析】 由于津亏使皮肤、口唇、咽部失去濡润滋养,故呈干燥不荣之象。津伤则尿液化源不足,故小便短少;大肠失其濡润,故见大便秘结。舌红少津,脉细数皆为津亏内热之象。本证以皮肤口唇舌咽干燥及尿少便干为辨证要点。

(二)水液停聚证

水液停聚证,是指水液输布、排泄失常所引起的痰饮水肿等病证。凡外感六淫、内伤脏腑皆可导致本证发生。

1.水肿 是指体内水液停聚,泛滥肌肤所引起的面目、四肢、胸腹甚至全身浮肿的病证。临床将水肿分为阳水、阴水两大类。

(1)阳水:发病较急,水肿性质属实者,称为阳水。多为外感风邪,或水湿浸淫等因素引起。

【临床表现】 眼睑先肿,继而头面,甚至遍及全身,小便短少,来势迅速,皮肤薄而光亮。兼有恶寒发热,无汗,舌苔薄白,脉象浮紧。或兼见咽喉肿痛,舌红,脉象浮数。或全身水肿,来势较缓,按之没指,肢体沉重而困倦,小便短少,脘闷纳呆,呕恶欲呕,舌苔白腻,脉沉。

【证候分析】 风邪侵袭,肺卫受病,宣降失常,通调失职,以致风遏水阻,风水相搏,泛溢于肌肤而成水肿。风为阳邪,上先受之,风水相搏,故水肿起于眼睑头面,继而遍及肢体。若伴见恶寒,发热,无汗,苔薄白,脉浮紧,为风水偏寒之征;如兼有咽喉肿痛,舌红,脉浮数,是风水偏热之象。若水湿浸渍,脾阳受困,运化失常,水泛肌肤,塞阻不行,则渐致全身水肿。水湿内停,三焦决渎失常,膀胱气化失司,故见小便短少。水湿日甚而无出路,泛溢肌肤,所以肿势日增,按之没指。诸如身重困倦,脘闷纳呆,泛恶欲呕,舌苔白腻,脉象沉缓等,皆为湿盛困脾之象。本证以发病急,来势猛,先见眼睑头面、上半身肿甚为辨证要点。

(2)阴水:发病较缓,水肿性质属虚者,称为阴水。多因劳倦内伤、脾肾阳衰,正气虚弱等因素引起。

【临床表现】 身肿,腰以下为甚,按之凹陷不易恢复,脘闷腹胀,纳呆食少,大便溏稀,面色㿠白,神疲肢倦,小便短少,舌淡,苔白滑,脉沉缓。或水肿日益加剧,小便不利,腰膝冷痛,四肢不温,畏寒神疲,面色白,舌淡胖,苔白滑,脉沉迟无力。

【证候分析】 本证以发病较缓,足部先肿,腰以下肿甚,按之凹陷不起为辨证要点。由于脾主运化水湿,肾主水,所以脾虚或肾虚,均能导致水液代谢障碍,下焦水湿泛滥而为阴水。阴盛于下,故水肿起于足部,并以腰以下为甚,按之凹陷不起,脾虚及胃,中焦运化无力,故见脘闷纳呆,腹胀便溏,脾主四肢,脾虚水湿内渍,则神疲肢困。腰为肾之府,肾虚水气内盛,故腰膝冷痛。肾阳不足,命门火衰,不能温养肢体,故四肢厥冷,畏寒神疲。阳虚不能温煦于上,故见面色㿠白。舌淡胖,苔白滑,脉沉迟无力,为脾肾阳虚,寒水内盛之象(表9-17)。

表9-17　阳水与阴水比较表

类型	虚实	病程	病势	浮肿部位	皮肤颜色	凹陷性	兼证
阳水	实	短	急	头面明显	薄而光亮	按之易复	多兼风寒或风热表证
阴水	虚	长	缓	下肢为甚	㿠白灰滞	按之难复	多兼脾肾阳虚之症状

2.痰饮

(1)痰证:痰证是指水液凝结,质地稠厚,停聚于脏腑、经络、组织之间而引起的病证。常由外感六淫、内伤七情、导致脏腑功能失调而产生。

【临床表现】　咳嗽咯痰,痰质黏稠,胸脘满闷,纳呆呕恶,头晕目眩,或神昏癫狂,喉中痰鸣,或肢体麻木,见瘰疬、瘿瘤、乳癖、痰核等,舌苔白腻,脉滑。

【证候分析】　本证临床表现多端,所以古人有"诸般怪证皆属于痰"之说。在辨证上除掌握不同病变部位反应的特有症状外,一般可结合下列表现作为判断依据。吐痰或呕吐痰涎,或神昏时喉中痰鸣,或肢体麻木,或见痰核,苔腻,脉滑等。

痰阻于肺,宣降失常,肺气上逆,则咳嗽咯痰。痰湿中阻,气机不畅,则见脘闷及纳呆呕恶等。痰浊蒙蔽清窍,清阳不升,则头晕目眩。痰迷心神,则见神昏,甚或发为癫狂。痰停经络,气血运行不利,可见肢体麻木。停聚于局部,则可见瘰疬、瘿瘤、乳癖、痰核等。苔白腻,脉滑皆为痰湿之征。

(2)饮证:饮证是指水饮停滞于脏腑组织之间所表现的病证。多由脏腑机能衰退等原因引起。

【临床表现】　咳嗽气喘,痰多而稀,胸闷心悸,甚或倚息不能半卧,或脘腹痞胀,水声辘辘,泛吐清水,或头晕目眩,小便不利,肢体浮肿,沉重酸困,苔白滑,脉弦。

【证候分析】　本证主要以饮停心肺、胃肠、胸胁、四肢的病变为主。饮停于肺,肺气上逆则见咳嗽气喘,胸闷或倚息,不能半卧。水饮凌心,心阳受阻则见心悸。饮停胃肠,气机不畅,则脘腹痞胀,水声辘辘。胃气上逆,则泛吐清水。水饮留滞于四肢肌肤,则肢体浮肿,沉重酸困,小便不利。饮阻清阳,则头晕目眩。饮为阴邪,故苔见白滑。饮阻气机,则脉弦。

第四节　六经辨证

六经辨证,始见于《伤寒论》,是东汉医学家张仲景在《素问·热论》等篇的基础上,结合伤寒病证的传变特点所创立的一种论治外感病的辨证方法。它以六经(太阳经、阳明经、少阳经、太阴经、少阴经、厥阴经)为纲,将外感病演变过程中所表现的各种证候,总结归纳为三阳病(太阳病、阳明病、少阳病)及三阴病(太阴病、少阴病、厥阴病)六类,分别从邪正盛衰,病变部位,病势进退及其相互传变等方面阐述外感病各阶段的病变特点。凡是抗病能力强、病势亢盛的,为三阳病证;抗病力衰减,病势虚弱的,为三阴病证。

一、六经辨证的特点

六经病证,是经络、脏腑病理变化的反映。其中三阳病证以六腑的病变为基础;三阴病证以五脏的病变为基础。所以说,六经病证基本上概括了脏腑和十二经的病变。运用六经辨证,不仅仅局限于外感病的诊治,对内伤杂病的论治,也同样具有指导作用。

二、六经病的传变

传变是疾病本身发展过程中固有的某些阶段性的表现,也是人体脏腑经络相互关系发生紊乱而依次传递的表现。一般认为:"传"是指疾病循着一定的趋向发展;"变"是指病情在某些特殊条件下发生性质的转变。六经病证是脏腑、经络病理变化的反映,人体是一个有机的整体,脏腑经络密切相关,故一经的病变常常会涉及到另一经,从而表现出合病、并病及传经的证候。

1. 合病   两经或三经同时发病,出现相应的证候。如太阳经病证和阳明经病证同时出现,称"太阳阳明合病";三阳同病的为"三阳合病"。

2. 并病   凡一经之病,治不彻底,或一经之证未罢,又见他经证候的,称为并病。如少阳病未愈,进一步发展而又涉及阳明,称"少阳阳明并病"。

3. 传经   病邪从外侵入,逐渐向里传变,由这一经的证候转变为另一经的证候,称为"传经"。传经与否,取决于体质的强弱,感邪的轻重,治疗得当与否三个方面。如邪盛正衰,则发生传变,正盛邪退,则病转痊愈。身体强壮者,病变多传三阳;体质虚弱者,病变多传三阴。此外,误汗、误下,也能传入阳明,还可以不经少阳、阳明而直传三阴。但三阴病也不一定从阳经传来,有时外邪可以直中三阴。传经的一般规律有:

(1)循经传:就是按六经次序相传。如太阳病不愈,传入阳明,阳明不愈,传入少阳;三阳不愈,传入三阴,首传太阴,次传少阴,终传厥阴。

(2)越经传:是不按上述循经次序,隔一经或隔两经相传。如太阳病不愈,不传少阳,而传阳明,或不传少阳、阳明而直传太阴。越经传的原因,多由病邪旺盛,正气不足所致。

(3)表里传:即是相为表里的经相传。例如,太阳传入少阴,少阳传入厥阴,阳明传入太阴,是邪盛正虚由实转虚,病情加剧的证候,与越经传含义不同。

4. 直中   凡病邪初起不从阳经传入而直中阴经,表现出三阴证候的为直中。

以上所述,六经传变大多由外传内,由阳传阴。此外,还有一种里邪出表,由阴转阳的阴病转阳证。所谓阴病转阳,就是本为三阴证而转变为三阳证,为正气渐复,病有向愈的征象。

三、六经病证

六经病证是外邪侵犯人体,作用于六经,致六经所系的脏腑经络及其气化功能失常,从而产生病理变化,出现一系列证候。经络脏腑是人体不可分割的有机整体,故某一经的病变,很可能影响到另一经,六经之间可以相互传变。

(一)太阳病证

太阳主表,统摄营卫,太阳经脉循行于项背。外邪侵袭人体,大多从太阳而入,卫气奋起抗邪,正邪相争,太阳经气不利,营卫失调而发病,即为太阳经证。经证有中风、伤寒之争,是外感风寒而致病的初起阶段。若太阳经证不解,病邪可循经入腑,出现太阳腑证,腑证有蓄水、蓄血之分。

1. 太阳经证   是指太阳经受外感风寒之邪侵袭,邪在肌表,经气不利而出现的临床证候。可分为太阳中风证和太阳伤寒证。

(1)太阳中风证:是指风邪为主的风寒之邪侵袭太阳经脉,卫气不固,营阴不能内守而外泄出现的一种临床证候。临床上亦称之为表虚证。

【临床表现】 发热,汗出,恶风,头痛,脉浮缓,有时可见鼻鸣干呕。

【证候分析】 太阳主表,统摄营卫。今风寒外袭肌表,以风邪为主,风性开泄,使腠理疏松,故有恶风之感;卫为阳,功主卫外,卫受病则卫阳浮盛于外而发热;正由于卫阳浮盛于外,失其固外开合的作用,因而营阴不能内守而汗自出;汗出肌腠疏松,营阴不足,故脉浮缓;鼻鸣干呕,则是风邪壅滞而影响于肺胃,使肺气失宣,胃气失降。本证以恶风,汗出,脉浮缓的为辨证要点,又称为表虚证。

(2)太阳伤寒证:是指寒邪为主的风寒之邪侵袭太阳经脉,太阳经气不利,卫阳被束,营阴郁滞所表现出的临床证候。

【临床表现】 发热,恶寒,头项强痛,体痛,无汗而喘,脉浮紧。

【证候分析】 寒邪侵犯太阳之表,卫阳被遏,肌肤失于温煦,则出现恶寒;寒邪袭表,卫阳奋起抗争,势必与邪交争,故出现发热;风寒外袭,腠理闭塞,所以无汗;寒邪外袭,其性收引,太阳经气不利,故出现头项强痛;正气欲向外而寒邪束于表,故见脉浮紧;呼吸喘促乃由于邪束于外,肌腠失宣,影响及肺,肺气不利所致。本证以恶寒,头身疼痛,脉浮紧为辨证要点,因其无汗,又称之为表实证。

2.太阳腑证 是指太阳经证不解,内传入腑所表现出的临床证候。因病机不同,又分为太阳蓄水证和太阳蓄血证。

(1)太阳蓄水证:是指太阳经证不解,邪与水结,膀胱气化失司,水液停蓄所表现出的临床证候。

【临床表现】 发热恶寒,小便不利,小腹胀满,口渴,或水入即吐,脉浮或浮数。

【证候分析】 太阳经证不解,故见发热恶寒,脉浮等表证;邪热内传膀胱之腑,气化不利,既不能布津上承,又不能化气行水,所以出现烦渴,小便不利;水气上逆,停聚于胃,拒而不纳,故水入即吐。本证以太阳经证与小便不利、小腹满并见为辨证要点。

(2)太阳蓄血证:是指太阳经证不解,外邪入里化热,深入下焦,邪热与瘀血相互搏结于膀胱少腹部位所表现出的临床证候。

【临床表现】 少腹急结,硬满疼痛,如狂或发狂,小便自利,或大便色黑,舌紫或有瘀斑,脉沉涩或沉结。

【证候分析】 太阳经证失治,外邪侵袭太阳,入里化热,营血被热邪煎灼,热与蓄血相搏于下焦少腹,故见少腹拘急,甚则硬满疼痛;心主血脉而藏神,邪热上扰心神则如狂或发狂;病在血分,未影响膀胱气化功能,故小便自利;瘀血下行至胃肠随大便而出,则大便色黑。郁热阻滞,脉道不畅,故脉沉涩或沉结。本证以少腹急结,小便自利,大便色黑等为辨证要点。

(二)阳明病证

阳明病证,是指伤寒病发展过程中,阳热逐渐亢盛,内传阳明或本经自病而邪热炽盛,伤津成实所表现出的临床证候,为外感病的极期阶段,以身热汗出、不恶寒、反恶热为基本特征。病位主要在肠胃,病性属里、热、实。根据邪热入里是否与肠中积滞互结而分为阳明经证和阳明腑证。

1.阳明经证 是指阳明病邪热弥漫全身,充斥阳明之经,肠中并无燥屎内结所表现出的临床证候。又称阳明热证。

【临床表现】 身大热,不恶寒,反恶热,大汗出,大渴引饮,心烦躁扰,面赤,气粗,苔黄燥,脉洪大。

【证候分析】 邪入阳明,燥热亢盛,充斥阳明经脉,故见大热;邪热熏蒸,迫津外泄故大汗;热盛煎熬津液,津液受损,故出现大渴引饮;热甚阳亢,阳明为气血俱多之经,热迫其经,气血沸腾,故脉现洪大;热扰心神,神志不宁,故出现心烦躁扰;面赤,气粗,苔黄燥皆为阳明热邪偏盛所致。本证以大热、大汗、大渴、脉洪大为辨证要点。

2.阳明腑证 是指阳明经邪热不解,由经入腑,与肠中糟粕互结,阻塞肠道所表现出的临床证候,又称阳明腑实证。临床是以"痞、满、燥、实"为其特点。

【临床表现】 日晡潮热,手足汗出,脐腹胀满疼痛,大便秘结,甚者神昏谵语,狂躁不得眠,舌苔多厚黄干燥,边尖起芒刺,甚至焦黑燥裂,脉沉迟而实或滑数。

【证候分析】 本证较经证为重,往往是阳明经证进一步的发展。阳明腑实证可表现为日晡潮热,即午后三至五时热较盛,而四肢禀气于阳明,腑中实热,弥漫于经,故手中汗出。阳明证大热汗出,或误用发汗使津液外泄,于是肠中干燥,热与糟粕充斥肠道,结而不通,则脐腹部胀满疼痛,大便秘结。邪热炽盛上蒸而熏灼于心,出现谵语、狂躁不得眠等表现。热内结而津液被劫,故苔黄干燥起芒刺或焦黑燥裂。燥热内结于肠,脉道壅滞而邪热又迫急,故脉沉迟而实或滑数。本证以潮热汗出、腹满痛、便秘、脉沉实等为辨证要点。

（三）少阳病证

少阳病证,是指人体受外邪侵袭,邪正分争于表半里之间,少阳枢机不利所表现出的临床证候。少阳病从其病位来看,是已离太阳之表,而又未入里,正是半表半里之间,因而表现为半表半里的热证。可由太阳病不解内传,或病邪直犯少阳,或三阴病阳气来复,转入少阳而发病。

【临床表现】 往来寒热,胸胁苦满,默默不欲饮食,心烦喜呕,口苦,咽干,目眩,苔薄白,脉弦。

【证候分析】 邪犯少阳,邪正交争于半表半里,故见往来寒热;少阳受病,胆火上炎,灼伤津液,故见口苦、咽干;胸胁是少阳经循行部位,邪热壅于少阳,经脉阻滞,气血不和,则胸胁苦满;肝胆疏泄不利,影响及胃,胃失和降,则见呕吐,默默不欲饮食;胆热扰心,则心烦;肝胆受病,气机郁滞,故见脉弦。本证以往来寒热、胸胁苦满等为辨证要点。

（四）太阴病证

太阴病证,是指邪犯太阴,脾胃机能衰弱而寒湿内生所表现出的临床证候。太阴病中之"太阴"主要是指脾（胃）而言。可由三阳病治疗失当、损伤脾阳,也可因脾气素虚、寒邪直中而起病。

【临床表现】 腹满而吐,食不下,大便泄泻,口不渴,时腹自痛,四肢欠温,舌苔白腻,脉沉缓而弱。

【证候分析】 太阴病总的病机为脾胃虚寒,寒湿内聚。脾土虚寒,中阳不足,脾失健运,寒湿内生,湿滞气机则腹满;寒邪内阻,气血运行不畅,故腹痛阵发;中阳不振,寒湿下注,则腹泻便溏,甚则下利清谷,下焦气化未伤,津液尚能上承,所以太阴病口不渴;寒湿之邪,弥漫太阴,故四肢欠温,舌苔白腻,脉沉缓而弱。本证以腹满时痛、腹泻等虚寒表现为辨证要点。

（五）少阴病证

少阴病证,是指病入少阴,损及心肾,阳气虚衰,阴血不足所表现出的全身性虚弱的一类临床证候。少阴病证为六经病变发展过程中最危险的阶段。病至少阴,心肾机能衰减,抗病能力减弱,或从阴化寒或从阳化热,因而在临床上有寒化、热化两种不同证候。

1.少阴寒化证　是指心肾阳气虚衰,阴寒独盛,病性从阴化寒所表现出的临床证候。

【临床表现】　无热恶寒,脉微细,但欲寐,四肢厥冷,下利清谷,呕不能食,或食入即吐,或脉微欲绝,反不恶寒,甚至面赤。

【证候分析】　阳虚失于温煦,故恶寒蜷卧,四肢厥冷;阳气衰微,神气失养,故呈现"但欲寐",神情衰倦的状态;阳衰寒盛,无力鼓动血液运行,故见脉微细;肾阳虚,无力温运脾阳以助运化,故下利清谷;若阴寒极盛,将残阳格拒于上,则表现为阳浮于上的面赤"戴阳"假象。本证以畏寒肢厥,下利清谷,脉微细等为辨证要点。

2.少阴热化证　是指心肾阴虚阳亢,病性从阳化热而伤阴所表现出的临床证候。

【临床表现】　心烦不寐,口燥咽干,小便短赤,舌红,脉细数。

【证候分析】　邪入少阴,从阳化热,热灼真阴,肾阴亏,心火亢,心肾不交,故出现心烦不寐;邪热伤津,津伤而不能上承,故口燥咽干;心火下移小肠,故小便短赤;阴伤热灼,内耗营阴,故舌红而脉细数。本证以心烦不得眠,以及阴虚证候为辨证要点。

(六)厥阴病证

厥阴病证,是指伤寒病传变的最后阶段,病至厥阴,机体阴阳调节功能发生紊乱,表现为阴阳对峙、寒热交错、厥热胜复的临床证候。

【临床表现】　消渴,气上撞心,心中疼热,饥不欲食,食则吐蛔。

【证候分析】　本证基本病理变化为上热下寒,胃热肠寒。上热,多指邪热犯于上焦,此处应包括胃,患者自觉热气上冲于脘部甚至胸部,时感灼痛,此属肝气夹邪热上逆所致;热灼津液,则口渴多饮;下寒,多指肠道虚寒,此处亦应包括胃;胃肠虚寒,纳化失职,则不欲食;蛔虫喜温而恶寒,肠寒则蛔动,逆行于胃或胆道,则可见吐蛔。此证反映了厥阴病寒热错杂的特点。

第五节　卫气营血辨证

卫气营血辨证,是清代医学家叶天士首创的一种用于外感温热病的辨证方法。四时温热邪气侵袭人体,会造成卫气营血生理功能的失常,破坏了人体的动态平衡,从而导致温热病的发生。此种辨证方法是在伤寒六经辨证的基础上发展起来的,又弥补了六经辨证的不足,从而丰富了外感病辨证学的内容。

一、卫气营血辨证的特点

卫、气、营、血,即卫分证、气分证、营分证、血分证这四类不同证候,就其病位及层次、病变发展趋势而言,卫分证主表,邪在肺与皮毛,为外感温热病的开始阶段;气分证主里,病在胸、膈、胃、肠、胆等脏腑,为邪正斗争的亢盛期;营分证为邪热陷入心营,病在心与心包络,病情深

> **知识链接:**
> 叶天士在《外感温热篇》中说:"温邪上受,首先犯肺,逆传心包,肺主气属卫,心主血属营","大凡看法,卫之后方言气,营之后方言血"。

重;血分证则为病变的后期,邪热已深入心、肝、肾等脏,重在耗血、动血,病情更为严重。一般而言,当温热病邪侵入人体,一般先起于卫分,邪在卫分郁而不解则传变而入气分,气分病邪不解,以致正气虚弱,津液亏耗,病邪乘虚而入营血,营分有热,动血耗阴,势必累及血分。

二、卫气营血证候的传变规律

在外感温热病过程中,卫气营血的证候传变,有顺传和逆传两种形式。

1. 顺传　外感温热病多起于卫分,渐次传入气分、营分、血分,即由浅入深,由表及里,按照卫→气→营→血的次序传变,标志着邪气步步深入,病情逐渐加重。

2. 逆传　即不依上述次序传变,又可分为两种:一为不循经传,如在发病初期不一定出现卫分证候,而直接出现气分、营分或血分证候;一为传变迅速而病情重笃为逆传,如热势弥漫,不但气分、营分有热,而且血分受燔灼出现气营同病,或气血两燔。

三、卫气营血病证

温热病按照卫气营血的方法来辨证,可分为卫分证候、气分证候、营分证候和血分证候四大类。四类证候标志着温热病邪侵袭人体后由表入里的四个层次。卫分主皮毛,是最浅表的一层,也是温热病的初起。气分主肌肉,较皮毛深入一层。营血主里,营主里之浅,血主里之深。

(一)卫分证

卫分证,是指温热病邪侵犯人体肌表,致使肺卫功能失常所表现的证候。其病变主要累及肺卫。

【临床表现】　发热与恶寒并见,发热较重,恶风(寒)较轻,少汗,头痛,全身不适,口微渴,舌边尖红,苔薄黄,脉浮数,或有咳嗽、咽喉肿痛。

【证候分析】　风温之邪犯表,卫气被郁,奋而抗邪,故发热、微恶风寒。风温伤肺,故咳嗽,咽喉肿痛。风热上扰,则舌边尖红。风邪在表,故脉浮,苔薄,兼热邪则脉数。本证以发热而微恶风寒,舌边尖红,脉浮数为辨证要点。

➡案例分析:

马某,女,27岁。因外出不慎着凉,很快出现咳嗽,咯痰色黄,咽喉痒痛,口干欲饮,伴身热微恶寒,头痛,舌尖红,舌苔黄白而干,脉浮数。用卫气营血辨证作出诊断,并分析其证候。

诊断:卫分证。

分析:因感受外邪,邪犯肌表,故发热微恶寒;邪气犯肺,肺失宣降,气逆于上则咳嗽;热灼津液故咯痰色黄;热灼咽喉,气血壅滞则咽喉痒痛;热邪伤津,故口干喜饮;舌尖红,苔黄白而干,脉浮数,为温热之邪初犯肺卫之征。

(二)气分证

气分证,是指温热病邪内入脏腑,正盛邪实,正邪剧争,阳热亢盛所表现的里热证候,为温热邪气由表入里、由浅入深的极盛时期。由于邪入气分及所在脏腑、部位的不同,所反映的证候有多种类型,常见的有热壅于肺、热扰胸膈、热在肺胃、热迫大肠等。

【临床表现】　发热,不恶寒反恶热,舌红苔黄,脉数。常伴有心烦、口渴、面赤等症状。若兼咳喘、胸痛、咯吐黄稠痰者,为热壅于肺;若兼心烦懊恼,坐卧不安,为热扰胸膈;若兼喘急、烦闷、渴甚,脉数而苔黄燥,为热在肺胃;若兼胸痞、烦渴、下利、谵语,为热迫大肠。

【证候分析】 温热病邪,入于气分,正邪剧争,阳热亢盛,故发热而不恶寒,尿赤,舌红,苔黄,脉数,邪不在表,故不恶寒而反恶热;热甚津伤故口渴;热扰心神故心烦。热壅于肺,气机不利,故咳喘、胸痛。肺热炼液成痰,故痰多黄稠。热扰胸膈,郁而不达,故烦闷懊恼,坐卧不宁。热在肺胃,热在于肺,肺热郁蒸,喘急;热在于胃,胃之津液被热所灼,则烦闷,渴甚而脉数,苔黄燥。肺胃之热下迫大肠,肠热炽甚,热结旁流,则胸痞烦渴而下利、谵语。本证以发热不恶寒,舌红苔黄,脉数有力为辨证要点。

(三)营分证

营分证,是指温热病邪内陷深重阶段表现出的证候。营行脉中,内通于心,故营分证以营阴受损、心神被扰的病变为其特点。

【临床表现】 身热夜甚,口渴不甚,心烦不寐,甚或神昏谵语,斑疹隐现,舌质红绛,脉象细数。

【证候分析】 邪热入营,灼伤营阴,真阴被劫,故身热灼手,入夜尤甚,口干反不甚渴,脉细数。营分有热,热势蒸腾,故舌质红绛。若热窜血络,则可见斑疹隐隐。心神被扰,故心烦不寐,神昏谵语。本证以身热夜甚,心烦不寐,舌绛,脉细数等为辨证要点。

(四)血分证

血分证候,是指温热邪气深入血分,损伤精血津液的危重阶段所表现出的证候。也是卫气营血病变的最后阶段。典型的病理变化为热盛动血,心神错乱。病变主要累及心、肝、肾三脏。临床以热盛动血、热盛动风、热盛伤阴多见。

1.**热盛动血** 是指热入血分,损伤血络而表现的出血证候。

【临床表现】 在营分证的基础上,更见烦热躁扰,昏狂,谵妄,斑疹透露,色紫或黑,吐衄,便血,尿血,舌质深绛或紫,脉细数。

【证候分析】 邪热入于血分,较之热闭营分更为重。血热扰心,故躁扰发狂;血分热极,迫血妄行,故见出血诸症状;由于热炽甚极故昏谵而斑疹紫黑;血中热炽,故舌质深绛或紫。

实热伤阴耗血,故脉见细数。热入营分和血热妄行二者在麻疹和舌象上的主要区别为:前者热灼于营,斑疹隐隐,舌质红绛,为病尚浅;后者热灼于血,斑疹透紫色或紫黑,舌深绛或紫。

2.**热盛动风** 是指热入血分,燔灼肝经,筋脉挛急,而见动风诸症。

【临床表现】 在营分证基础上见抽搐,颈项强直,角弓反张,目睛上视,牙关紧闭,脉弦数,或见手足蠕动、瘛疭等虚风内动之象。

【证候分析】 若血分热炽,燔灼肝经,筋脉挛急,引起动风,则见抽搐,颈项强直,角弓反张,目睛上视,牙关紧闭等动风表现。若肝阴不足,筋失所养,可见手足蠕动、瘛疭等虚风内动之象。

3.**血热伤阴** 是指血分热盛,阴液耗伤而见的阴虚内热的证候。

【临床表现】 持续低热、暮热朝凉、五心烦热、口干咽燥、神倦耳聋、心烦不寐、舌上少津,脉虚细数。

【证候分析】 邪热久羁血分,劫灼阴液,阴虚则阳热内扰,故低热,或暮热朝凉,五心烦热;阴精耗竭,不能上荣清窍,故口干、舌燥、舌上少津、耳聋失聪;阴精亏损,神失所养,故神倦;精血不足,故脉虚细;阴虚内热,则见脉数。

本证以身热夜甚,谵语神昏,抽搐或手足蠕动,斑疹,吐衄,舌质深绛,脉细数等为辨证要点。

第六节　三焦辨证

三焦辨证,是对外感温热病进行辨证归纳的一种方法。三焦辨证是清代医家吴鞠通所倡导的,是根据《内经》关于三焦所属部位的概念,并在《伤寒论》六经辨证和叶天士卫气营血辨证的基础上,将外感温热病的证候归纳为上焦病证、中焦病证、下焦病证,用以阐明三焦所属脏腑在温热病发展过程中不同阶段的病理变化、证候表现及其传变规律。

> **知识链接:**
>
> 　　三焦分为上、中、下三焦。膈以上属上焦,包括心与肺;横膈以下至脐属中焦,包括脾与胃;脐以下至二阴属下焦,包括肝、肾、大肠、小肠、膀胱。

一、三焦辨证的特点

三焦所属脏腑的病理变化和临床表现,也标志着温热病发展过程中的不同病理阶段。上焦病证主要包括手太阴肺和手厥阴心包的病变,其中手太阴肺的证候多为温病的初起阶段。中焦病证主要包括手阳明大肠经、足阳明胃经和足太阴脾经的病变,脾胃同居中焦,阳明主燥,太阴主湿,邪入阳明而从燥化,则多呈现里热燥实证,邪入太阴从湿化,多为湿温病证。下焦病证主要包括足少阴肾经和足厥阴肝经的病变,多为肝肾阴虚之候,属温病的末期阶段。

二、三焦病的传变

三焦病的各种证候,标志着温病病变发展过程中的三个不同阶段。其中上焦病证候,多表现于温病的初期阶段;中焦病证候,多表现于温病的极期阶段;下焦病证候多表现于温病的末期阶段。其传变一般多由上焦手太阴肺经开始,由此而传入中焦,进而传入下焦为顺传。如感受病邪偏重,抵抗力较差的病人,病邪由肺卫传入手厥阴心包经者为逆传。

三焦病的传变过程,虽然有自上而下,但这仅指一般而言,也并不是固定不变的。有的病犯上焦,经治而愈,并无传变;有的又可自上焦传下焦,或由中焦再传肝肾。此外,还有两焦症状互见和病邪弥漫三焦的。

三、三焦病证

(一)上焦病证

上焦病证,是指温热病邪,侵袭手太阴肺经和手厥阴心包经,以发热汗出、咳嗽气喘,或谵语神昏为主要表现的证候。温邪由口鼻而入,鼻通于肺,属手太阴,故温病常始见肺卫受邪的症状。温邪犯肺以后,它的传变有两种趋势,一种是"顺传",指病邪由上焦传入中焦而出现中焦足阳明胃经的证候;另一种为"逆传",即从肺经而传入手厥阴心包经,出现"逆传心包"的证候。

【临床表现】　发热,微恶风寒,头痛汗出,口渴,咳嗽,舌边尖红,脉浮数或两寸独大;或见但热不寒,咳嗽,气喘,口渴,苔黄,脉数;甚则高热,大汗,谵语神昏或昏聩不语,舌謇肢厥,舌质红绛。

【证候分析】 肺主气,外合皮毛,与卫气相通。在上焦病证中,温热病邪初犯人体,既可肺卫同时受邪,出现卫表证候与肺的证候,也可局限于肺脏受邪,邪热壅肺而卫表症状不明显。

温热病邪犯表,卫气失和,肺气失宣,故见发热,微恶风寒,咳嗽,舌边尖红,脉浮数或两寸独大等症状;温邪上扰清窍则头痛,伤津则口渴,迫津外泄则汗出;邪热入里,故身热不恶寒;邪热壅肺,肺失肃降而上逆,则见咳嗽、气喘;口渴,苔黄,脉数均为邪热内盛之征。

若肺经之邪不解,病情严重时,温热之邪可逆传心包。邪陷心包,热扰心神甚或热闭心神,则见谵语神昏,或昏聩不语,舌謇;里热炽盛,蒸腾于外,则见高热,大汗;阳热内郁,不能达于四末,故肢厥;灼伤营阴,则舌质红绛。

本证以发热汗出,咳嗽气喘或谵语神昏等为辨证要点。

(二)中焦病证

中焦病证,是指温热病邪侵袭中焦脾胃,邪从燥化或邪从湿化所表现出的证候。上焦病顺传至中焦,则表现出脾胃之证。脾与胃同居中焦而相表里,而其特性各不相同。胃性喜润恶燥,邪入阳明而燥化,则出现阳明燥热证候。脾性喜燥而恶湿,邪入太阴从湿化,则出现太阴的湿热证候。

1.阳明燥热证 是指温热之邪传入中焦,邪从燥化,出现阳明燥热的证候。

【临床表现】 身热面赤,腹满便秘,口干咽燥,唇裂舌焦,苔黄或焦燥,脉象沉涩。

【证候分析】 阳热上炎,则身热面赤。燥热内盛,热迫津伤,胃失所润,则见身热腹满便秘,口干咽燥,唇裂苔黄或焦燥。气机不畅,津液难于输布,故脉沉涩。本证病机与临床表现和六经辨证中的阳明病证基本相同。但本证为感受温邪,传变快,人体阴液消耗较多。本证以壮热、便秘、腹满、苔燥、脉实为辨证要点。

2.太阴湿热证 是指湿热之邪,阻滞中焦,脾虚不运,胃失和降而致的证候。

【临床表现】 面色淡黄,头身重痛,汗出热不解,身热不扬,小便不利,大便不爽或溏泄,苔黄腻,脉细而濡数,或见胸腹等处出现白痦。

【证候分析】 太阴湿热,热在湿中,郁蒸于上,则面色淡黄,头身重痛;湿热缠绵不易分解,故汗出热不解;湿热困郁,阻滞中焦,脾运不健,气失通畅,故小便不利,大便不爽或溏泄。湿性黏滞,湿热之邪留恋气分不解,郁蒸肌表,则见身热不扬,白痦透露,苔黄腻,脉细而濡数,均为湿热郁蒸之象。本证以身热不扬,脘痞,苔腻,脉濡为辨证要点。

(三)下焦病证

下焦病证,是指温邪久留不退,劫灼下焦肝肾之阴而表现证候。温热之邪,犯及下焦,劫夺肝肾之阴,故出现下焦病证,多为肝肾阴伤之象。

【临床表现】 身热颧红,手足心热,口燥咽干,神倦,耳聋,或见手足蠕动瘛疭,心中憺憺大动,舌绛苔少,脉细数或虚大。

【证候分析】 温病后期,邪传下焦,损及肝肾之阴。肾阴亏耗,耳失充养,故耳聋;神失阴精充养,故神疲;阴亏不能制阳,虚热内生,则见身热颧红,口燥咽干,手足心热,舌绛苔少,脉虚大;热邪久羁,真阴被灼,水亏木旺,筋失所养,虚风内扰,以致出现手足蠕动,甚或瘛疭,心中憺憺大动等症状。本证以身热颧红、手足蠕动或瘛疭、舌绛苔少等为辨证的主要依据。

实践9-1　八纲辨证病案分析

（一）准备

1.《八纲辨证》教学录像1部。

2.电脑1台、投影仪1台。

3.病案资料多份。

（二）实践过程

1.参加实验者集体观看整套《八纲辨证》教学片录像1部，由教师进行讲解。

2.学生进行八纲辨证证候分析及审证要点的讨论。

3.实践内容：掌握八纲各纲证候的概念、一般证候表现及临床类型，表证与里证、寒证与热证的鉴别要求，虚证与实证各自包括的内容，熟悉八纲之间的相兼、错杂、真假、转化关系，学会对临床病例使用八纲辨证的方法。

（1）由指导教师选择有代表性病案8份，学生分组进行讨论。

（2）要求各小组同学提出自己的论点、论据，各小组同学应用中医诊断理论分析讨论所得病案资料。

（3）学生按要求完成主诉、八纲辨证结论、症状分析。

（4）在学生各自分析的过程中，教师巡回检查，选择有代表性错误的结论写在黑板上，教师点评。

（三）注意事项

1.用于讨论的病案必须严格遵循中医诊断学教学大纲及教学质量控制点要求的重点内容，精心选择相对典型、难度适中、资料齐全的病案。

2.病案资料的表述用语必须坚持规范、标准、简明、结构严谨、文字生动的原则，以保证病案讨论的质量。

3.讨论中注意师生互动，教学相长。充分发挥以学生为主体，以老师为指导的双向教学作用。

（四）结果和讨论

1.为什么说八纲是辨证的纲领？

2.阴证、阳证、寒证、热证、表证、里证、虚证、实证的典型临床表现。

实践9-2　脏腑辨证病案分析

（一）准备

1.《脏腑辨证》教学录像1部。

2.电脑1台、投影仪1台。

3.病案资料多份。

（二）实践过程

1.参加实验者集体观看整套《脏腑辨证》教学片录像一部，由教师进行讲解。

2.学生进行脏腑辨证证候分析及审证要点的讨论。

3.实践内容：掌握各脏腑常见证的概念、证候表现和病机分析、辨证要点。熟悉脏腑辨证的概念、基本方法、意义及运用范围。通过学习脏腑常见证的概念、证候表现和病机分析、辨证要点的基本知识,指导训练运用脏腑辨证的知识对临床典型病例进行辨证的基本能力。

(1)由指导教师选择有代表性病案 8 份,学生分组进行讨论。

(2)要求各小组同学提出自己的论点、论据,各小组同学应用中医诊断理论分析讨论所得病案资料。

(3)学生按要求完成主诉、脏腑辨证结论、症状分析。

(4)在学生各自分析的过程中,教师巡回检查,选择有代表性错误的结论写在黑板上,教师点评。

(三)注意事项

1.用于讨论的病案必须严格遵循中医诊断学教学大纲及教学质量控制点要求的重点内容,精心选择相对典型、难度适中、资料齐全的病案。

2.病案资料的表述用语必须坚持规范、标准、简明、结构严谨、文字生动的原则,以保证病案讨论的质量。

3.讨论中注意师生互动,教学相长。充分发挥以学生为主体,以老师为指导的双向教学作用。

(四)结果和讨论

1.脏腑辨证内容较复杂,辨证准确的前提是掌握脏腑的生理功能及生理联系,才能明确在病理情况下各脏腑的临床表现。

2.根据所提供病案,学生怎样准确提炼出证候及进行正确分析。

实践9-3 　气血津液辨证病案分析

(一)准备

1.《气血津液病辨证》教学录像 1 部。

2.电脑 1 台、投影仪 1 台。

3.病案资料多份。

(二)实践过程

1.参加者集体观看整套《气血津液病辨证》教学片录像 1 部,由教师进行讲解。

2.学生进行气血津液病辨证证候分析及审证要点的讨论。

3.实践内容:掌握气血津液辨证的含义、各自包括的证候。熟悉气血津液辨证的实质是辨别证的原因与性质,熟悉其辨证意义。通过学习气血津液辨证的含义、各自包括的证候等基本知识,指导训练运用气血津液辨证的知识对临床典型病例进行辨证的基本能力。

(1)由指导教师选择有代表性病案 8 份,学生分组进行讨论。

(2)要求各小组同学提出自己的论点、论据,各小组同学应用中医诊断理论分析讨论所得的病案资料。

(3)学生按要求完成主诉、气血津液病辨证结论、症状分析。

(4)在学生各自分析的过程中,教师巡回检查,选择有代表性错误的结论写在黑板上,由教师点评。

（三）注意事项

1.用于讨论的病案必须严格遵循中医诊断学教学大纲及教学质量控制点要求的重点内容,精心选择相对典型、难度适中、资料齐全的病案。

2.病案资料的表述用语必须坚持规范、标准、简明、结构严谨、文字生动的原则,以保证病案讨论的质量。

3.讨论中注意师生互动,教学相长。充分发挥以学生为主体,以老师为指导的双向教学作用。

（四）结果和讨论

1.气血津液病辨证在临床运用中离不开脏腑辨证,怎样将两者很好地结合运用。

2.怎样准确运用气血津液辨证来分析病案。

实践9-4 其他辨证病案分析

（一）准备

1.《六经辨证》、《卫气营血辨证》及《三焦辨证》教学录像。

2.电脑一台、投影仪一台。

3.病案资料多份。

（二）实践过程

1.参加者集体观看整套《六经辨证》、《卫气营血辨证》及《三焦辨证》教学片录像,由教师进行讲解。

2.学生进行六经辨证、卫气营血辨证、三焦辨证证候分析及审证要点的讨论。

3.实践内容:熟悉六经辨证、卫气营血辨证、三焦辨证的基本知识。了解各种病证之间的传变关系。可运用其他辨证方法的基本知识,指导分析临床典型病例。

（1）由指导教师选择有代表性病案8份,学生分组进行讨论。

（2）要求各小组同学提出自己的论点、论据,各小组同学应用中医诊断理论分析讨论所得的病案资料。

（3）学生按要求完成主诉,六经辨证、卫气营血辨证、三焦辨证结论,以及症状分析。

（4）在学生各自分析的过程中,教师巡回检查,选择有代表性错误的结论写在黑板上,由教师点评。

（三）注意事项

1.用于讨论的病案必须严格遵循中医诊断学教学大纲及教学质量控制点要求的重点内容,精心选择相对典型、难度适中、资料齐全的病案。

2.病案资料的表述用语必须坚持规范、标准、简明、结构严谨、文字生动的原则,以保证病案讨论的质量。

3.讨论中注意师生互动,教学相长。充分发挥以学生为主体,以老师为指导的双向教学作用。

（四）结果和讨论

1.其他辨证方法是对八纲辨证、脏腑辨证的补充,应明确它们之间的关系。

2.六经辨证、卫气营血辨证、三焦辨证的传变是怎样的?

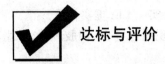 达标与评价

【A 型题】

1. 产生表证的主要原因是

A. 外邪直中　　　B. 六淫初袭　　　C. 劳倦所伤　　　D. 里邪出表　　　E. 虫兽外伤

2. 表证的发热特点是

A. 潮热　　　　　B. 寒热往来　　　C. 但热不寒　　　D. 恶寒发热　　　E. 壮热

3. 表证的特点不包括

A. 感受外邪所致　　　　　　　B. 起病一般较急　　　　　　　C. 起病轻,病程短

D. 必发展成里证　　　　　　　E. 恶寒发热并见

4. 下述哪项不是形成热证的原因

A. 阳邪致病　　　　　　　　　B. 阳气偏盛　　　　　　　　　C. 阴液亏虚

D. 阳气亏虚　　　　　　　　　E. 寒邪化热

5. 下列哪项不属于实热证的必有症状

A. 面红目赤　　　B. 渴喜冷饮　　　C. 尿黄便干　　　D. 舌苔黄厚　　　E. 脉细数

6. 实热证不包括

A. 心火上炎　　　B. 肺热壅盛　　　C. 肝火上炎　　　D. 膀胱湿热　　　E. 心肾不交

7. 寒证的成因不包括

A. 阳气亏虚　　　B. 阴邪致病　　　C. 阴液不足　　　D. 寒邪内盛　　　E. 阴气偏盛

8. 实寒证不见

A. 恶寒喜暖　　　B. 腹痛拒按　　　C. 痰鸣喘嗽　　　D. 面色苍白　　　E. 脉细舌燥

9. 实证的范畴不包括

A. 食积　　　　　B. 气滞　　　　　C. 水停　　　　　D. 内燥　　　　　E. 虫积

10. 实证的表现是

A. 呼吸气粗　　　B. 腹痛喜按　　　C. 体倦乏力　　　D. 舌淡胖嫩　　　E. 脉来无力

11. 下述哪项不是实证的病因

A. 六淫侵犯　　　B. 疫疠侵犯　　　C. 虫毒所伤　　　D. 剧烈吐泻　　　E. 痰浊内停

12. 虚证不见

A. 腹痛喜按　　　B. 呼吸气粗　　　C. 体倦乏力　　　D. 舌淡胖嫩　　　E. 脉来无力

13. 阴证的舌象应为

A. 舌质苍老　　　B. 舌质胖嫩　　　C. 舌质红绛　　　D. 舌有芒刺　　　E. 舌上生痈

14. 下述哪项不属寒热错杂证

A. 表热里寒　　　B. 上寒下热　　　C. 热证转寒　　　D. 上热下寒　　　E. 表寒里热

15. 恶寒,肢冷,无汗,头身疼痛,脘腹冷痛,呕吐清水,大便稀溏,属

A. 表热里寒证　　　　　　　　B. 表里俱寒证　　　　　　　　C. 表里俱虚证

D. 半表半里证　　　　　　　　E. 表寒里热证

16. 邪实为主、正虚为次者是

A. 实证　　　　B. 虚证　　　　C. 实证夹虚　　　D. 虚证夹实　　　E. 虚实并重

17. 病人先有高热大汗、面赤、口渴引饮、脉洪大,后突然出现面色苍白、四肢厥冷、脉微欲绝,此属于

A. 阳盛格阴　　　　　　　B. 阴盛格阳　　　　　　　C. 寒热错杂

D. 表热里寒　　　　　　　E. 热证转寒

18. 阳盛格阴可导致

A. 表寒里热证　　　　　　B. 热证转寒证　　　　　　C. 真寒假热证

D. 真热假寒证　　　　　　E. 表热里寒证

19. 真寒假热的病机是

A. 阴盛阳虚　　B. 阴盛格阳　　C. 阳气暴脱　　D. 阴阳俱衰　　E. 上热下寒

20. 下列哪项不属火淫证候的特征

A. 壮热口渴　　B. 面红烦躁　　C. 吐血衄血　　D. 面色黄晦　　E. 斑疹或痈脓

21. 患者出现头重如裹,脘痞苔腻,肢体困重,证属

A. 热淫证　　B. 暑淫证　　C. 燥淫证　　D. 寒淫证　　E. 湿淫证

22. 阳虚与气虚证的主要区别是

A. 有无少气懒言　　　　　B. 小便是否清长　　　　　C. 寒象是否明显

D. 舌质是否淡嫩　　　　　E. 有无神疲乏力

23. 在下列各症状中属于阴虚证表现的是

A. 面色萎黄　　B. 颧红盗汗　　C. 神疲乏力　　D. 舌淡嫩　　E. 恶风自汗

24. 阳虚证的最主要症状是

A. 面色淡白　　　　　　　B. 口淡不渴　　　　　　　C. 大便稀溏

D. 无汗或少汗　　　　　　E. 畏寒喜暖

25. 少气懒言,神疲乏力,头晕目眩,自汗,活动时诸症状加剧,舌淡苔白,脉虚无力,证属

A. 血虚　　B. 阴虚　　C. 阳虚　　D. 津亏　　E. 气虚

26. 气虚证的典型表现是

A. 畏寒肢冷　　B. 疲倦乏力　　C. 爪甲淡白　　D. 面色苍白　　E. 反应迟钝

27. 窜痛多属

A. 气虚证　　B. 气陷证　　C. 气逆证　　D. 气滞证　　E. 气脱证

28. 脱肛多属

A. 气虚证　　B. 气陷证　　C. 气逆证　　D. 气滞证　　E. 气脱证

29. 气滞证的特征是

A. 胀闷疼痛　　B. 头昏眼花　　C. 嗳气恶心　　D. 腹部坠胀　　E. 手足发麻

30. 呃逆、嗳气、呕吐属于

A. 肺气上逆　　B. 肝胃不和　　C. 肝气上逆　　D. 肝郁气滞　　E. 胃气上逆

31. 临床上常见的气逆证,多与哪些脏腑有关

A. 脾、肺、肾　　　　　　B. 肺、胃、肾　　　　　　C. 肝、肺、胃

D. 肝、心、肺　　　　　　E. 心、肾、肺

32. 心病共有的症状是

A.失眠　　　　B.心悸　　　　C.心痛　　　　D.心烦　　　　E.谵语

33.心血虚证不见

A.烦热盗汗　　B.失眠多梦　　C.心悸怔忡　　D.头晕眼花　　E.舌淡脉细

34.畏寒肢冷,心悸怔忡,心痛,面色苍白,舌淡胖,苔白滑,脉微细,此证属于

A.心脉痹阻　　B.心气不足　　C.心阳虚弱　　D.心阳暴脱　　E.心血不足

35.心热下移小肠最主要的特征是

A.口舌生疮　　B.心烦失眠　　C.尿赤涩灼痛　　D.大便干结　　E.面赤口渴

36.心血虚与心阴虚证的共见症状是

A.头晕目眩,面白无华　　　　B.五心烦热,潮热盗汗　　　　C.心悸怔忡,失眠多梦

D.唇舌淡白,脉象细数　　　　E.手足蠕动,肢体震颤

37.患者,女,55岁。心悸、胸闷、气短,活动后加剧已3年。面色淡白,神疲乏力,语声低微,入夜不能安睡,舌淡苔白,脉弱。其证候是

A.心气虚证　　B.心阳虚证　　C.心血虚证　　D.肺气虚证　　E.肺阳虚证

38.患者,男,52岁。1年前因与人吵架后,心情抑郁,难以疏解,渐渐出现表情淡漠,闷闷不乐,喃喃自语,举止失常,舌苔白腻,脉滑。其证候属

A.肝郁气滞证　　　　　　B.痰火扰神证　　　　　　C.痰蒙心神证

D.胆郁痰扰证　　　　　　E.肝风夹痰上扰

39.肺病一般不见

A.吐血　　　　B.气喘　　　　C.胸痛　　　　D.咳嗽　　　　E.咯痰

40.肺气虚证咳喘的特点是

A.咳喘痰多,色白清稀　　　　B.咳喘胸闷,喉中痰鸣　　　　C.咳喘痰少,不易咳出

D.咳喘痰多,痰黏易咯　　　　E.咳喘无力,声低气短

41.患者,男,16岁。发热,咳嗽3天,体温38.6℃,微恶风寒,咳嗽,痰黄黏稠,呼吸气粗,鼻塞流涕,舌尖红,苔薄黄,脉浮数。临床诊断是

A.风寒束肺证　　　　　　B.风热犯肺证　　　　　　C.热邪壅肺证

D.痰热壅肺证　　　　　　E.燥邪犯肺证

42.患者,男,5岁。1周前感冒,治疗后发热不退,体温最高可达39.8℃,咳喘痰鸣,呼吸气粗,面红目赤,小便短赤,大便干结,舌红苔黄腻,脉滑数。临床诊断最可能是

A.风热犯肺证　　　　　　B.卫分证　　　　　　　　C.痰热壅肺证

D.肝火犯肺证　　　　　　E.阳明腑实证

43.女性患者,长期腹泻脱肛,劳动过多则子宫下垂,应诊断为

A.寒凝肝脉　　B.脾阳虚衰　　C.肾气不固　　D.肺失清肃　　E.脾虚气陷

44.脾气虚、脾阳虚、脾虚气陷证的共同症状是

A.便溏肢倦　　B.肢体困重　　C.脘腹坠胀　　D.肢体浮肿　　E.舌胖苔滑

45.脾的病证不见

A.腹胀腹痛　　B.恶心嗳气　　C.泄泻　　　　D.浮肿　　　　E.出血

46.肝气郁结证一般不出现

A.情志抑郁　　B.咽部异物感　　C.胸胁胀痛　　D.视物模糊　　E.经期腹胀痛

47.患者,男,58岁。患"高血压"已近10年。头晕胀痛,耳鸣,梦多寐差,头重脚轻,腰膝

酸软,舌红苔少,脉弦细数。其证候是

　　A.肝火上炎证　B.肝肾阴虚证　C.肝阳上亢证　D.肝阴虚证　　E.肾阴虚证

48.患者,男,76岁。有高血压病史,今春自觉经常头晕耳鸣,腰膝无力,走路轻飘飘不平稳。今晨起床后突然眩晕仆倒,左半身无力不能行走,口眼㖞斜,语言謇涩,舌红苔腻,脉弦滑。辨证为

　　A.阴虚动风证　B.血虚生风证　C.肝阳上亢证　D.热极生风证　E.肝阳化风证

49.患者,女,39岁。因生小孩时出血过多,身体欠佳,近日自觉眩晕耳鸣,视物模糊不清,月经量少,肢体常麻木,面色淡白,爪甲薄脆,舌淡白,脉弦细。辨证是

　　A.心血虚　　　B.脾不统血　　C.肝阴虚　　D.心肝血虚　　　E.肝血虚

50.寒滞肝脉证最不可能出现

　　A.肢体麻木　　　　　　B.阴囊收缩引痛　　　　　　C.形寒肢冷

　　D.脉象弦紧　　　　　　E.少腹坠胀冷痛

51.不出现眩晕症状的肝胆证候是

　　A.胆郁痰扰　B.肝阳上亢　C.肝气郁结　D.肝血虚　　E.肝阴虚

52.肝血虚证不见

　　A.关节拘急　B.角弓反张　C.肌肉瞤动　D.手足颤动　E.肢体麻木

53.下列除哪项外,均为肾虚的症状

　　A.尿频急痛　　B.腰膝酸软　　C.牙齿动摇　　D.耳鸣耳聋　　E.阳痿遗泄

54.患者,女,3岁。身体瘦弱,面色淡白,毛发枯黄,2岁方会走路,足软无力,牙齿生长缓慢,语言贫乏,反应迟钝,舌淡红,脉细缓。辨证为

　　A.肾阳虚　　　B.肾气不固　　C.肾精不足　　D.肾阴虚　　　E.血虚证

55.患者,女,19岁。患"慢性肠炎"多年,近日因食冷饮,大便次数增多,每天清晨4点左右腹泻,便质清稀,伴不消化食物残渣。病人面白无华,畏寒肢冷,腰膝酸软而凉,神疲乏力,舌淡胖而润,苔白,尺脉沉弱。辨证为

　　A.脾气虚　　　B.脾阳虚　　　C.脾虚下陷　　D.肾阳虚　　　E.肾气不固

56.肾气不固证的临床表现不见

　　A.久泄久痢　B.男子滑精　C.女子带下量多　　D.胎动易滑　　E.小便频数

57.肾阴不足证可出现

　　A.夜尿频多　B.面色淡白　C.健忘恍惚　　D.舌淡胖大　　E.阳强早泄

58.肾阳虚的表现不包括

　　A.小便清长　B.腰膝酸软　C.遗精盗汗　　D.面色黧黑　　E.滑精早泄

59.患者,女,38岁。35岁时即出现闭经,近来腰膝无力,牙齿摇动欲脱,头发枯萎稀疏,记忆力明显减退,舌淡,脉沉细。其证候是

　　A.肾精不足　B.肾阳虚　　C.肝肾阴虚　　D.心脾两虚　　E.肾气不固

60.脏腑湿热证的共见症状是

　　A.黄疸　　　　B.腹痛　　　　C.腹泻　　　　D.舌苔黄腻　　E.头胀重

61.患者,女,32岁。每逢精神紧张时即出现腹部胀痛,痛则欲泻,泻后则痛止,平时食欲欠佳,两胁胀痛,睡眠尚可,舌淡,脉缓。临床诊断最可能是

　　A.脾气虚证　　　　　　B.肾气不固证　　　　　　C.肝脾不调证

D. 寒湿困脾证　　　　　　　　　E. 肝胃不和证

62. 患者,男,28 岁。患肺结核已半年,声音嘶哑,干咳少痰,五心烦热,口咽干燥,两颧潮红,盗汗遗精,腰膝酸痛,舌红苔少,脉细数。临床诊断最可能是

A. 肺肾阴虚　　　　　　　　　B. 肾阴虚证　　　　　　　　　C. 肺阴虚证

D. 肺燥津伤证　　　　　　　　E. 心肾阴虚证

63. 患者,女,75 岁。咳喘 30 余年,每至冬季加重,面色淡白,咳声无力,动则气喘,痰清稀色白,食欲不振,腹胀便溏,四肢轻度浮肿,神疲乏力,声低懒言,舌淡苔白,脉弱。临床诊断最可能是

A. 肾不纳气证　　　　　　　　B. 脾肺气虚证　　　　　　　　C. 心脾两虚证

D. 心肺气虚证　　　　　　　　E. 肺肾气虚证

64. 一经之证候未罢,又见他经证候的称为

A. 合病　　　　B. 并病　　　　C. 循经传　　　　D. 表里传　　　　E. 直中

65. 寒热往来,胸胁苦满,心烦喜呕,此属

A. 少阳病　　　　B. 阳明病　　　　C. 太阳病　　　　D. 厥阴病　　　　E. 太阴病

66. 患者高热汗出,便结,腹满硬痛,拒按,舌苔焦燥,时有谵语,脉实有力,诊为

A. 大肠湿热证　　B. 阳明经热证　　C. 脾胃湿热证　　D. 阳明腑实证　　E. 大肠津亏证

67. 外邪侵袭,首先犯

A. 厥阴经　　　　B. 太阳经　　　　C. 阳明经　　　　D. 太阴经　　　　E. 少阳经

68. 伤寒病,按照循经传,阳明病之后,应传到

A. 厥阴经　　　　B. 太阳经　　　　C. 少阴经　　　　D. 太阴经　　　　E. 少阳经

69. 病人中气素虚,阳明病证候消失后,又出现太阴病证候,称之为

A. 并病　　　　B. 合病　　　　C. 循经传　　　　D. 表里传　　　　E. 直中

70. 下列哪一项不属于阳明经证的临床表现

A. 壮热　　　　B. 汗出　　　　C. 大便秘结　　　　D. 口渴引饮　　　　E. 脉洪大

【B 型题】

(1~3 题共用备选答案)

A. 表实寒证　　B. 表实热证　　C. 里实寒证　　D. 里虚寒证　　E. 里虚热证

1. 心悸,失眠,盗汗,颧红,五心烦热,脉细数,舌红少苔,为

2. 肢体浮肿,小便短少,畏冷肢凉,面色淡白,脉沉迟无力,为

3. 突起胃脘疼痛,呕吐清涎,面色苍白,舌苔白润,脉沉紧,为

(4~5 题共用备选答案)

A. 气滞证　　　　B. 气逆证　　　　C. 气闭证　　　　D. 血瘀证　　　　E. 血热证

4. 常于夜间间发左胸刺痛,为时甚短,面色略暗,舌尖有紫色斑点,脉弦涩。为

5. 咽部异物感,吞不下,吐不出,饮食无碍,检查无异,情绪抑郁,脉弦细。为

(6~8 题共用备选答案)

A. 头痛,头晕,面红目赤,急躁易怒,口苦,脉弦数

B. 头晕眼花,两目干涩,胁痛颧红,舌红少苔,脉弦细数

C. 头痛而晕,面白神疲,心悸,舌淡脉细

D. 头痛而晕,少寐,遗精盗汗,舌红少苔

E.头痛,眩晕,面红目赤,头重脚轻,舌红少苔

6.肝阳上亢证的临床表现是

7.肝阴虚证的临床表现是

8.肾阴虚证的临床表现是

(9~11题共用备选答案)

A.心血虚证　　B.心气虚证　　C.心阳虚证　　D.心阴虚证　　E.心阳虚脱证

9.心悸头晕,失眠多梦,面色淡白,唇舌色淡者,此属

10.心烦心悸,失眠多梦,舌红少苔,脉细数者,此属

11.心悸怔忡,形寒肢冷,气短心痛,苔白滑,脉弱者,此属

(12、13题共用备选答案)

A.咳嗽痰白清稀,恶寒发热　　　　B.喘咳吐稀白痰,形寒肢冷

C.咳喘吐泡沫痰,心悸水肿　　　　D.咳嗽气喘,痰稠量多易咯

E.咳嗽气喘息粗,痰黄稠黏

12.寒痰阻肺证的临床表现为

13.风寒犯肺证的临床表现

(14、15题共用备选答案)

A.身热不扬　　B.日晡潮热　　C.五心烦热　　D.身热汗出　　E.往来寒热

14.少阳病证的发热特点是

15.阳明腑实证的发热特点是

【X型题】

1.表证的临床表现是

A.恶寒发热　　B.寒热往来　　C.身热不扬　　D.舌红苔白　　E.脉浮

2.半表半里证的临床表现是

A.寒热往来　　B.心烦喜呕　　C.饥不欲食　　D.脉浮弦　　E.口苦咽干

3.里邪出表反映

A.邪轻正衰　　B.邪正俱盛　　C.邪盛正衰　　D.邪有去路　　E.病势减轻

4.表里证的鉴别要点主要是审察

A.寒热　　　　B.头痛　　　　C.咳嗽　　　　D.舌象　　　　E.脉象

5.亡阴与亡阳的鉴别要点是

A.肌肤的冷热　　B.汗的冷热　　C.病之新久　　D.渴与不渴　　E.痛处拒按与否

6.热证的主要表现是

A.恶热喜冷　　B.常自汗出　　C.苔黑而润　　D.口渴冷饮　　E.颧红如妆

7.寒证的辨证要点是

A.发热与否　　B.恶寒与否　　C.口渴与否　　D.面色赤白　　E.小便短赤与清长

8.阴虚证可见

A.舌红苔黄　　B.日晡潮热　　C.盗汗　　　　D.脉细数　　E.形体消瘦

9.下列哪些为阳虚证常见症状

A.脉沉紧　　B.形寒肢冷　　C.少气懒言　　D.舌淡,面白虚浮　　E.大便干结

10.辨别虚证和实证的要点

A.脉的有力无力　　　　　B.舌的苍老与娇嫩　　　　C.语声的高低

D.发热的有无　　　　　　E.面色红或不红

11.气逆证主要以哪些脏腑的病变为多见

A.肺　　　　B.心　　　　C.脾　　　　D.胃　　　　E.肝

12.以下哪几项为血瘀证的表现

A.脉细涩　　　B.出血　　　C.疼痛　　　D.肿块　　　E.癥瘕

13.阳水与阴水的临床表现均有

A.脉沉　　　B.水肿　　　C.小便短少　　　D.舌淡苔白滑　E.发热

14.以下哪些属饮证的临床表现

A.倚息不得平卧　　B.脉浮　　　C.苔白腻　　　D.心悸　　　E.下肢浮肿

15.气分证候包括

A.热壅于肺　　B.热入心包　　C.热扰胸膈　　D.热在肺胃　　E.热迫大肠

16.痰火扰心多表现为

A.面红目赤　　B.牙龈肿痛　　C.躁狂谵语　　D.苔黄腻　　E.脉濡数

17.下述哪些属心脉痹阻引起的疼痛

A.憋闷疼痛　　B.痛引肩背内臂　　C.灼痛　　　D.胀痛　　　E.重痛

18.以下哪些属肝气郁结的临床表现

A.抑郁易怒　　B.喜太息　　C.胁肋灼痛　　D.头目胀痛　　E.睾丸肿痛

19.胃热证与胃阴虚的鉴别,应除外哪几项

A.胃脘灼痛或隐痛　　　　　B.口干与口不干　　　　　C.大便秘结或便溏

D.舌红苔黄或少苔　　　　　E.脉滑数或细数

20.以下哪些属心阴虚的临床表现

A.心悸或怔忡　B.口干咽燥　　C.舌红少苔　　D.腰膝酸软　　E.头晕耳鸣

21.以下哪些属肝阴虚

A.胁痛　　　　B.目干　　　C.口干　　　D.舌红少苔　　E.耳鸣腰痛

22.以下哪些属热极生风

A.高热　　　　B.神昏　　　C.抽搐　　　D.爪甲不荣　　E.五心烦热

23.膀胱湿热见

A.发热腰痛　　B.尿砂石　　C.尿频尿急　　D.便溏　　　E.头项痛

24.热邪壅肺见

A.壮热　　　　B.痰黄稠　　C.鼻翼扇动　　D.恶风寒　　E.脉细数

25.脾不统血见

A.面白无华　　B.少气懒言　　C.便血　　　D.二便失禁　　E.滑苔

26.心脾两虚见

A.心悸　　　　B.失眠　　　C.纳呆　　　D.便溏　　　E.雀盲

27.湿热蕴脾见

A.纳呆　　　　B.呕恶　　　C.胁痛　　　D.黄疸　　　E.苔黄腻

28.以下哪些不是心火亢盛的症见

A.目赤　　　　B.胁痛　　　C.谵语　　　D.口渴　　　E.舌尖红

29.心肾不交见

A.心悸　　　　B.失眠　　　　C.腰酸　　　　D.苔黄腻　　　　E.脉结代

30.肺阴虚与燥邪犯肺共见

A.干咳少痰,口鼻干燥　　　　B.形体消瘦,颧红盗汗　　　　C.舌红脉数

D.潮热咯血,五心烦热　　　　E.面红气急

（寇　宁　张元澧）

>> 第十章 养生与防治

目标与任务

◎ **目标**

1. 掌握养生的概念,掌握养生的原则和方法。

2. 熟悉预防、治则的概念。

3. 熟悉未病先防和既病防变的概念。

4. 了解基本治则。

◎ **任务**

1. 通过学习养生,学会如何养生。

2. 通过学习预防、治则,学会如何对疾病进行防治。

理论与实践

　　生、老、病、死是生命发展的必然规律,医学的任务就是认识疾病的发展规律,并因此确立正确的养生与防治原则,消灭疾病,保障人们的身体健康和长寿。中医养生学是在中医理论指导下,研究中国传统的颐养身心、增强体质、预防疾病、延年益寿的理论和方法的学问,它历史悠久,源远流长,为中华民族的繁荣昌盛作出了杰出的贡献。

　　中医学认为,预防和治疗疾病是人们同疾病作斗争的两种不同手段和方法,两者是辩证统一的关系。在未发病之前,预防是矛盾的主要方面,所以有"不治已病治未病"的说法。但既病之后,倡导及早治疗,防止疾病的发展与传变,在具体方法上又要分清疾病的主要矛盾和次要矛盾,注意先后缓急,做到防治结合。

第一节　养　生

　　生,就是生命、生存、生长之意;养,即保养、调养、培养、补养、护养之意。养生就是根据生命发展的规律,通过养精神、调饮食、练形体、慎房事、适寒温等各种方法去实现的,是一种综合性的强身益寿活动。

中医养生学是在中医理论的指导下，探索和研究中国传统的颐养身心，增强体质，预防疾病，延年益寿的理论和方法，并用这种理论和方法指导人们保健活动的实用科学。

能否健康长寿，不仅在于能否懂得养生之道，而更为重要的是能否把养生之道贯彻应用到日常生活中去。历代养生家由于实践和体会不同，他们的养生之道在静神、动形、固精、调气、食养及药饵等方面各有侧重，各有所长。从学术流派来看，又有道家养生、儒家养生、医家

知识链接：

《素问·上古天真论》说："上古之人，其知道者，法于阴阳，和于术数，食饮有节，起居有常，不妄作劳，故能形与神俱，而尽终其天年，度百岁乃去。"此处的"道"，就是养生之道。

养生、释家养生和武术家养生之分，他们都从不同角度阐述了养生理论和方法，丰富了养生学的内容。

在中医理论指导下，养生学吸取各学派之精华，提出了一系列养生原则。形神共养、协调阴阳、顺应自然、饮食调养、谨慎起居、和调脏腑、通畅经络、节欲保精、益气调息、动静适宜等等，使养生活动有章可循、有法可依。例如，饮食养生强调食养、食节、食忌、食禁等；药物保健则注意药养、药治、药忌、药禁等；传统的运动养生更是功种繁多，如动功有太极拳、八段锦、易筋经、五禽戏、保健功等，静功有放松功、内养功、强壮功、意气功、真气运行法等；动静结合功有空劲功、形神桩等。无论选学那种功法，只要练功得法，持之以恒，都可收到健身防病、益寿延年之效。针灸、按摩、推拿、拔火罐等，亦都方便易行，效果显著。诸如此类的方法不仅深受中国人民喜爱，而且远传世界各地，为全人类的保健事业作出了贡献。

一、养生原则

（一）顺应自然

根据整体观念，人与环境是一个统一整体。外界环境包括自然环境和社会环境。人依赖于自然而生存，就会受到自然规律的支配和制约，即人与天地相参，与日月相应。这种天人相应（或称天人合一）学说，是中医效法自然，顺时养生的理论依据。顺应自然养生包括顺应四时调摄和昼夜晨昏调养。即生活起居要顺应四时昼夜的变化，动静和宜，衣着适当，饮食调配合理，体现了春夏养阳、秋冬养阴的原则。

社会环境一方面供给人类所需要的物质生活资料，满足人们的生理需要，另一方面又形成和制约着人的心理活动。所以，人必须适应四时昼夜和社会因素的变化而采取相应的摄生措施，才能健康长寿。

知识链接：

《灵枢·本神》曰："智者之养生也，必顺四时而适寒暑，和喜怒而安居处，节阴阳而调刚柔，如是则僻邪不至，长生久视。"

（二）形神共养

形者神之质，神者形之用；形为神之基，神为形之主；无形则神无以生，无神则形不可活；形与神俱，方能尽终天年。因此，养生只有做到形神共养，才能保持生命的健康长寿。所谓形神共养，是指不仅要注意形体的保养，而且还要注意精神的摄生，使形体强健，精力充沛，身体和精神得到协调发展，才能保持人的健康长寿。中医养生学的养生方法很多，但从本质上看，不外乎"养神"与"养形"两种，即"守神全形"和

"保形全神"。

形神共养,神为首务,神明则形安。神为生命的主宰,宜于清静内守,而不宜躁动妄耗。故中医养生观以调神为第一要义,神守以形全。通过清静怡神、四气制神、积精养神、修性调神、气功练神等方法,以保持神气的清静,增强心身健康,达到调神和强身的统一。

形体是人体生命的基础,神依附于形而存在,有了形体,才有生命,有了生命方能有精神活动和各种生理功能。形神合一,形盛则神旺,形衰则神衰,形谢则神灭。形体的动静盛衰,关系着精、气、神的衰旺存亡。动以养形,运动机体以调和气血,疏通经络,通利九窍,防病健身。形劳以不倦为度,可进行适当劳动、舞蹈、散步、导引、按摩等。

动静结合,刚柔相济,动静适宜,形神共养,动静互涵,才符合生命运动的客观规律,有益于强身防病。

(三)保精护肾

肾为先天,主藏精,故保精重在保养肾精。精是构成人体和促进人体生长发育的基本物质,精化气,气生神,神御形,精是气形神的基础,为健康长寿的根本。精禀于先天,养于水谷而藏于五脏。五脏安和,精自得养。保精护肾,可以使精气充足,体健神旺,从而达到延年益寿的目的。中医养生学认为,保精当节欲,使精盈充盛,有利于心身健康。若纵情泄欲,则精液枯竭,真气耗散而未老先衰。节欲并非禁欲,乃房事有节之谓。保养肾精之法甚多,除节欲保精外,尚有运动保健、导引补肾、按摩益肾、食疗补肾和药物调养等。

(四)调养脾胃

脾胃为后天之本,气血生化之源,故脾胃强弱是决定寿夭的重要因素。脾胃健旺,水谷精微化源充盛,则精气充足,脏腑功能强盛,神自健旺。脾胃为气机升降之枢纽,脾胃协调,可促进和调节机体新陈代谢,保证生命活动的正常进行。因此,中医养生学十分重视调养脾胃,通过饮食调节、药物调节、精神调节、针灸按摩、气功调节、起居劳逸等调摄,以达到健运脾胃、调养后天、延年益寿的目的。

先天之本在肾,后天之本在脾,先天生后天,后天养先天,二者相互促进,相得益彰。调补脾肾是培补正气之大旨,也是养生的重要途径。

二、养生方法

养生方法包括增强正气、调养精神、健身锻炼、调节生活、营养搭配、药物预防等方面。

增强正气:讲究饮食起居、锻炼身体,避免劳逸过度,进行适当药物预防。

调养精神:中医学认为,人的精神情志活动与人体生理、病理变化密切相关,突然、强烈或反复、持续的精神刺激,可使人体气机逆乱,气血阴阳失调,正气内虚而发病。经常保持心情舒畅,精神饱满,疾病就不易发生。

健身锻炼:人们常说,生命在于运动,即指经常锻炼身体,如中国传统健身运动中有导引、五禽戏、八段锦、易筋经、气功、太极拳、武术等。

调节生活:应该懂得自然变化规律,适应自然、气候与环境变化规律,对饮食、起居、劳逸、性生活等,应有适当安排和节制,不可过度操劳,更不可沉湎于吃喝玩乐之中。

> **知识链接:**
>
> 久咳配用猪肺;肾虚腰痛可食猪肾;肝虚夜盲可吃鸡肝;糖尿病人可选择进食猪胰脏等。

营养搭配:选择适宜饮食作为辅助治疗,如在高热时,多饮清凉饮料或吃些瓜果汁,以清热生津;在感冒后,宜进食热粥以助于发汗;在水肿时,宜食赤小豆等以利水消肿等。另外,在人体五脏虚弱时,可采用进食动物内脏以补虚之法,如心悸可食猪心。

忌食或少食不利于治疗与康复的饮食。中医认为,食物的性味如果与治疗疾病的目的相对抗,则必须禁忌服用。如在有水肿时,控制食盐摄入;在有血证时,忌吃辛辣燥热食品;在有湿热黄胆、积滞、痰饮时,忌食甘肥黏腻之物;在有热证、阴虚时,忌吃辛辣、温补、燥热之品;在有寒证、阳虚时,忌食苦寒、咸寒、生冷等;在服参类补剂时,忌食寒凉蔬菜、萝卜;在服朱砂、铁剂时,忌饮茶等。

药物预防:传统药物预防。如将紫金锭溶化滴鼻,以预防瘟疫;用苍术、雄黄等烟熏室内,以消毒防病;用人痘接种法,以预防天花。近代新法预防。如用贯众、板蓝根或大青叶预防流感;用紫草根、苎麻根或胡萝卜等预防麻疹;用茵陈、栀子、黄皮树叶等预防肝炎;用马齿苋、大蒜或茶叶等预防痢疾及其他消化道疾病;淋雨或受寒后喝姜汤预防感冒;用冬瓜、莲叶等煎汤预防暑病;服紫苏叶、甘草、生姜预防食物中毒等。中药环境预防。将单味药或复方药作为熏剂或水剂灭杀害虫等,其中单味药有苦参、射干、威灵仙、百部、石菖蒲、龙葵草、土荆芥、回回蒜、蓖麻叶、地陀罗、苦檀、桃叶、核桃叶、番茄叶、苦楝、蒺藜、艾蒿、白鲜皮、苍耳草、皂荚、辣椒、浮萍等。

防止病邪:在环境卫生方面。应防止环境、水源和食物的污染,清除垃圾、废物,慎防噪音毒气,美化环境居所;管好食堂、公共场所卫生;注意公共卫生,养成定期卫生大扫除的习惯;灭杀狂犬,驱除鼠、虫、蛇害等;注意饮水和进食的卫生,适当调节饮食,不过饱过饥,勿过辛过辣,不进食过凉过烫食物,少吃肥甘厚味的食物。

在生活起居方面:注意适应气候变化,预防感冒、中暑及其他流行性疾病等,以预防及避免外邪、情志、劳逸等致病;在日常生活和劳动中,要留心防范外伤或虫兽伤害,加强卫生保健及劳动防护。

第二节　预　防

预防,就是采取一定的措施,防止疾病的发生和发展。《素问·四气调神大论》中提到:"圣人不治已病治未病,不治已乱治未乱。"可见古人早已认识到预防疾病,防患于未然的重要意义。

所谓治未病包括未病先防和既病防变两个方面的内容:

一、未病先防

未病先防是指在人体未发生疾病之前,采取各种措施,做好预防工作,以防止疾病的发生。这是中医学预防疾病思想最突出的体现。未病先防旨在提高抗病能力,防止病邪侵袭。

未病先防的方法包括:

1.调养身体,提高人体抗病能力

(1)调摄精神:精神情志活动是脏腑功能活动的体现。突然的、强烈的精神刺激,或反复的、持续的刺激,都可以使阴阳失衡、气机紊乱、

知识链接:

　　常洁齿,勤洗澡,护双目,热泡脚。善运动,爱思考,少烦忧,戒急躁。

气血失调而致病;在疾病的过程中,情志变动又能使病情发生变化。可见,精神调养对于养生是极其重要的。

中医摄生十分重视精神调养,贵在"恬淡虚无"。"恬"是安静;"淡"是愉快;"虚"是虚怀若谷,虚己以待物;"无"是没有妄想和贪求,即具有高尚的情操。无私寡欲,心情舒畅,精神愉快,则人体的气机调畅,气血平和,正气旺盛,可减少疾病的发生。

(2)锻炼身体:人体通过运动,可使气机通畅,气血调达,关节疏利,增强体质,提高抗病力,促进健康,并对一些慢性病具有一定的治疗作用。

(3)生活起居应有规律:起居有常是指起居要有一定的规律。中医非常重视起居作息的规律性,并要求人们要适应四时时令的变化,安排适宜的作息时间,以达到预防疾病、增进健康和长寿的目的。

中医摄生学要求人们饮食要有节制,不可过饱或过饥,饮食五味不可偏嗜,并应控制肥甘厚味的摄入,以免损伤脏腑。

此外,养生还要注意劳逸结合,适当的体力劳动,可以使气血流通,促进身体健康。否则,过劳则耗伤气血,过逸又可使气血阻滞而发生各种疾病。

(4)药物预防及人工免疫:《素问·刺法论》中有:"小金丹……服十粒,无疫干也"的记载,可见,我国很早就开始运用药物预防疾病了。我国在16世纪就发明用人痘接种法预防天花,作为人工免疫的先驱,为后世预防接种免疫学的发展开辟了道路。近年来,随着中医药学的发展,运用中药预防多种疾病收到了很好的效果。如运用大青叶、板蓝根预防流感、腮腺炎,用马齿苋预防菌痢等,都是简便易行,行之有效的方法。

2. 防止病邪的侵袭　　病邪是导致疾病发生的重要条件,所以,除增强体质、提高正气的抗邪能力外,还应注意防止病邪的侵害。讲究卫生,防止环境、水源和食物的污染,对六淫、疫疬等应避其毒气,在日常生活和劳动中,还要留心防范外伤和虫、兽伤。

二、既病防变

既病防变是指在疾病发生以后,应早期诊断、早期治疗,以防止疾病的发展与传变。

既病防变的方法

1. 早期诊断　　疾病初期,病情轻浅,正气未衰,所以比较易治。倘若治疗不及时,病邪就会由表及里,造成病情加重,正气受到耗损,以至病情危重。因此,既病之后,应当争取时间及早诊断,及早治疗,防止疾病由小到大,从轻到重,自局部至整体,应防微杜渐,这是防治疾病的重要原则。

> **知识链接:**
>
> 　　临床如见头晕、目眩、拇指和食指麻木、口眼或肌肉不自主地跳动,多为中风先兆,必须及早防治,以免酿成大患。

2. 防止传变　　传变,亦称传化,是指脏腑组织病变的转移、变化。在疾病防治工作中,只有掌握疾病的发生发展规律及其传变途径,做到早期诊断,有效治疗,才能防止疾病的传变。通过具体的传变规律,如外感热病的六经传变、卫气营血传变、三焦传变,内伤杂病的五行生克制化规律传变,以及经络传变、表里传变等,我们能够认识和掌握疾病的传变途径及规律,及时适当地采取防治措施,从而制止疾病的发展或恶化。

3. 先安未受邪之地　　既病防变,不仅要截断病邪的传变途径,并且应"先安未受邪之地"。

《素问·玉机真脏论》提到人体"五脏相通,移皆有次,五脏有病,则各传其所胜"。因而,中医主张根据其传变规律,进行预见性治疗,从而控制其病理传变。即《金匮要略》所云:"见肝之病,知肝传脾,当先实脾。"所以,临床上治疗肝病,常配合健脾和胃的方法,目的是先补脾胃,使脾气旺盛而邪不可干,防止肝病传入脾脏。如在温热病发展过程中,由于热邪伤阴,胃阴受损,病情进一步发展变化,而耗伤肾阴,因此,清代医家叶天士提出了"务在先安未受邪之地"的防治原则。在甘寒以养胃阴的方药中,加入"咸寒"以养肾阴的药物,从而防止肾阴耗伤。

第三节　治　则

一、治则的概念

治则,是在整体观念和辨证论治的指导下,在对疾病的现状进行周密分析的基础上,确立的一套比较完整和系统的治疗原则理论,包括治病求本、扶正与祛邪、调整阴阳、调整脏腑功能、调整气血关系和因时因地因人制宜等六方面。治则是指导疾病治疗的总则。治法是治则的具体化,是治疗疾病的具体方法,如汗法、吐法、下法、和法、温法、清法、补法、消法等。治法中的益气法、养血法、温阳法、滋阴法都属于在扶正总则下的具体治法;治法中的汗法、吐法、下法、逐水法等,都属于祛邪总则下的具体治法。

二、基本治则

(一)治病求本

治病求本,是指在错综复杂的临床表现中,要探求疾病的根本原因,针对疾病根本原因,确定正确的治疗方法。治病求本的具体应用,除了必须正确辨证外,在确定治则时,必须明确"正治"与"反治"、"标本缓急"的概念。

1."正治"与"反治"

正治:是指疾病的临床表现与其本质相一致情况下的治法,采用的方法和药物与疾病的证候是相反的,又称为"逆治"。如"寒者热之,热者寒之,温者清之,清者温之,散者收之,抑者散之,燥者润之,急者缓之,坚者软之,虚者补之,实者泻之"等,都是正治之法。一般病情发展较为正常,病势较轻,症状亦较单纯的,多适用于本法。如外感风热的病人,用辛凉解表法即为正治;脾胃虚寒而痛者,正治当寒者热之,运用温胃散寒法治疗。

反治:是指疾病的临床表现与其本质不相一致情况下的治法,采用的方法和药物与疾病的证候是相同的,又称为"从治"。即"微者逆之,甚者从之","逆者正治,从者反治"。反治法一般多用于病情发展比较复杂,病势危重,出现假象症状时。

其具体应用有:热因热用、寒因寒用、塞因塞用、通因通用。

热因热用:即以热治热,用于阴寒之极反见热象,即真寒假热的患者。

寒因寒用:就是以寒治寒,用于热极反见寒象,即真热假寒的患者。

塞因塞用:是指以填补扶正之法治疗胀满痞塞等病证,适用于脾虚阳气不足而不健运之证候。

通因通用：以通利泻下之法治疗泻利漏下等病证，适用于内有积滞或瘀结而致腹泻与漏血证候。

其治疗的实质实为虚则补之，实则泻之，热者寒之，寒者热之。

此外，还有反佐法，即在温热方药中加少量寒凉药，或寒证则药以冷服法；寒凉方药中加少量温热药，或治热证则药以热服法，此亦属反治法之范畴，多用于寒极、热极，或寒热格拒。这样，可以减轻或防止格拒发生，从而提高疗效。

2. 标本缓急　"标"即现象，"本"即本质。"标"与"本"是互相对立的两个方面。"标"与"本"的含义是多方面的。从正邪两方面来说，正气为本，邪气为标；以疾病而说，病因为本，症状是标；从病位内外而分，内脏为本，体表为标；从发病先后来分，原发病（先病）本为，继发病（后病）为标。总之，"本"为主要方面和主要矛盾的意思，"标"是次要方面和次要矛盾的意思。

疾病的发展变化，常常蕴含着矛盾。因此，在治疗时就需要通过标本的理论，分析主次缓急，便于及时合理地进行治疗。标本的原则一般包括急则治其标、缓则治其本和标本同治三种情况。

急则治其标，是指标病危急，如不及时治疗，将会危及患者生命，或影响到本病。如腹胀满、大出血、剧痛、高热等病情危重时，应当先除胀、止血、止痛、退热，待病情相对稳定后，再考虑治疗本病。

缓则治其本，即在标病不急的情况下，应当针对疾病的主要病因、病证进行治疗，解除病之的根本。对于阴虚发热而言，只要滋阴养液，虚热便不治自退。

➡ 案例分析：

患者，女性，哮喘发作8年，加重3天。呼吸困难，咳嗽剧烈，不能平卧，痰多白沫，舌青苔薄腻，脉细数。

分析：本病为标实本虚。其标为风寒侵袭，本为脾肺肾虚。治当解表驱邪，培补脾肾。

标本同治，是指当标病本病俱急时，只能采取同治之法。如肾不纳气之喘咳病，本为肾气虚，标为肺失肃降，治当益肾纳气，肃肺平喘，标本兼顾；热极生风证，本为热邪亢盛，标为肝风内动，治当标本同治，清热凉肝，息风止痉。

疾病的标本关系是相对而言的，在一定条件下，可以互相转化。因此，在临床上要认真分析，注意标本转化的规律，才能不失时机地进行有效的治疗。

（二）扶正祛邪

邪正的盛衰变化，对于疾病的发生、发展及其变化、转归，都有着重要的影响。疾病的发生与发展就是正邪斗争的过程。正气充沛，则人体抗病能力强，疾病就会减少或不发生；若正气亏虚，疾病就会发生或发展。因此，要改变正邪双方力量的对比，扶助正气，祛除邪气，使疾病向痊愈的方向转变。

扶正，就是使用扶正的药物或其他方法，增加体质，提高抗病能力，从而达到战胜疾病、恢复健康的目的。适用于以正虚为主证的疾病,临床上根据不同的病情,有益气、养血、滋阴、壮阳等方法。

祛邪,就是祛除体内的邪气,达到邪去正复的目的。适用于邪气为主的疾病,临床上根据不同的病情,而有发表、攻下、清解、消导等不同方法。

单纯扶正适用于正虚者,单纯祛邪适用于邪盛者,先祛邪后扶正适用于邪盛而正不虚者,先扶正后祛邪适用于正虚而邪不甚者,扶正与祛邪并用则适用于正虚邪实者,即"攻补兼施",当然要分清到底是虚多实少,还是实多虚少。若虚多则以扶正为主,兼以祛邪,实多则以祛邪为主,兼以扶正。临床上,以"扶正不留邪,祛邪不伤正"为原则。

(三)调整阴阳

调整阴阳,是指针对机体阴阳偏盛偏衰的变化,采取损其有余,补其不足的原则,使阴阳恢复相对的平衡状态。从本质上讲,人体患病是阴阳平衡被破坏,出现了偏盛偏衰的结果,故调整阴阳,"以平为期"是中医治疗疾病的根本法则。

阴阳偏盛,即阴阳过盛有余。阴寒盛阳气受损,阳热盛耗伤阴液,故在协调阴阳的偏盛时,应注意阴阳偏衰的情况。若阴阳偏盛,其相应的一方没有出现虚损,则可采用"损其有余"的方法,即清泄阳热或温散阴寒;若相应的一方有所损伤,则当兼顾其不足,适当配合扶阳或益阴之法。

阴阳偏衰,即阴阳虚损不足。阳虚则寒,阴虚则热。阳不足以制阴,多为阳虚阴盛的虚寒证;阴不足以制阳,多为阴虚阳亢的虚热证。阳病治阴,阴病治阳,即当阴阳偏衰时,应采用"补其不足"的方法。如阳虚而致阴寒偏盛者,宜补阳以制阴,所谓"益火之源,以消阴翳";若阴虚致阳热亢盛者,则当滋阴以制阳,即谓"壮水之主,以制阳光";若出现阴阳俱虚者,则可阴阳双补,使之阴阳平衡。由于阴阳是相互依存的,在治疗阴阳偏衰病证时,应注意在补阴时,适当加用补阳药,补阳时,适当配用补阴药。

阴阳作为辨证的总纲,疾病的各种病理变化均可用阴阳变化来说明,病理上的表里出入、上下升降、寒热进退、邪正虚实,以及气血、营卫不和等都属于阴阳失调。因此,调整阴阳是重要的治则之一。

(四)因时、因地、因人制宜

因时、因地、因人制宜,是指治疗疾病,必须根据季节、环境、体质、性别、年龄等实际情况,确定适当的治疗方法。

因时制宜,指不同季节治疗用药要有所不同。酷暑炎炎,腠理开泄,用温热药要防开泄太过,损伤气津,即夏暑之际用药应避免过于温热;严寒之时,腠理致密,阳气内藏,用寒凉药会折伤阳气,即严寒之时用药应避免过于寒凉。

因地制宜,是根据各地区不同的地理环境来考虑治疗用药。如西北地区病多寒证,慎用寒凉药,而常用温热剂。

因人制宜,指治疗用药应根据病人的年龄、性别、体质、生活习惯等具体分析。一般来说,成人用药量宜大,儿童则宜小;形体魁梧者用药量宜大,形体弱小者宜小;素体阳虚者用药宜偏温,阳盛者用药宜偏凉;妇人有经、带、胎、产之

> **知识链接:**
>
> 东南地区天气炎热,雨湿绵绵,病多湿温,当少用温热剂,常用寒凉剂、化湿剂。

特点,不可与男子用药相同。

三因学说既反映了人与自然界的统一整体关系,又反映了人的个体差异。在治疗疾病的过程中,只有将三者有机地结合起来,才能有效治疗疾病。

实践 10-1　根据病例确定相对应的治则及治法

(一)准备

指导教师准备有代表性的临床常见病例 5 个。

(二)实践过程

1.指导教师对病例进行分析。

2.学生分组讨论病例,并得出讨论结论。

3.指导教师根据学生讨论的结果进行总结,并通过病例讲解治则及治法。

(三)注意事项

1.对病例的分析一定要准确。

2.阴阳之间的关系不仅在生理上相互关联,在病理上也相互影响。

(四)结果和讨论

1.通过对病例的分析,初步掌握病例的分析步骤及方法。

2.通过对病例的分析,认识治则及治法。

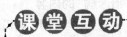

课堂互动

患者久病,纳食减少,疲乏无力,腹部胀满,但时有缓减,腹痛而喜按,舌胖嫩而苔润,脉细弱而无力。应辨证为?

达标与评价

【A 型题】

1."见肝之病,当先实脾"的治疗原则当属

A.早治防变　　B.治病求本　　C.调理脏腑　　D.调理气血　　E.调整阴阳

2.下列何项不属从治法则

A.寒因寒用　　B.热因热用　　C.通因通用　　D.热者寒之　　E.塞因塞用

3.以温肾阳的方法而补脾阳的治法是

A.益火补土　　B.滋水涵木　　C.培土生金　　D.抑木扶土　　E.滋阴壮阳

4.下列何项不是中医饮食养生所提倡的

A.药膳保健　　　　　　　　B.强调高营养饮食

C.提倡饮食有节　　　　　　D.克服饮食偏嗜

E.以上都对

5."塞因塞用"不适用于

A.脾虚腹胀　　B.血虚便秘　　C.血枯经闭　　D.肾虚尿闭　　E.血瘀经闭

6.患者久病,畏寒喜暖,形寒肢冷,面色㿠白,倦卧神疲,小便清长,下利清谷,偶见小腿浮

肿,按之凹陷如泥,舌淡,脉迟。其病机是

   A. 阳气亡失   B. 阳盛格阴   C. 阳损及阴   D. 阳气偏衰   E. 阳盛耗阴

7. 患者发作头痛,以前额为甚,面红,牙痛,便干,舌红苔黄,脉弦。处方用药加用白芷,除治疗效应外,其"引经报使"作用于

   A. 少阳经   B. 太阳经   C. 阳明经   D. 少阴经   E. 厥阴经

8. 易于感冒,是气的什么功能减弱的表现

   A. 推动作用   B. 温煦作用   C. 防御作用   D. 固摄作用   E. 营养作用

9. 素体阳虚阴盛者,易致邪从

   A. 寒化   B. 实化   C. 虚化   D. 湿化   E. 热化

10. 患者久病,纳食减少,疲乏无力,腹部胀满,但时有缓减,腹痛而喜按,舌胖嫩而苔润,脉细弱而无力。其病机是

   A. 真实假虚   B. 真实病证   C. 真虚假实   D. 真虚病证   E. 虚中夹实证

11. 以下那项不是"治未病"的内容

   A. 避其毒气   B. 调摄精神   C. 审因论治

   D. 药物预防及人工免疫   E. 锻炼身体

12. "寒因寒用"的治法是指

   A. 虚寒证用寒药   B. 实寒证用寒药   C. 假热证用寒药

   D. 假寒证用寒药   E. 寒证用寒药

13. 属于治则的是

   A. 发汗   B. 攻下   C. 益气   D. 以上都不是   E. 以上都是

【B 型题】

(14~15 题共用备选答案)

   A. 塞因塞用   B. 寒者热之   C. 调理气机   D. 因时制宜   E. 调整阴阳

14. 属于正治法的是

15. 属于反治法的是

(16~17 题共用备选答案)

   A. 塞因塞用   B. 寒因寒用   C. 热因热用   D. 通因通用   E. 寒者热之

16. 真热假寒证的治则是

17. 真寒假热证的治则是

【X 型题】

18. 阴阳偏盛偏衰可表现为

   A. 阳盛则热   B. 阴盛则寒   C. 阴虚则热   D. 阳虚则寒   E. 阳盛则阴病

19. 下列治法不属于"逆治"的是

   A. 寒者热之   B. 以补开塞   C. 虚则补之   D. 实则泻之   E. 以通治通

20. 下列属于中医学治则范畴的是

   A. 益气养血   B. 治病求本   C. 调整阴阳

   D. 因时、因地、因人制宜   E. 调整脏腑功能

(赵雪影)

>> 达标与评价参考答案

第一章　绪论

【A 型题】

1. D 2. A 3. E 4. D 5. B 6. E 7. D 8. B 9. B 10. C

【B 型题】

11. D 12. C 13. E

【X 型题】

14. AE 15. BCDE 16. ABCDE 17. ABCD 18. CD

第二章　阴阳五行学说

【A 型题】

1. E 2. C 3. B 4. A 5. D 6. D 7. E 8. A 9. D 10. A 11. E 12. D 13. C
14. A 15. C 16. D 17. A 18. B 19. B 20. B

【B 型题】

21. A 22. D 23. A 24. B 25. D 26. C 27. E 28. D

【X 型题】

29. AD 30. BC 31. ACD 32. ABCDE 33. CDE 34. AD 35. DE 36. CDE

第三章　藏象学说

【A 型题】

1. B 2. A 3. C 4. E 5. B 6. C 7. E 8. B 9. B 10. C 11. B 12. B 13. E
14. B 15. A 16. B 17. E 18. B 19. C 20. A 21. E 22. A 23. D 24. C 25. B 26. C
27. B 28. A 29. E 30. D 31. A 32. B 33. C 34. E 35. A 36. C 37. C 38. A 39. C
40. E 41. E 42. B 43. B 44. E 45. E 46. E 47. D 48. C 49. A 50. B 51. B 52. E
53. A 54. C 55. D 56. E 57. B 58. A 59. A 60. B 61. C 62. D 63. D 64. A 65. C
66. B 67. C 68. C

【B 型题】

69. D 70. B 71. E 72. E 73. C 74. A 75. E 76. D 77. B 78. A 79. C 80. E
81. A 82. E 83. D

【X 型题】

84. ABCE 85. BDE 86. AD 87. ACD 88. ABC 89. ABCE 90. ABC

第四章　精气血津液学说

【A 型题】

1. A 2. E 3. C 4. D 5. E 6. A 7. B 8. A 9. B 10. C 11. D 12. D 13. C
14. C 15. D 16. C 17. E 18. D 19. A 20. D 21. E 22. E 23. D

【B 型题】

24. A　25. B　26. C　27. B　28. C　29. E

【X 型题】

30. AB　31. ACDE　32. ABE　33. ABC　34. ABCDE　35. ACD　36. ACD　37. BE

第五章　经络

【A 型题】

1. C　2. D　3. C　4. C　5. B　6. A　7. B　8. B　9. D　10. A　11. A　12. D　13. B
14. D　15. D

【B 型题】

16. A　17. C　18. B　19. A　20. C　21. D

【X 型题】

22. BDE　23. ADC　24. ABD　25. BE　26. BCDE　27. BCE　28. AC　29. ABD　30. AB
31. BC　32. CE　33. BCD

第六章　病因

【A 型题】

1. A　2. B　3. A　4. D　5. E　6. D　7. C　8. A　9. D　10. A　11. D　12. B　13. D
14. E　15. A　16. D　17. B　18. A　19. A　20. D

【B 型题】

21. A　22. A　23. B　24. A　25. A　26. E

【X 型题】

27. ABD　28. BCE　29. BDE　30. BCD　31. ABD　32. CE　33. CE　34. ABCD　35. BC
36. BE

第七章　病机

【A 型题】

1. A　2. E　3. D　4. C　5. D　6. A　7. C　8. E　9. C　10. B　11. B　12. C　13. D
14. D　15. C　16. C　17. C

【B 型题】

18. B　19. D　20. C　21. D

【X 型题】

22. AB　23. AB　24. AC　25. ABCE　26. ABDE

第八章　诊法

【A 型题】

1. D　2. C　3. E　4. B　5. A　6. B　7. E　8. C　9. C　10. B　11. C　12. B　13. D
14. B　15. E　16. E　17. A　18. B　19. C　20. E　21. B　22. C　23. B　24. C　25. E　26. D
27. A　28. C　29. C　30. B　31. E　32. C　33. C　34. D　35. A　36. D　37. C　38. A　39. C
40. B　41. E　42. A　43. C　44. E　45. C　46. C　47. B　48. C　49. A　50. A　51. A　52. E
53. E　54. B　55. E　56. A　57. B　58. D　59. D　60. D　61. A　62. E　63. D　64. D　65. A
66. B　67. E　68. B　69. D　70. B　71. C　72. B　73. B　74. D　75. B　76. E　77. D　78. C
79. C　80. C

【B 型题】

1. B　2. E　3. A　4. B　5. D　6. A　7. E　8. B　9. C　10. A　11. B　12. D　13. C　14. E　15. A

【X 型题】

1. ABCD　2. ABCE　3. AD　4. DE　5. ABC　6. ABCD　7. ABDE　8. BCE　9. AB　10. BE　11. CD　12. ABD　13. ABC　14. CE　15. ABCE　16. ADE　17. CD　18. ABC

第九章　辨证

【A 型题】

1. B　2. D　3. D　4. D　5. E　6. E　7. C　8. E　9. D　10. A　11. D　12. B　13. B　14. C　15. B　16. C　17. E　18. D　19. B　20. D　21. E　22. C　23. B　24. E　25. E　26. B　27. D　28. B　29. A　30. E　31. C　32. B　33. A　34. C　35. C　36. C　37. A　38. C　39. A　40. E　41. B　42. C　43. E　44. A　45. B　46. D　47. C　48. E　49. E　50. A　51. C　52. B　53. A　54. C　55. D　56. E　57. A　58. C　59. A　60. D　61. C　62. B　63. B　64. B　65. A　66. D　67. B　68. E　69. D　70. C

【B 型题】

1. E　2. D　3. C　4. D　5. A　6. E　7. B　8. D　9. A　10. D　11. C　12. B　13. A　14. E　15. B

【X 型题】

1. AE　2. ABE　3. DE　4. ADE　5. ABD　6. AD　7. CDE　8. CDE　9. BCD　10. ABC　11. ADE　12. ABCD　13. BC　14. ACDE　15. ACDE　16. ACD　17. ABD　18. AB　19. BC　20. AC　21. ABCD　22. ABC　23. ABC　24. ABC　25. ABC　26. ABCD　27. ABDE　28. AB　29. ABC　30. AC

第十章　养生与防治

【A 型题】

1. A　2. D　3. A　4. B　5. E　6. D　7. C　8. C　9. A　10. D　11. A　12. D　13. D

【B 型题】

14. B　15. A　16. B　17. C

【X 型题】

18. ABCD　19. BE　20. BCDE

参 考 文 献

[1] 管宏钟,张选国.针灸学笔记图解[M].北京:化学工业出版社,2009.
[2] 王桂敏.中医学[M].北京:科学出版社,2007.
[3] 邓铁涛.中医诊断学[M].上海:上海科学技术出版社,2006.
[4] 洪素兰,崔姗姗,李志安.中医基础理论知识点表解及学习指导.北京:学苑出版社,2005.
[5] 汤希孟.中医基础理论学习精要[M].北京:中国中医药出版社,2004.
[6] 王忆勤.中医诊断学[M].北京:科学出版社,2004.
[7] 朱文锋.中医诊断学[M].北京:中国中医药出版社,2004.
[8] 朱文锋.中医诊断学习题集[M].北京:中国中医药出版社,2003.
[9] 何晓晖.中医基础学[M].北京:学苑出版社,2002.
[10] 邱茂良.针灸学[M].上海:上海科学技术出版社,1985.
[11] 印会河.中医基础理论[M].上海:上海科学技术出版社,1984.